分別される生命

二〇世紀社会の医療戦略

川越 修・鈴木晃仁 編著

法政大学出版局

謝　辞

本書に収められた論文は、二〇〇三年から二〇〇五年にかけ同志社大学を会場に七回、さらに二〇〇五年四月から二〇〇六年九月にかけ同志社大学と慶應義塾大学において七回、計一四回開かれた〈生命の比較社会史〉研究会における報告および討議にもとづいてまとめられたものである。

外部からの資金援助を受けていないこの研究会の運営にあたって同志社大学と慶應義塾大学、とりわけ慶應義塾大学に設置された「暦象オーサリング・ツールによる危機管理研究」プロジェクト（代表：友部謙一氏）から受けたさまざまな援助に対し、心から御礼申し上げる。また、こうした私たちの共同作業を理解し、出版の機会を与えてくださった法政大学出版局と編集を担当していただいた勝康裕氏には感謝の言葉もない。

個々にさまざまな問題を抱えながらも手弁当で研究会に参加したメンバーの熱意と、厳しい出版状況をものともしない出版サイドの熱意が重なり合って生まれた本書が、今日のアカデミズムを覆う研究状況に対するひとつの問題提起となることを願いつつ、最後に、論文を執筆していただくことはできなかったが研究会に参加し多くの刺激を与えてくださったすべての皆さんに感謝したいと思う。

二〇〇八年一月

目次

◎分別される生命——二〇世紀社会の医療戦略

序章　二〇世紀社会の生命と医療

川越　修

一　現代社会と生命リスク

歴史とは、E・H・カーを引き合いに出すまでもなく、現代を生きる私たちが過去とのあいだに交わす対話を通じて〈いま〉を考えるひとつの知的な営為にほかならない。本書は、別巻の『生命というリスク――二〇世紀社会の再生産戦略』（川越・友部編　二〇〇八）とともに、生命リスクという概念を手がかりに、二〇世紀社会の生成と展開の歴史的過程を照射することを共通課題としている。生命リスクとは、人びとのライフコースにおいて、新生児・乳幼児期、妊娠・出産、病気、加齢などを契機に顕在化する、生活・生存を不安定化させる身体をめぐる問題群とそれに対する社会の対応策を捉えるために設定された、私たちの共同研究を束ねるひとつの作業仮説的な概念である。

本書における歴史との対話の出発点にあたって、以下では、現在の私たちの生命・身体の置かれた状況はどのようなものか、現在を二〇世紀社会の展開過程のなかに歴史的に位置づけるとどのような問題が見えてくるかといった点について検討する。そのねらいは、生命リスク概念を手がかりに二〇世紀社会の歴史を考察するさいの課題について編者としての見解を明らかにし、各章の執筆者に問題提起するとともに、読者に対して本書を通じた歴史との対話のポイントを提示することにある。

現在の日本における生命・身体をめぐる問題状況の一端を、ここでは、二〇〇六年六月一四日、第一六四回通常国会の閉会間際に成立した「医療制度改革法」を手がかりに、考えてみることにしよう。テキストとしては、この問題を「政策フラッシュ」として取り上げている政府の広報誌『時の動き』[1]を用いることにする。

この「医療制度改革法」は、同誌によれば、「急速に高齢化が進む中、近年、我が国の国民医療費は国民所得の伸びを上回る勢いで伸び続け」ており、その結果「厳しい状況」に置かれている「医療保険財政」を立てなおすべく、「患者の視点に立った医療提供体制の構築、医療費適正化の推進、新たな高齢者医療制度の創設」を「柱」として制定されたものである。ここでは、現在の日本の医療保険制度の問題点とこれからのあるべきかたちについての議論[2]をふまえたうえでこの制度改革自体をどう評価するかという問題に立ち入ることはできないが、現在の私たちの生命をめぐる状況を二〇世紀社会の歴史の文脈に位置づけるという本書の関心に沿って、ひとつの問題に着目しておきたい。

それは、「良質な医療を提供する体制の確立を図るための医療法等の一部を改正する法律」とともに、今回の「医療制度改革法」を構成している「健康保険法等の一部を改正する法律」にかかわる問題である。すなわちこの法律は、「将来にわたり、安定的で持続可能な医療保険制度を堅持」することを目的とした「医療費適正化の総合的な推進」策として、つぎの四点を提示している。①「医療費適正化計画の策定」（「生活習慣病対策や長期入院の是正など中長期的な医療費適正化のため、国が示す基本方針に即し、国及び都道府県」が「政策目標」を「策定」する）、②「生活習慣病対策の推進」（「医療保険者に対し、四〇歳以上の被保険者などを対象とする糖尿病などの予防に着目した健診及び保健指導の実施を義務付け」る）、③「療養病床の再編成」（「介護型の療養施設の廃止」）、④「保険給付の内容・範囲の見直し」（高齢者負担の増額、出産手当の増額、「乳幼児に対する患者負担軽減」の対象年齢枠の拡大など）。このうち、高齢者医療費の削減と出産・育児支援の強化というこれまでの日本の生命リスクへの対応策の重点見直しとならび、とくに問題となるのは、②において「実施」（したがって私たちからすれば受診）が「義務付け」られている「健診」のターゲットが、根拠があいまいなまま「内臓脂肪症候群（メタボリック・シンドローム）[3]」に絞り込まれるとともに、その予防的な管理が①にいう数量化された「政策目標」とされている点である。

「医療制度改革法」の基盤となった「医療制度改革大綱」（平成一七〔二〇〇五〕年一二月、政府・与党医療改革協議会の決定）は、「内臓脂肪症候群の概念を導入」することによって「『予防』の重要性に対する理解の促進を図る国民運動を展開」するとしているが、この「国民運動」というタームが、『生命というリスク』の「序章」において取り上げた「新しい少子化対策について」（二〇〇六年六月二〇日）におけるのと同様、今回の医療制度改革においてもひとつのキーワードとなっている。

では、こうした現在の日本の状況を歴史的にはどのように理解したらいいのだろうか。以下では、ドイツの歴史家アルトゥール・イムホーフが書いた『獲得された年月』と題する研究（Imhof 1981）を手がかりに、世紀転換期以来、急速に長くなった平均寿命（＝「獲得された年月」）が私たちの生命・身体と二〇世紀の社会に何をもたらしたかを歴史的に概観することによって、本書における私たちの二〇世紀社会の歴史分析への視点を明らかにしたいと思う。

二　生命リスクの社会史へ

ドイツにおける出生時の平均余命は、一八七一／八〇年時点で三七歳（ドイツ帝国）であったが、それ以降、二〇世紀前半にかけ急激に伸び、一九〇一／一〇年に四六・六（同）、さらに一九三二／三四年に六一・三（同）を記録した後、一九七〇／七二年には七〇・六歳（旧西ドイツ）に達している（Marchalck 1984: 164）。イムホーフは『獲得された年月』において、この変化が「当時の人びとにとって何を意味したか」、彼らの「生と死に対する新たな向きあい方」がどのように形成されていったかを「歴史的」に跡づけようとしている（Imhof 1981: 11）のだが、その取っかかりとして、序論のなかでひとつの印象深い図を提示している。すなわちイムホーフによれば、ベルリンにおける一九〇〇年（旧ベルリン＝一九二〇年の大ベルリン化以前のベルリン）と一九七五年（旧西ベルリン）時点での死亡者の年齢別分布を示すこの図1は、その分布が「短い期間に文字どおり逆転」（一九〇〇〜七五年の間に五歳以下の乳幼児の死亡者全体に占める割合が四四パーセントから一パーセントに急減し、代わって七〇歳以上の割合が一二パーセントから六八パーセントに増加）したことを示すことによって、私たちの生と死をめぐる状況の急激な変化と、こうした変化に対する個々人と社会の対応ないし適応とのあいだの

図１　ベルリンにおける死亡者の年齢別分布（1900/1975年）

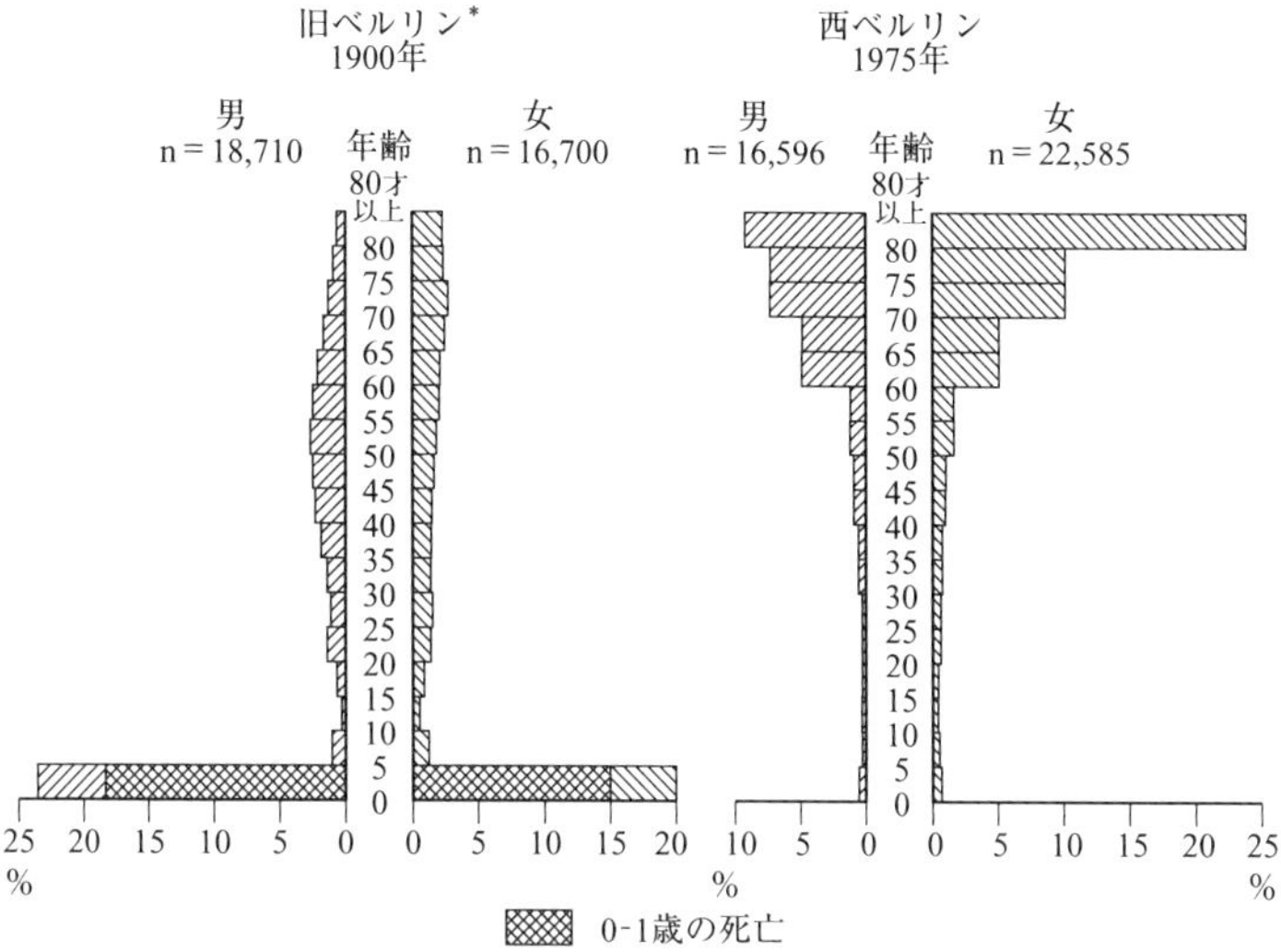

*旧ベルリン＝1920年の大ベルリン以前の市域
出所：Imhof（1981: 23）.

スピードの落差を暗示しているのである（ebd.: 23f.）。

さらに、ドイツにおける一八世紀以降の家族史をめぐる資料集（Hubbard 1983）から、図1に対応させるかたちでベルリンの家族をめぐる統計を抜き出した表1は、こうした急激な変化をより一般的な数値によって明示している。この表からも、二〇世紀初頭からの七五年のあいだに、結婚および夫婦関係のもつ意味が大きく変わり（離婚件数の急増と婚姻期間の長期化によって示される）、また家族にとっての子どもの意味も大きく変化した（一般出生率と乳児死亡率の低下が暗示している）ことが浮き彫りになっているといえよう。

こうした、平均余命をめぐって歴史的には比較的短期に起こった大きな変化の意味を捉えるために、イムホーフは歴史的によ

表1　家族をめぐる状況の変化：ベルリン／西ベルリン（1900–1975年）

	1901–1905	1971–1975
人口1,000人あたりの婚姻件数	10.6	7.2
婚姻1,000件あたりの離婚件数	61	459
死亡による結婚解消時点までの婚姻期間	30.4*	62.2***
人口1,000人あたりの出生数（死産を除く）	25.4	9.0
人口1,000人あたりの死亡件数	17.0	19.1
出生1,000件（死産を除く）あたりの満1歳までの死亡件数	186**	21

*1909/1910　　**1900/1904　　***1975/1976

出所：Hubbard（1983: 73, 87, 88, 93, 116, 120）より作成。

り長いスパンに立った考察の重要性を示唆している。彼のあげる論点のひとつは、出生率と死亡率の長期的な変動をめぐるものであり、いまひとつは、「病気と死をめぐる職業的・社会的不平等」の歴史的変化をめぐるものである。

まず、別巻の『生命というリスク』が主として検討対象とした再生産の領域にかかわる論点について、イムホーフは、ふたたびベルリンのデータにもとづいて、人口一〇〇〇人あたりの普通出生率と普通死亡率の二五〇年にわたる長期的な変動の過程を、五つの時期に区分する。すなわち、①出生率と死亡率の高さが逆転を繰り返している「アンシャン・レジーム・タイプの明示的な危機」の時期（一八一〇年ごろまで）、②死亡率が出生率をときおり上回る「隠れた危機」の時期（一八七〇年ごろまで）、③恒常的に死亡率を上回っていた出生率が低下しはじめ、死亡率と均衡するにいたる「人口転換」の時期（おおむね第一次世界大戦まで）、④「流行病と戦争」の時期（二〇世紀前半）、そして⑤「死亡率が恒常的に出生率を上回っている」時期（二〇世紀後半）という五つの時期である（Imhof 1981: 200）。この区分に従えば、本書が対象としている二〇世紀社会とは、人口学のいう多産多子から少産少子への「人口転換」過程の最終局面に始まり、それを前提にした社会の仕組みが構築され、安定化し、ふたたび動揺しはじめる時期、つまりウルリヒ・ベックのいう近代の近代化が進行し「リスク社会」に突入する時期の社会だということになる[4]。

『生命というリスク』においては、この時期の生命リスクをめぐる多様な問題を、再生産をめぐるリスク（妊娠・出産、乳幼児死亡など）とそこに派生するポリティクス（衛生政策、人口政策、家族政策など）に的を絞って検討することによって、ドイツ社会を念頭に組み立てられたベックの近代社会の変動をめぐる議論が、当のドイツの事例（家族の社会的機能に焦点が当てられる）のみならず、日本社会の事例を歴史的に分析するうえでも有効な手がかりとなりうるか否かが、検証されることになる。

他方、本書のテーマと直接に関わる「病気と死をめぐる職業的・社会的不平等」という論点をめぐっては、イムホーフは「不平等」な状況の変化を三つの時期に分けて捉えている。すなわち、①「病気と死をめぐる不平等は存在していた」ものの、「疫病による大量死」がその「不平等」を包み隠していた「医学以前の時代」、②「急激な産業化と都市化がとりわけ労働者層にきわめて困難な生活環境をもたらし」、「不平等がもっとも大きくなった一八六〇年から一八八〇年にかけて」の時期[5]、そして③「健康を維持したり回復させたりするさまざまな施設がしだいに住民全体に広がっていくにともない、こうした不平等が縮小していく一九世紀末以降」という三つの時期である（Imhof 1981: 116）。

本書が主たる対象とするのは、日本においては若干の時間的なズレがあるとはいえ、このうちの第三の時期にあたるが、イムホーフはこの時期における「健康の維持・回復のための施設の普及」を意味する医療の病院化の進行を示す指標として、一八八〇年代と一九七五年時点のドイツにおける住民一万人あたりの医師数（三・四から一九・三へ）、薬剤師数（一・三から四・一へ）、看護師数（三・一から二五・七へ）、病床数（三二・三から一一八・四へ）の変化をあげている（Imhof 1981: 212f.）。さらに、それとならんでイムホーフが長期的な変化として着目したのは、本書において主たる検討対象となる病気という生命リスクの長期にわたる歴史的な変化であり、彼はそれを、一七一五年から一九七五年にいたるベルリン住民の主たる死亡原因（群）一〇項目（それ自体が変化）が全死亡件数に占める割合を図表化することによって提示しようとしている。そのなかから一九〇〇年と一九七五年における変化を取り上げたのが図2である。

一九世紀から二〇世紀にかけて、こうした図表化のもとになる史料における死亡原因の記載方法そのものが、「疾病分類学」的なものから「病因学」的なものへと変化しており、この図から直接的に死亡

図2　ベルリンにおける死因の変化（1900/1975年）

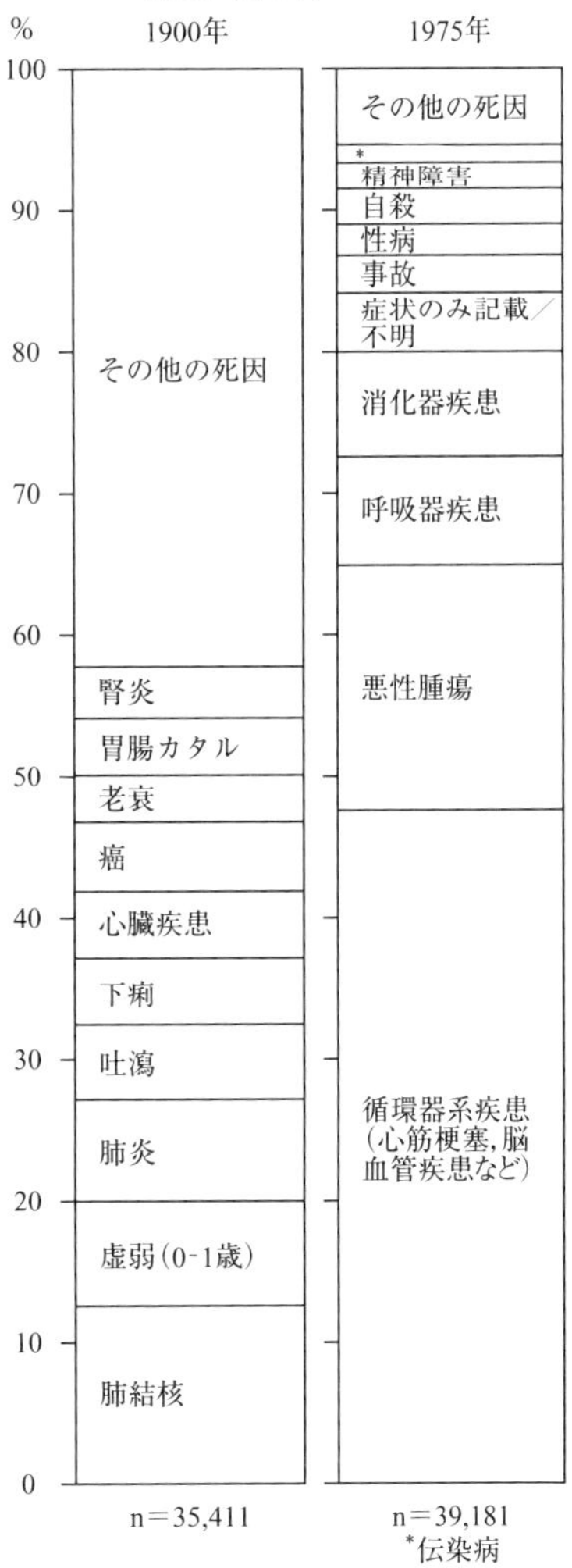

出所：Imhof（1981: 220）.

原因の歴史的変化を論じることはできない。しかしそのことを念頭においたうえで、イムホーフもいうように（Imhof 1981: 223）、一九〇〇年と一九七五年を対比した本図からおおむねつぎの三点を読みとることは許されよう。すなわち、①医学の発展にともなう死因の記載そのものの変化、②伝染病による死亡の減少傾向、③悪性腫瘍と循環器系疾患による死亡の増加傾向の三点である。本図からはこの三点に関してより具体的に、①「その他の死因」の割合が大きく減少していること、さらには一九〇〇年時点の死因の記載が「疫病分類学」的なもの（下痢、吐瀉など）と「病因学」的ものの混合状態になっていること、②結核の割合が減少し、消滅していること、③悪性腫瘍および循環器系疾患の増加の一方で、乳児の虚弱や老衰が死因の腫瘍項目から消え、代わって自殺や精神疾患が新たに登場していることなどを確認できる。

ドイツの事例にもとづくイムホーフの叙述を念頭に、医療をめぐる日本の〈いま〉をみると、二〇世紀初頭から始まった病気という生命リスクを回避する医療戦略の構築、すなわち国家を担い手とし国民を広く包摂する医療保険の制度化、さらには医療の科学化と病院化による〈病人〉の〈健康人〉からの分別化のプロセスが、大きな転換点に立っている状況が浮かび上がってくる。冒頭にあげた昨今の医療制度改革をめぐる議論は、これまでの〈健康人〉をも分別しようとする新たな医療戦略と機能不全を起こしながら規範性を失ってはいない二〇世紀的な医療戦略の交錯した、過渡期の状況を反映したものといえるのではなかろうか。

三　本書の構成

本書においては、こうした現代への関心と歴史研究をクロスさせようという編者の問題提起を受けて、まず、二〇世紀の産業社会における共通の問題である医療の病院化のプロセスや疾病構造の変化が、日本においてどのように展開されたかについて検討される。そのうえで、二〇世紀における日本社会の歴史的特質とその問題点を検証するために、ヨーロッパのオルタナティブ医療と精神疾患をめぐる事例分析が試みられ、最後にイムホーフのいう「獲得された年月」が高齢者のライフステージと生をめぐってどのような新たな問題を生み出したかが、二〇世紀初頭のドイツと日本を含む現代社会について、検討されることになる。

第1章〈美馬論文〉は、第2章以下の歴史的過程の分析に先立って、ベックのリスク社会論を手がかりに著者によって新しく設定された「リスク・パニック」という概念を用いて、「新型インフルエンザ」をめぐって表面化する二一世紀初頭のグローバル社会の問題状況を解読した論文である。そこでは、身体にかかわるリスクがいかにして社会的なリスクとして構築され、そのリスクの発生源とされた身体がいかにして〈分別・排除〉されていくかという現代的な問題を論じながら、「国民の集合的身体のなかに個々のリスクを包摂しよう」としてきた、つまり本書の主題に即していえば、病気というリスクを〈分別・回収〉することにより社会の安定化を維持しようとしてきた、二〇世紀的な社会の姿が照射されている。

続く第2章から第4章の論文（猪飼・山下・鈴木論文）は、明治以降の近代日本における病院化（医学的に分別された病人の病院への回収のプロセス）の歴史的過程を分析対象としている。このうち猪飼論文は、高齢者が今日の医療制度改革において病院への回収枠から排除されつつある現状への懐疑に立って、ヨーロッパとは異なる歴史的経路をたどった日本における病院化の過程とそこにおける病床概念の変化を、「歴史的病院・病床統計」にもとづいて分析した論文である。著者のいう「病院の世紀」としての二〇世紀を「他の欧米先進国と共有」しながらも、日本では個人開業医が「一般病床」を設置するという欧米とは異なった経路が、病床にも「治療の場所」という意味だけではなく「病人の寝る床」という意味を「遺産」として残しているという指摘は、これからの日本における高齢者医療をめぐる議論にも、歴史研究から一石を投じるものとなっている。

これに対し山下論文は、一九一五（大正四）年に制定された内務省令「看護婦規則」以前の日本における看護婦登場の歴史的過程を、福井、福島、東京などの事例に即して跡づけた論文である。そこでは、猪飼のいう「病院の世紀」が本格的に動き出す一九一〇年代以前の日本において、伝染病への対応という課題の解決と病院化に向けての準備をめぐる紆余曲折が、看護婦の「量と質」という今日的な問題の発生源ともなっていることが明らかにされている。

他方、鈴木論文が検討対象としている一九三八年という時期は、猪飼論文によれば、「開業医個人」によって設立された病床を備える病院が日本の医療の中心的な担い手としての地位を確立した時期にあたっている。鈴木が医学史への「水平的アプローチ」（「過去の社会における広範な病気と健康の問題を検討するという視角」）に立って検証した「滝野川健康調査」から明らかになったのは、この昭和戦前期日本の医療をめぐる状況の「多元性」である。すなわち当時の日本では、治療主体、治療方法、用いられる医薬品は多様性に富み、ヨーロッパ的ないし「科学的」な医療行為と、在来ないし新興の雑多な医療行為が併存する状態にあったのである。

だが、こうした「多元的」な状況は日本に限られたことではなかった。第5章の服部論文は、一九世紀末から二〇世紀前半にかけ医学分野において文字どおり世界をリードする位置にあったドイツにおいても、「ホメオパシー」（同種療法）と呼ばれる「科学的」治療とは一線を画した治療法が一定の影響力を保持していたことに注目する。服部は、イムホーフも指摘している二〇世紀初頭以来の疾病構造や死因の変化のなかで、「ホメオパシー」がそうした変化に対応しつつ、「科学的医学」と正面から対立するのではなく「成人病」という新たな領域に関心を集中させるという戦略によって生き残っていく様相を、「ホメオパシー」関連雑誌などにみられる疾病関連の長期的な分析から明らかにしているのである。

これに対し、第6章の大谷論文が検討対象としているのは、同じく世紀転換期のイギリスにおいて浮上した上流・中流階級の「精神薄弱者」という「新しい」問題である。この問題の「新しさ」を大谷は、当該者を「家庭から施設へと……『強制的』に連れ出す」方向（施設化）へと直線的に進んだ「下層階級」との対比で、いわば問題解決（「ケアと管理」）のための公と私の最適なバランスをどこに見いだすかという、新たな論争点の登場のうちに見いだす。そして当時の政策決定にいたる論争過程を丹念に追うことによって、二〇世紀社会の福祉をめぐる公と私、科学的管理と家族的ケアの綱引きが、けっして前者の一方的な勝ちゲームではないことを明らかにしつつ、福祉国家の〈いま〉をめぐる問題状況の原風景を一〇〇年前のイギリスに探っている。

本書の最後のテーマ群として、第7・8章〈原論文と柿本論文〉では、イムホーフのいう「獲得された年月」、すなわち二〇世紀に入り長期化していく老いをめぐる問題が扱われている。原論文は、二〇世紀初頭のドイツでひとつのライフステージとして確立された「更年期」という概念をめぐるポリティクスを、当時の「家庭医学書や女性向け助言書」、とりわけ新たに医療専門家の仲間入りをした女性医師によって表出された言説を素材に、ジェンダーの視点から読み解いている。「女性医師らの志向した当事者〈閉経後の女性〉の主体化が、結果的に〈更年期の望ましい自己管理の〉『失敗』を個人の責任として負わせる枠組みをもたらしている」という原の結論は、このまえがきの冒頭であげたメタボリック・シンドロームをめぐる言説を想起させるとともに、ベックの「再帰的近代化」や「個人化」という概念（これについては『生命というリスク』の「序章」をも参照）が二〇世紀社会の歴史分析の有力な手がかりとなりうることを、あらためて示しているといえよう。

最後に柿本論文が検討しようとしているのは、二〇世紀社会の「獲得された年月」における生命とは何かという根源的な問題である。二〇世紀社会の医療戦略に従って精神病棟や一般病床に回収されてきた「痴呆」の高齢者がこの枠を溢れ出したとき、社会は彼らをどう処遇するのか。現代の日本における「痴呆」の「認知症」への言い換えは、二〇世紀的な医療戦略の弥縫にすぎず、結局は、仮想の家族という枠組みに高齢者を追い返すことによって不可視化することを意図したものにすぎないと断じる柿本は、同時に「痴呆」をめぐる知の展開の歴史から、「痴呆」という〈生〉が近代の生命が抱え込んだアポリアにほかならないことを明らかにする。〈客体・包摂・福祉〉から〈主体・排除・自己責任〉へという医療戦略の組み替えのなかに放置される生命は、近代における個の主体化がはらむ問題を体現する存在となるのである。

以上の整理は、いうまでもなく、〈序章〉を書いた編者が個々の論文との対話から読みとったポイントをつないで作ったひとつのストーリーであり、それぞれの論文には、歴史的視点から今日の私たちの生命をめぐる問題状況を考えるための多様な歴史的事実や、それを解釈するための多様な論点が埋め込まれている。読者がそれぞれの問題関心からこれらの事実や論点を掘り起こし、そこから歴史的な〈いま〉を考えるための対話の輪が拡がっていくこと。私たちのこの願いが、本書を結実させたのである。

註　記

（1）以下の引用は、内閣府編『時の動き』平成一八（二〇〇六）年八月号、一一～一九頁による。

（2）代表的なものとして、日本の社会保障制度の歴史・現在・未来を、二〇世紀型の「福祉国家」から「定常型社会」への移行という大きな枠組みから論じている、広井（一九九九）を参照。

（3）『時の動き』は「内臓脂肪症候群」について、「内臓脂肪蓄積」（男性でウエスト八五センチ以上、女性では九〇センチ以上）・「脂質異常」（中性脂肪一五〇mg／dl以上またはHDLコレステロール四〇mg／dl未満）・「高血圧」（最大一三〇mmHg以上、最小八五mmHg以上）・「高血糖」（空腹時血糖値が一一〇mg／dl以上）といった「危険因子を重複して持つと心筋梗塞などの発病の危険性が、危険因子が全くない人に比べて、三〇倍以上も高くなるとされている」と説明している（一四～一五頁）。

（4）ベックの「リスク社会」論については、『生命というリスク』（川越・友部編　二〇〇八）の「序章」を参照していただきたい。

（5）この時期の「病気と死をめぐる不平等」について、詳しくはSpree（1981）を参照。

＊　本稿は、二〇〇六年九月に同志社大学で開かれた本書の執筆予定者との研究会において筆者がおこなった報告をベースに、書かれたものである。なおこの報告を作成するにあたっては、平成一七年度私立大学等経常費補助金特別補助高度化推進特別経費大学院重点特別経費（研究科分）の助成を受けた。

第1章　リスク・パニックの二一世紀
新型インフルエンザを読み解く

美馬　達哉

恐怖に導かれて、悪を避けるために善を為す者は、理性に導かれていない
スピノザ『エチカ』第四部定理六三

一　恐怖の疫病／恐怖という疫病

二一世紀に入ったころから、「全人類を脅かす新型インフルエンザの世界的流行のリスク」という表現は、ひとつの紋切り型として、北半球での冬の風物詩となっている。そうした状況とともに、ほぼ毎年のように冬季に流行してきたインフルエンザも、ただの風邪とは違う恐ろしい病気として日本のマスメディアで取り上げられることが増えた。インフルエンザは、誰もがかかりうる普通の病気ではなく、まるで特別で重大な病気のように扱われ、ワクチン接種による予防や抗ウイルス剤による治療が（たとえ、さまざまな副作用のリスクがあったとしても）必要な状態として描き出されている。

読者の皆さんは、二〇世紀末のインフルエンザがどんな病気だったかを覚えているだろうか。病弱な高齢者や呼吸器系統の病気を抱えている患者さん、あるいは赤ん坊にとっては例外的に危険な病気であるにせよ、とくに持病のない若い健康人にとって、インフルエンザは決して恐ろしい特別な病気ではな

かった。多くの人びとが同時に発症したり、高熱などのために数日から一週間程度は寝込まなければならなかったりするという、嫌な特徴をもった「風邪」の一種にすぎなかった。(1) 今も昔も流行を繰り返しているインフルエンザそのものは二一世紀となった現在でも、多少は症状に強弱があるにせよ、ほぼ同じような疾病であり続けている。しかし、人びとがインフルエンザという病気を見るまなざしは、まったくといってもよいほど大きく変化してしまった。もちろん、四〇〇〇万人の死者を出したとされるインフルエンザ（スペイン風邪）の世界的大流行（パンデミック）のように惨禍を引き起こした例もある（バリー　二〇〇五、クロスビー　二〇〇四、P・デイヴィス　二〇〇七、など）。しかし、本章で注目したいのは、現代のインフルエンザが実際にはスペイン風邪と比較できるほどの大流行を起こしていないにもかかわらず、ひとつのリスクとしてグローバルに問題視され、大々的に対策が練られているというところだ。

あるひとつの病気が「グローバルな疫病」になるリスク含みの何ものかとして恐れられるようになった経緯には、身体に関わるリスクが現代社会においてどのように扱われているかという問題を読みとることができる。この点については、社会学者ウルリヒ・ベックの「リスク社会」論での議論が参考になる（ベック　一九九八）。彼によれば、産業革命以降に発展しつつある近代社会の歴史には二〇世紀後半にひとつの分水嶺があったという。それは、「富」の生産と分配を争点とする社会から、「リスク」の生産と分配を争点とする社会への変化である。前者は、経済的な生産力の増大にともなって、伝統社会が近代社会へと変容していくという意味での（古典的）近代化である。これに対して、後者は、すでに一定の近代化を達成して豊かになった産業社会がさらに近代化されていくなかで、経済的生産力以外の諸問題が重要視されはじめた状況を意味している。

近代化とは多面的な現象であり、経済・政治・文化・科学技術など社会生活のあらゆる側面を巻き込む過程であった。ただ、そのなかでももっとも重要な帰結のひとつが、経済的生産力をめぐる変化であり、商品生産の拡大による物質的富の生産の増大であったことに異論はないだろう。こうして物質的に豊かになった近代社会で前景化したのは、生産された富の配分の正当性という問いだった。それは、政治思想という観点からは平等という理念（機会の平等にせよ結果の平等にせよ）の重視へとつながるものだ。戦争と革命を繰り返した「極端な時代」であった二〇世紀の中心に、富を正しく配分する社会システムの理想としての社会主義の実験があったのは、そのことを反映している。議会制民主主義と資本制の維持を主張していた西側の欧米先進諸国にしても、国家を通じた所得再分配の福祉国家システムは二つの世界大戦を契機としながら拡大を続けていた。しかし、「富」の分配という問題群を解決することを通じた新しい社会への希望は、一九六〇年代後半以降に急速に色あせていく。二〇世紀最後の一〇〜二〇年では現実の「社会主義」諸国の多くが、ベルリンの壁崩壊やソ連邦解体などのように、大きな変化を経験したり、消滅したりした。また、福祉国家という理想は、国家の財政危機をもたらし、非効率な官僚制による支配を肥大化させ、社会的弱者に対する監視とコントロールを強化するシステムとして批判を浴びることになった。

ここでベックが注目するのは、産業社会のなかでのさらなる近代化が「富」だけではなく、「リスク」をも同時に生み出した点である。それは、巨大化した重工業が人びとを豊かにしていると同時に、近代以前にはなかった規模での環境汚染や労働災害や事故をも生産していることを指している。その極限的な例が原子力の産業応用である。それは化石燃料に取って代わる重要な科学技術であると同時に、いったん制御不能になれば地球環境全体を巻き込む大災害のリスクをもはらんでいる。そして、巨大化した産業が富ばかりでなくリスクをも生産していることに人びとが敏感になりはじめたために、どうすればリスクを避けることができるかという問題が、「富」の分配よりも重視されるようになったという。一九七〇年代以降に、産業労働者による労働組合運動が沈滞していくなかでの、エコロジー運動（とくにドイツではエコロジー政党である緑の党が政権の重要なポストを占めることもある）や消費者運動の登場は、こうしたリスク意識に支えられていると考えられる(2)。

この近代化の二類型というベックの問題意識を健康と病気をめぐって捉えなおすため、リスクの身体性との関連を考えてみよう。富の生産と分配が重視される社会においては、人間の身体とはまず物質的な富を生み出す有用で生産的な労働力（ときには軍事的戦闘力）、つまりは富や国力の源として扱われてきた。しかし、現代のグローバリゼーションによって疫病・災害・テロ・環境破壊などのリスクが拡大し、その生産や分配が重視されるなかでは、人間の身体は富の源というよりもリスクの源としてみられがちになる。人間は、労働力である以前に生活者や消費者という身体性をもった存在、すなわち脆弱で傷つきやすい可能性をもった「リスクの身体」として現代社会に立ち現われている。

もちろん、ここでの有用な身体とリスクの身体の対比はあまりにも単純化した議論ではある。たとえば、富の正当な分配を目指した福祉国家が中心的課題としていたのは、実際には失業や疾病や加齢というリスクによって脅かされる人びとの生活だったことはいうまでもないからだ。だが、そこで問題化されていたのはリスクそのものではなく、富の分配（所得再配分）であったことは強調しておきたい。富を生み出す有用な身体ではなくリスクの身体が問題化されるとき、社会にどういう事態が生じるかは、本章の最後で論じる。

簡単ではあるが、リスクを考察するうえでの本章の基本的な視座の特色について確認しておく。いわゆるリスク・アセスメントのような従来の方法でリスクにアプローチするならば、リスクが客観的に実在して、それを評価したり、マネジメントしたり、コミュニケーションしたりできるという考え方にもとづくことが一般的だ。しかし、本章はそうしたリスク実在論の立場はとらない。むしろ、リスクを客観的に計量することができるという常識的な信念を疑い、リスクを社会的な過程のなかで構築されたものと捉える立場で考えていく。健康と病気に関連するリスクについて論じるものの、より広いリスク社会論の視点をも組み込みつつ、新型インフルエンザを例にとって現代社会のあり方を考察してみることが目標だ。

まず、インフルエンザというひとつの病気が現代社会にもたらす影響に関する、以下の二つの対照的な記述を読み比べてみてほしい。

時計の針が不気味に時を刻み、パンデミックの到来が刻一刻と近づく今日、私は子どものころに親しんだ五〇年代のSFスリラーを思い出す。そうした物語では、宇宙からの侵略者や原子力が生んだ怪物が人類を脅かしていた。科学者は警鐘を鳴らすが、政治家は耳を貸さない。……はたして私たちは今、迫り来る本物の怪物、サイエンス・フィクションに登場するどんな怪物にも劣らず恐ろしい脅威に対して、手遅れになる前に目を覚ませるだろうか（M・デイヴィス　二〇〇六：二一五）。

二〇〇三年まで、インフルエンザは人を殺すことはあっても、つまらない飼い慣らされた存在として過小評価されていた。……二〇〇三年の秋、一夜にしてすべては激変した。テレビにでるおしゃべりの医師たちが視聴者に対してインフルエンザには恐れる理由があるとまくし立てたからだ。通常よりも早いシーズンに流行が始まり、通常よりも悪性の病原体で、このインフルエンザには予測されたワクチンは無効で、子どもたちを殺すかもしれない、と。だが、本当の疫病とは、インフルエンザ・ウイルスではなく、インフルエンザ恐怖だった（Siegel 2005: 155）。

前者は、社会批評家として知られるマイク・デイヴィスによる新型インフルエンザ論からの引用だ。詳細な実例をあげながら、インフルエンザがグローバルな疫病となるリスクについて警告し、政治家に公衆衛生対策の充実を求めるパンフレット的な書物の末尾にあたる部分だ。ブッシュ大統領のもとでのアメリカ政府が、イラク戦争などの対外的軍事行動を重視して、国内の医療・健康に関わる問題を無視していたことを手厳しく批判している。そのなかでは、インフルエンザの脅威は、テロリズム・ネットワークや「大量破壊兵器」よりも差し迫った現実の危機として扱われ、それに対する組織だったリスク・マネジメントの不在が憂慮されている。

後者は、医師でコラムニストのマーク・シーゲルの著書『偽りの警告――恐怖という流行病について の真実』の一節だ。反ブッシュという政治的主張のためにインフルエンザの恐怖を煽ろうとするデイヴィスの議論とは対照的に、シーゲルは、二〇〇一年九月一一日の同時多発テロ事件以降のアメリカが、新型インフルエンザを含めたさまざまな病気の恐怖に非合理的に怯える社会となっていることを反省的に論じている。[3] 問題は、病気が恐るべきものであるかどうかという科学的で客観的な判断ではなく、社会の側が病気に対して過剰に敏感になっているかどうかだというのだ。「偽りの警告」というタイトルは、そうした社会不安を引き起こし増大させている評論家や医師の無責任で空疎な言葉が、メディアのなかに流布していることを批判する意味で使われている。

　同時多発テロ事件の直後の二〇〇一年の一〇月には炭疽菌によるバイオテロ（郵便物として炭疽菌を含んだ白い粉が送られ、その感染による死亡者が出た）が全米を揺るがし、二〇〇二年から二〇〇三年の冬には、新型肺炎SARS（重症急性呼吸器症候群）が東アジアを中心として世界を席捲した。そうした文脈のなかで、例年どおりに冬の流行を引き起こしていたにすぎないインフルエンザが、二〇〇三年の秋から冬に、まるで恐ろしい疫病であるかのようにアメリカのマスメディアに登場したという。そして、このアメリカでの二〇〇三年のインフルエンザ騒動と恐怖がどうやって終熄したかについてのシーゲルの皮肉っぽい指摘は、きわめて示唆的だ。なぜなら、それは、ある病気のリスクに対する社会的な恐怖が、病人の数の多寡や重症度という客観的な危険性の程度とはまったく無関係に消長するということを示しているからだ。

> 二〇〇三年の恐るべきインフルエンザはサダム・フセイン拘束によって癒された。二〇〇三年一二月一四日の朝、アメリカのイラク文民行政官ポール・ブレマー氏は「みなさん、彼を捕らえました」と発表した。それは、邪悪な人間が捕らえられた以上、定義上、世界はより安全になったというメッセージだった。ニュース・メディアはこの中核的メッセージを一週間以上にわたって報道し

続け、ほかの恐怖を呼び起こすメッセージを伝えようとはしなかった。(Siegel 2005: 159)

つまり、気まぐれなメディア社会のなかでは、インフルエンザ流行がリスクとして恐れられる状態から一瞬にして、サダム・フセインがいなくなればリスクもなくなり安心だという主張へと移り変わったということだ。リスクの実体としてみる限りは、インフルエンザ・ウイルスとイラク国内のどこかに隠蔽されている(と当時いわれていた)「大量破壊兵器」とのあいだに似たところはない。もちろん、フセインがインフルエンザ・ウイルスを生物兵器として用いたわけでもない。共通点は、インフルエンザもイラクのフセインもリスクとして人びとに恐れられ、社会問題としての対策が必要だと見なされていた点だけである。いいかえれば、ある現象をリスクとして見ようとする社会的なまなざしにおいて、イラクとインフルエンザは重なりあっているということだ。

こうした状況のもとでリスクをめぐる諸問題を理解するためには、何がリスクなのかというひとつひとつのリスクそのものの実体を解明しようとすることは重要ではない。むしろ、つぎつぎに入れ替わるさまざまなリスクを認知する人びとの側のまなざしや、そこで持続する不安感のほうに注目する必要がある。社会を脅かすリスクそのものは多様でばらばらであったとしても、リスクに対する社会的な認知や対応策のあり方には共通点が多いからだ。

断続的な流行を繰り返す鳥インフルエンザから発生するかもしれない新型インフルエンザが人類に広がるリスクが取り沙汰されている現在、M・デイヴィスのように「恐るべき流行病」に怯えるだけではなく、リスクを疑うことを学び、リスク社会における「恐怖という流行病」を冷静に分析することが必要だ。

医療資源には限りがあることを考えれば、現在の人類を苦しめている病気（たとえば、エイズやマラリアやガンなど）への医療対策と新型インフルエンザのリスク・マネジメントのあいだでの資源配分がどうあるべきかの社会的意志決定は、その場しのぎの解決ではどうにもならない。シーゲルが指摘していたように、インフルエンザそのものよりもインフルエンザ恐怖というパニックによって人びとが影響されているのかどうかを批判的に解明していこう。

二　新型インフルエンザの語り

新型インフルエンザのリスクがメディアで取り上げられる場合には、つぎのような解説や歴史経過の説明がつけられている(4)。簡単にその内容をたどってみよう。

始まりは一九九七年の香港地区でのことだった。三月ごろから、養鶏場での鳥インフルエンザの流行が発生した。これは、鳥インフルエンザのなかでも病原性の強い（つまり、鶏の死亡率がきわめて高い）タイプだった（分類上は、Ｈ５Ｎ１型と呼ばれる）。鳥インフルエンザの流行を終熄させるために家禽のと殺がおこなわれるなかの五月九日、三歳の男児が風邪症状から肺炎となり、一二日後に全身状態の悪化のために死亡した。彼の身体から検出された病原体は、精密検査の結果インフルエンザ・ウイルスであると判明した。だが、そのウイルス型は、その年に通常の流行をしていたヒト型のインフルエンザ（H3N2型）ではなく、H5N1型の高病原性鳥インフルエンザだった。

この事実は定評ある科学雑誌『ネイチャー』に「パンデミー（世界的流行）の警告」というタイトルの短報（de Jong 1997）として公表され、世界の医療関係者に大きな衝撃を与えた。高病原性鳥インフルエンザが鳥類のあいだで流行を引き起こすだけではなく、突然変異して人類にも感染が広がった場合の最悪のシナリオはグローバルな感染爆発と予想されたからだ。H5型のインフルエンザは、いままでのところ人類のあいだでは流行したことはないと考えられていた。したがって、もし突然変異によってヒトからヒトに容易に感染するようになれば、人類はそのウイルスに対して免疫をもたないために、大流行によってグローバルな健康危機が生じうる。

そうした予測が現実に生じた例としてしばしばあげられるのが、第一次世界大戦中の一九一八〜九年に世界的流行を引き起こしたスペイン風邪と呼ばれるインフルエンザ（H1N1型）である。これは、それまで流行していたインフルエンザとウイルスのタイプが異なっていたために、また従軍兵士の移動とともに世界に広がったために、戦争での死者数の数倍にあたる四〇〇〇万人以上が世界中で死亡したとされている。飛行機を用いた交通網などの整備によってグローバルな人の移動が大規模化し高速化した現在では、アジアでの鳥インフルエンザがヒトからヒトへ感染する新型インフルエンザとなって感染爆発を起こせば、その被害は一億人規模という推定もある。

さて、香港地区での鳥インフルエンザ流行は続き、そうしたなかの一一月から一二月にもヒトへの感染が明らかになった。一二月末には、香港行政府は香港地区のすべての家禽をと殺するという決定を下し、一二〇万羽の鶏と、四〇万羽のそれ以外の家禽がと殺された。こうして、鳥インフルエンザの流行はコントロールされ、同時に鳥インフルエンザのヒトへの感染もまた終熄した。結果的には、一八名の感染者が確認され、六名が死亡していた。ただし、鳥からヒトへの感染のみで、ヒトからヒトへ感染したことはなかったようだった。

その後にも、鳥インフルエンザの流行は各地で散発的に続いていたが、それがさらに大きくグローバルな問題として意識されるようになったのは二〇〇三年だ。皮肉なことに、それは新型インフルエンザではなく、東アジアを中心とした新型肺炎SARSの流行をきっかけとして生じたできごとだった（美馬 二〇〇七、グリーンフェルド 二〇〇七）。

二〇〇二年の一一月ごろから、中国の広東省で通常の風邪症状で始まって重症の肺炎を引き起こす感染症が数百人規模で集団発生していた。流行地域の基幹病院では、その肺炎で患者が入院した場合に、医療従事者に院内感染を引き起こして病院機能を麻痺させるという深刻な事態が生じていた。強い感染力をもった重症肺炎の流行という噂は、情報統制の目をくぐって、病院関係者やその家族からの口コミで広がり、翌二〇〇三年の一月には現地では消毒薬や呼吸器病用の漢方薬を買い求める人びとのパニックが引き起こされた。そうした状況を香港のマスメディアが伝えはじめても、中国政府は、新型インフルエンザの発生を危惧するWHO（世界保健機関）による現地調査を拒み続け、翌二〇〇三年の二月には、集団発生は制圧されて沈静化していると公式発表した。

こうしたなかの二月末、ヴェトナムのハノイで同様の肺炎を示す患者が発生したとの報告がWHOに寄せられた。新型インフルエンザ発生を危惧するWHOは、現地調査のために医師を派遣した。その医師（みずからもSARS感染によって死亡する）からの報告にもとづいて事態を深刻に受けとめたWH

Oとヴェトナム政府の協議の結果、その患者が入院していた病院全体が封鎖隔離された。その直後にWHOは、SARSがヴェトナム、香港、広東省などで集団発生していることを公表し、流行地域への旅行者に対する緊急勧告を発表した。だが、中国広東省からのSARS流行のグローバルな拡大はすでに始まっており、その後二〇〇三年の夏に流行が終熄するまでに、台湾、シンガポール、カナダなどに感染は拡大し、総数では八〇〇〇人あまりの感染者（死者は七〇〇〜八〇〇人）であった。SARSはハクビシンやキクガシラコウモリ由来とされるコロナ・ウイルス感染症であって、インフルエンザ・ウイルスとは関係ない。しかし、呼吸器感染症という点では共通する面が多かった（ただし感染力はインフルエンザの一〇分の一程度とされる）ために、新型インフルエンザのリハーサルのように公衆衛生関係者には受け取られた。

一方、ヨーロッパでもまた、新型インフルエンザの脅威を意識させるようなできごとがあった。東アジアのSARS流行と同じころの二〇〇三年三月に、別のタイプの高病原性鳥インフルエンザ（H7N7型）がオランダで発生した。家禽のと殺処分によって、流行は終熄したが、養鶏業者などのあいだで、このウイルスによる結膜炎が生じていることが明らかになった。それだけではなく、獣医師一名がこのウイルスが原因で肺炎症状を起こして死亡した。

二〇〇三年末から二〇〇四年にかけての冬には、ヴェトナムを中心としたアジアでH5N1型鳥インフルエンザが拡大し、タイ、カンボジア、中国、インドネシア、日本、北朝鮮でも流行が確認された。その後、流行はアジアから西へ進んでおり、二〇〇五年にはロシアや中央アジアに達した。二〇〇六年にはインドネシアでの大流行とともに、鳥インフルエンザはトルコ、エジプトなどにまで拡大した。

Ｈ５Ｎ１型鳥インフルエンザによる感染者数（カッコ内は死亡者数）は、二〇〇三年に四（三）人、二〇〇四年にはヴェトナムとタイを中心に四六（三二）人、二〇〇五年にはヴェトナムとインドネシアを中心に九八（四三）人、二〇〇六年にはインドネシア、エジプト、中国を中心に一一五（七九）人に達している。ただし、このほとんどは鳥からヒトへの感染であって、ヒトからヒトへの感染ではない。ヒトからヒトに感染した可能性がきわめて高いとされているのは、二〇〇四年九月にタイで鳥インフルエンザに感染した女児を看病した母親が同じ病気になったというケースが初である（Ungchusak 2005）。したがって、ヒトからヒトに感染が拡大していく新型インフルエンザがグローバルに大流行するという最悪のシナリオは現実化していない(5)。

こうした筋書きをたどる新型インフルエンザの物語を聞かされる限りでは、新型インフルエンザの危機は二〇世紀末から差し迫りつつある人類史上でもまれな大災害であるように思えるだろう。しかも、そのリスクの推計は、医学者や疫学者などの専門家はもちろんＷＨＯのような国際機関も一致して正確だと請けあっているというのだ。だが、果たして、そうした理解だけで十分なのか。

三　インフルエンザのリスク・パニック

(1) 火星人とウイルス

新型インフルエンザを再考するために、現実には存在しない恐怖に人びとが半狂乱になったパニックの古典的な例として有名な、アメリカでの火星人来襲騒ぎを紹介しよう。

このパニックは、一九三八年一〇月末、ハロウィンの夜にH・G・ウェルズ原作のSF小説をオーソン・ウェルズがラジオドラマ化した『宇宙戦争』の放送によって引き起こされた。ドラマでは、通常の放送プログラムが突然の火星人の来襲という臨時ニュースで中断するという演出が用いられ、番組中でも学者や政府高官による侵略に関するコメントが繰り返された。これはドラマであるというナレーションが挿入されていたにもかかわらず、多くの聴取者が（数時間ではあったが）荒唐無稽なラジオドラマを真実と信じ込んでパニック状態になったという。パニックの背景には、第二次世界大戦前夜での緊張した国際情勢があったとされる。火星人とは報道されているが、本当は日本やドイツからの攻撃だと思ったというラジオ聴取者もいたらしい。

もちろん、七〇年前の火星人来襲はまったくのフィクションだったが、二一世紀の現在論じられている新型インフルエンザの脅威の可能性はフィクションではない。この点は火星人とインフルエンザの大きな違いだ。だが、ひとつの現象はどのようにしてパニック的な社会的反応を引き起こすのかという面を理解するうえでの、ある種の教訓を与えてくれる。この点を明確化するために、社会学者スタンレー・コーエンらによるモラル・パニック（道徳的パニック）に関する議論を取り上げて、火星人とインフルエンザの違いを考えてみよう（Cohen 1987）。コーエンが論じたのは、一九六〇年代のイギリスで、若者たちの暴力的行為が問題化されたという事例であった。そのさいには、ある一地方で起きた例外的ともいえる若者の暴力事件がマスメディアを通じて大きく報道され、その事件が現実に社会に与える脅威とは規模が不釣り合いに大きい人びとの関心や恐怖を呼び起こしたという。こうしたパニック的反応が引き起こされるきっかけは、マスメディアによって、「突然に生じた新規な事件」のニュースとして取り上げられたことだ。だが、もう一点忘れてはならないことは、マスメディアによる「事実」の報道だけではなく、そこに登場する専門家（医師や法律家）の解説がもたらす効果だった。専門家の言説によって、そうした脅威は信認を与えられ、疑う余地のない実在する問題となり、例外的事件ではなく一般的な社会の傾向の現れとして構築されたからだ。

さらに、重要だったのは、ある現象がパニックを引き起こし、社会全体を巻き込んで法律や社会制度まで変化させるほどの影響を与えるときには、その現象は秩序を乱す「悪」の象徴のようなもの、つまり社会の支配的な価値観に対する脅威として認識されるという点である。コーエンのあげる若者の暴力性であれば、犯罪の全体からすれば量的にはわずかな数にすぎなかったとしても、イギリス社会の「法と秩序」や道徳性（モラル）を根本から揺るがす異質な「悪」とみなされたのだ。

以上をまとめれば、モラル・パニックとは、ある個人や集団や事件などが、それが現実に社会に与えるかもしれない脅威の大きさに比べて過大にマスメディアなどで取り上げられ、社会での支配的な価値観を脅かす「悪」として扱われるようになっていくプロセスを指している。その恐怖を強化するものは、脅威の実在を信認する専門家の言説である場合が多い。

アメリカでの火星人来襲パニックに関しても、その発生のプロセスをモラル・パニックの枠組みで理解するとわかりやすい。つまり、当時は、戦争によって平和的な秩序が崩壊する不安が、火星人とは限らない何ものか（「悪」）の攻撃という恐怖の背景にはあった。また、ウェルズによる巧みなラジオドラマの演出（客観的に聞こえる専門家のコメント）が恐怖を増幅していく。そうした文脈のなかでは、あり得ないできごとであるはずの火星人来襲が、あり得なさゆえにそれだけいっそうに恐怖をかき立てたのだ。

ただし、モラル・パニックと火星人来襲パニックのあいだには、脅威の性質について大きな違いがある。それは、モラル・パニックの場合の若者の暴力は、少数ではあったがその一部は実在した事件であったが、火星人来襲は実在しなかったという点である。そのために、火星人来襲パニックはすぐに終熄し、（実在しないとされる）火星人を対象とした憎しみの暴発や火星人を対象とした法制度の変化などは生じるはずもなかった。

ここで取り上げる新型インフルエンザの場合には、この二つの中間にあるといってもよい。SF小説とは違って大流行のリスクが存在していること自体は事実であるが、現時点では新型インフルエンザが発生していない点については架空の火星人と同じだからだ。そして、新型インフルエンザ・ウイルスそのものは実在していないが、その大流行に備えた医薬品備蓄やワクチン開発などの公衆衛生的政策の展開は現実に起きているできごとだ。

リスク・マネジメントによる予防とは、そもそも現時点で存在していない何らかの将来的な危険に対して備えることを指している以上、現時点での事態の程度と未来の大惨事の予防に向けたマネジメントの規模とが不釣り合いであることは、当然のことともいえる。したがって、従来の社会学でのモラル・パニックに関する議論をそのまま新型インフルエンザに当てはめることはできない。そこで、本章では、新型インフルエンザに対する社会的対応を分析するためにリスク論での考え方を導入してみる。そうすれば、そこにシーゲルが指摘していた「恐怖という流行病」へのパニックという要素が存在していないかどうかを、冷静かつ批判的に再考できるだろう。こうした視点を新造語で「リスク・パニック」と呼ぶことにして、新型インフルエンザの例に沿いながら特徴を抽出していく。

(2)「新しさ」と反復

リスク・パニックの第一の特徴は、そのリスクが突然に出現した新奇なできごとであるかのようにマスメディアでは扱われている点である。だが、はたして、新型インフルエンザの人類での大流行のリスクは、二〇世紀末から鳥インフルエンザの流行が起きたために突如として高まったのだろうか。

いま話題となっている鳥類での高病原性鳥インフルエンザの流行は、鳥類での死亡率が高いために、一九世紀ですでに文献に記録されている。鳥インフルエンザと推定されるもっとも古い記載は、一八七八年のイタリアでの「鶏の疫病」である。H5N1型とウイルスのタイプまで確認されているのは、一九五九年のスコットランドでの流行である。以降は、少なくとも先進国では獣医学者による記録が残されており、数年に一度は鳥インフルエンザの流行が発生している。流行の規模が大きくなっているという説もあるが、近代化とともに養鶏の総数自体が増大しているため、病死の比率が増大しているかどうかは定かではない。つまり、高病原性鳥インフルエンザの流行という事態は、二〇世紀末になって突然発生した新奇な事件ではない。

遺伝子解析を用いた最新の研究によれば、そもそも人類で流行するインフルエンザのウイルスの祖先は鳥インフルエンザのウイルスだという。鳥から豚にまず拡がり、その後に人類で流行するようになったとの説が有力だ。つまり、鳥インフルエンザはおそらくいちばん古くから存在しているインフルエンザなのだが、最近になってマスメディアで取り上げられることが多くなったので新しいもののように感じられるにすぎないということになる。人類はずっと気づかないままに、鳥インフルエンザからの新型インフルエンザ発生というリスクと隣りあわせだったのだ。

文献でわかっている範囲でも一六世紀以来、人類での大規模なインフルエンザ流行は一〇年から数十年に一度の周期で発生している。詳細が知られているのは二〇世紀での大流行で、例にあげた一九一八〜九年のスペイン風邪、一九五七〜八年のアジア風邪、一九六八〜九年の香港風邪の三回である。その死亡者数の規模としては、アジア風邪で一〇〇万人、香港風邪で七五万人程度とされる。つまり、多くの人類が免疫を持たないために大流行を起こすという意味での「新型」インフルエンザは、史上初というわけではなく、一〇年から数十年に一度ずつ繰り返していることになる。

「新型」インフルエンザに現われているリスクの新奇性と反復による予測可能性との二つの側面は、リスク論でいう不確実性とリスク（狭義）との二分法に対応しているといってもよいだろう。リスク論での分類では、リスクを計算可能なものと計算不可能なものに分け、確率が事前にわかってはいるが結果が未定なものをリスク（狭義）、確率が事前にわからないものを不確実性と呼んでいる。たとえば、正しく作られたサイコロを振って一の目がでる確率は六分の一であるというのはリスク（狭義）である。だが、サイコロにいかさまの細工がしてあるかもしれないということであれば、実際の確率はわからないわけだから不確実性となってしまう。リスク論では単純化して、専門的知識さえあれば、リスク（狭義）と不確実性はは っきりと区別できるかのように取り扱う。しかし、現実問題として重要な意志決定に関わるリスクについては、リスク（狭義）と不確実性は客観的な違いではなく、その現象をどういう立場から見るかという視点のとり方の違いに関わっていると考えたほうが実態に近い。

新型インフルエンザは未知の疾病であり、いつどこで発生し、どのような規模になるかの予測は難しいことを重く考えれば、不確実性として扱われるべきものとなる。[6] 一方で、これまでに歴史上に生じてきた新型インフルエンザの経験から、被害の規模を帰納的に推定することができるという公衆衛生学者の観点からすれば、それは計算可能なリスク（狭義）となるわけだ。だが、ウイルスは突然変異で生じる以上、専門家が計算してみせるように、その被害規模が過去の流行から直線的に推定できるかどうかは実際のところは定かではない（不確実性）。

リスク・パニックにおいては、リスクの二つの側面はつぎのように混ざりあう。つまり、不確実性として「突然に生じた新奇な事件」のように扱われて恐怖を引き起こすと同時に、リスク（狭義）として脅威の程度が計算され、その予測にもとづいて安寧をもたらすためのマネジメントの体制が構築される。したがって、リスク・パニックの第二の特徴は、マスメディアのなかでは新奇であるとされているリスクであっても、専門家にとっては計算可能でコントロールできるリスクと想定されている点だ。

リスク論でも指摘されるが、リスクは一般人にとっては直接的に知覚できる性質をもっていない。たとえば、アメリカ産牛肉の狂牛病（ＢＳＥ）リスクの問題を例にとれば、汚染された牛肉の味や見た目は変わるわけではなく、産地表示を外して加工すれば、リスクの有無はわからなくなってしまう。すなわち、ベックがマルクス主義的な唯物論を皮肉って挑発的に述べているように、「リスク状況においては、意識が存在を決定する」のである（ベック　一九九八：三〇）。リスクが客観的に存在しているかどうかよりも、目に見えないリスクのことを人びとが意識しているかどうかがより重要ということだ。

ベックが主張しているのはもちろん、意識されていないリスクは忘れてしまってその存在を無視しても構わないという暴論ではない。社会学の立場からリスクを論じるさいには、リスクが実在することを前提として議論を始めるのではなく、リスクの有無やその程度を誰が定義しているのか、もっと具体的にいえば、リスクを認識する手段や権限をどういう集団がもっているのかという点に注意を払うべきだ、ということである。

現在のところ存在していない未来の現象に関するリスクを定量化して客観的に判断する手段や定義を支配しているのは、近代社会においては専門家（とくに科学者）である。[7] したがって、リスク・パニックでは、モラル・パニックの場合にもまして、専門家の言説によってリスクが脅威として信認されるプロセスが重要なのだ。専門的知識を利用することで目に見えないリスクは計算可能になると信じられているために、専門家にはリスクを定義する権限があるとされる。だが、リスクは、専門家にとっては不確実性ではなく計算可能であるという考え方はほんとうなのだろうか。

(3) 計算可能性を学び捨てる

二〇世紀末から繰り返される高病原性鳥インフルエンザの流行から、人類の新型インフルエンザの大流行が発生した場合には未曾有の惨事となるだろう、という単純な未来予測のシナリオは、科学的に検討すれば必ずしも正確とはいえない。ここで求められるのは、リスクに関する支配的な科学的言説を学習して理解すると同時に、その知識に対して拝跪するのではなく、冷静で批判的なまなざしのもとにさらして「脱学習する＝学び捨てる（アンラーニング）」ことの実践だ（スピヴァック　一九九二：二一五）。

高病原性鳥インフルエンザの流行が「新しい」できごとでないことは、すでに指摘した。もうひとつ重要な点は、アジアを席捲している鳥インフルエンザが鳥類に対して強い感染力や毒性をもっていることと、人間に対しても同じような高病原性をもつかどうかは別の問題だということだ。たとえば、H5N1型の高病原性鳥インフルエンザであれば、人間に感染した場合の死亡率も高く、人間に対しても毒性が強いようだ。ただし、鳥類から鳥類にはたやすく感染するが、鳥類から人間への感染はまれであり、人間から人間への感染はほとんどない。最近の研究によれば、このタイプのウイルスは、人間に感染した場合には気道の奥深くに入り込んで肺炎を引き起こすものの、通常のインフルエンザ・ウイルスのように気道の口に近いほうである喉や鼻粘膜から飛散することが少ないとされる（Shinya 2006; van Riel 2006）。つまり、生物学的特徴から考えれば、毒力は強くても感染力は弱いので人類での大流行を起こすことはないかもしれない。たとえば、二〇世紀に人間での大流行を起こしたインフルエンザのタイプは、スペイン風邪のウイルスはH1N1型、アジア風邪ではH2N2型、香港風邪ではH3N2型だった。つまり、大流行を起こす人類での感染力の強いタイプのインフルエンザはH5型ではなく、それ以外のH1、H2、H3型である可能性も否定できない。

だが、このことを逆に考えれば、鳥類での致命的な大流行がなかったとしても、突然変異によって人間に感染する新型インフルエンザとなって大流行する場合があるということになる。鳥類で流行する一般的なインフルエンザであれば、それほど死亡率は高くなく、家禽の場合には卵の生産性がやや低下する程度とされる。高病原性鳥インフルエンザであれば監視することは比較的に容易だが、そうした軽症の（低病原性）鳥インフルエンザまで徹底してコントロールすることは、実際にはきわめて困難だ。また、鳥類だけではなく、ほかの動物からの新型インフルエンザ発生のリスクも存在している。アジア風邪と香港風邪のウイルスは、鳥インフルエンザと人類のインフルエンザの混ぜ合わさった遺伝子型であり、鳥型とヒト型の両方が感染する豚の体内でウイルスの混合が生じて出現したと推測されている。ただし、スペイン風邪の場合は、アラスカの凍土から発掘された当時の遺体から分離されたウイルスの研究の結果、鳥インフルエンザ由来と明らかになった（Taubenberger 2005）。

新型インフルエンザのリスクの計算可能性に関わるこれらの問題点は、ウイルス学の専門家のあいだでも未解決な問題に由来している。これらの諸問題については、ウイルス学の進歩によって解決される場合もあるだろう。しかし、リスク予測において不確実性を生じさせている最大の要因は、ウイルス学的問題というよりも、リスクのもつ複合的性格である。これはリスク論では、リスクのグリュイエールチーズ・モデルと呼ばれる点と関連している。つまり、リスクが現実に何かの脅威を生み出すのは、グリュイエールチーズの穴がつながっているように、複数のまったく異なったリスクが偶然的に積み重なった結果であるという意味だ。現代社会での専門分化した諸科学によっては、こうした複合リスクをひとつひとつ理解し、その組み合わさった影響を解明していくことはきわめて困難だ。

そうした公衆衛生学者がうまく扱えない要因のひとつは、新型インフルエンザの例であれば、養鶏が庭先での飼育ではなく大規模産業化しつつあるという事態が鳥インフルエンザに与える影響だ。大規模産業化した養鶏業において、多数の家禽がひとつのケージで飼育されているとすれば、いったん侵入した鳥インフルエンザ・ウイルスは急速に広がって大流行を起こしやすくなる。これは、小中学校のような環境ではインフルエンザが学級閉鎖を起こすほど蔓延することがあるのと同じことだ。また、その増殖する過程が大規模になれば、突然変異して人間に流行する新型インフルエンザになるリスクも高まると考えられている。たとえば、最初に紹介したM・デイヴィスは、タイを例にあげて、一九七〇年代に養鶏業が資本主義システムに呑み込まれて一部の財閥に支配された輸出産業となったことを、鳥インフルエンザ流行の遠因であると論じている。

たしかに、国連食料農業機関（FAO）の報告でも、二〇〇三〜五年のタイの家禽生産は七〇パーセントが大規模商業生産であり、その集約度がきわめて高い。(8) だが、その一方で、同じように鳥インフルエンザの流行があったヴェトナムやインドネシアは、大規模商業生産はごくわずかで、その六〇〜七〇パーセントが小規模な家内生産なのだ。また、大規模家禽生産業者の主張によれば、放し飼いでの家禽は野生の渡り鳥などからのウイルス感染のリスクがあるために危険であり、清潔な隔離された環境での健康管理された家禽生産のほうが鳥インフルエンザ拡大の危険が少ないことになる。つまり、こうした要因が新型インフルエンザのリスクにどう影響するかのアセスメントは、ほとんどおこなわれていない。

リスクの計算可能性を難しくするもうひとつの要因は政治の役割である。たとえば、中国は、二〇〇三年初頭に国内で発生していた鳥インフルエンザを、二〇〇四年まで国際機関に報告せずに隠蔽していたとして非難されている。秘密主義的な情報統制をおこなって鳥インフルエンザを放置することは、新型インフルエンザ発生のリスクを高めると考えられているからだ。こうした隠蔽は、二〇〇二〜三年のSARSでの流行初期でも存在したことだった。だが、SARS対策のときに明らかになったのは、民主的とはいえない政府だからこそ、いったん本気になれば、軍と警察を動員した強権的な検疫と隔離によって効率的にSARSを封じ込めることに成功したという事実である。たとえば、日本でならば、中央政府の号令のもとで軍隊式に強制動員することは不可能だろう。交通の便の悪い地域では医師不足が生じて社会問題化している日本で、何らかの重大で致死的な疾病の地域的流行が発生したときに、ボランティア精神のみに頼って十分数の医療従事者を確保できるかどうかは定かではない。陰鬱な可能性ではあるが、病気のリスクの効率的な予防という一点だけを取れば、民主主義や人権はリスクを通してしまうグリュイエールチーズの穴になりかねないことになる。

その一方、ベックが論じるように、リスク・マネジメントの効率を重視して、リスクへの対応を専門家だけに任せてしまうことは、民主主義を空洞化し、専門家支配を正当化して、政治を権威主義的な方向へと導く危険があるのだ。こうした結果を生み出す可能性は、リスク・パニックの第三の特徴だ。

> リスク社会はリスクに対する防衛のためという「正当な」全体主義的傾向を持っている。この全体主義は最悪の事態を阻止するためによくあることだが、別のもっと悪い事態を引き起こす。文明のもたらす「副作用」は政治的な「副作用」であり、政治上の民主主義体制の存続を脅かす。(ベック　一九九八：一二七)

四　リスクの身体が招き寄せるリスク

ある年の二月四日、アメリカ・ニュージャージー州のフォートディックス基地で新兵たちにインフルエンザが流行するなかで、訓練後に身体の不調を訴えた一八歳の二等兵が肺炎で死亡した。その患者からの検体を調査した米国疾病予防管理センター（ＣＤＣ）は、病原体がＨ１Ｎ１型の豚インフルエンザ・ウイルスであることを発見した。それがスペイン風邪と同じタイプのウイルスであったことから、公衆衛生関係者のあいだにパニックが広がり、報告を受けた保健教育福祉省長官デヴィッド・マシューズは三月にはつぎのように発表した。

インフルエンザ大流行が今秋にも発生する証拠がある。最悪のタイプのインフルエンザである一九一八年型のウイルスの再来が示唆される。(Garrett 2005: 8)

タイプが同じであることから一九一八年型のウイルスが再来する可能性はゼロではない、という控えめな報告だった内容は、ホワイトハウスに伝わるときには、アメリカでの死者一〇〇万人という推計に姿を変えていた。その対策として政府は、一億三五〇〇万ドルの予算を計上して、全住民に予防ワクチン接種をおこなう計画を立てた。しかし、製薬企業は政府の要請に従ったワクチン生産をおこなう条件として、予防ワクチン接種にともなって生じうる副作用被害への補償を政府がおこなうことを求めた。政府はその条件を受け入れて、秋には新型インフルエンザに対応したワクチン接種計画を開始した。一二月までに四五〇〇万人あまりがワクチン接種を受けたものの、一一月ごろからは予防ワクチンを接種された人びとのあいだでギラン＝バレー症候群という重大な副作用が見つかりはじめた。これは、手足の麻痺や脱力などが生じ、重症の場合には呼吸筋が麻痺して窒息死することもある末梢神経の病気である。翌年の三月までに、ギラン＝バレー症候群の副作用被害は四〇〇人以上に達し、うち一七人は死亡していた。結局、豚インフルエンザで死亡したのはたった一人のままで、致死的な新型インフルエンザ大流行は発生しなかった。一二月にワクチン接種計画は中止され、アメリカ政府は副作用被害に対する総額三〇億ドル以上の損害賠償請求を抱え込むことになった。

この物語は、新型インフルエンザのリスクをめぐる近未来の架空のシナリオではない。一九七六年にアメリカで実際に起きた事件である。当時には、一九五七〜八年のアジア風邪、一九六八〜九年の香港風邪と、およそ一〇年周期でのインフルエンザ大流行の周期が近づいているという予測にもとづいた不安が、その背景にはあったとされる。リスク・パニックによって発動された拙速のリスク・マネジメントが経済的損失と健康被害を生み出して失敗に終わるという最悪のシナリオを、この事件が現実化していることは明らかだ。

ただし、一九七六年のできごとは、結果としては大きな健康被害を生じた失策に終わったにせよ、当時の水準から考えれば、新型インフルエンザ予防のリスク・マネジメントとしては正当なものだった。大流行の可能性のあるウイルスが同定された時点から、そのウイルスに対する予防ワクチンの大量生産が開始され、次の冬の流行期までに予防ワクチン接種が実施されたのだから、むしろ技術的には「成功」と呼ぶべきものだろう。問題は、インフルエンザの流行が発生しなかったために予防ワクチンの副作用が際だってしまったことだ。そもそも、予防ワクチンは健康な人体に異物を注入する操作であり、何らかの有害な副作用があっても不思議ではない。病気を予防するという便益と副作用のリスクの二つを天秤にかけたうえで、その良否は判断される必要がある。もし、一九七六年にほんとうに致死的な新型インフルエンザが現われていたとすれば、アメリカだけでも死者数は数万から数十万に達し、副作用でのギラン＝バレー症候群での死者数一七人ではすまなかったはずだ。

一九一八年のスペイン風邪での悲劇と同時に、一九七六年に起きたインフルエンザという主役不在の悲喜劇をも思い起こすことは、新型インフルエンザをリスク・パニックとして冷静に再考するうえで必要なことだ。病気に対するリスク・マネジメントそのものが健康へのリスクとなる現象は、リスクの身体が不可避的に招き寄せてしまうリスクだ。リスク・パニックの第四の特徴はこの点、つまりリスク・マネジメントの成否の判断の困難さやあいまいさにある。極端な例であるが、宗教的カルトの指導者が世界終末を予言して、寄付金集めや信仰の強化を求めたが、結局は予言がはずれて世界が破滅しなかった場合を想像してみよう。外部からみれば、信仰を強化することは荒唐無稽なリスクへの杞憂による無駄なリスク・マネジメントだ。しかし、カルトの内部からみれば、掛け捨て保険のようなもので予言がはずれてよかったと感じるか、あるいは信仰を強化したおかげで世界終末が生じなかったことになる。つまり、リスク・マネジメント成功である。

もちろん、カルト宗教と科学は異なっている。しかし、リスクが現実化しなかった場合に、（一）リスク・マネジメントが成功して予防できた、（二）リスク・マネジメントと無関係にたんにリスクが現実化しなかった、（三）アセスメントが誤っており、リスク・マネジメントするほどの高い確率で生じるリスクではなかった、のどれであったのかを客観的に判断することはきわめて難しい。それは、リスクそのものではなく、リスクの身体、つまりリスクを受け取る側の主観性に関わる次元を含んでいるからだ。

リスク・パニックの「恐怖という疫病」のなかで、二一世紀の私たちは、どうすれば「恐怖の疫病」のリスク・マネジメントについての社会的意志決定を適切に下すことができるだろうか。その問いを考えるうえで、最後に指摘しておきたいのは、リスク・パニックにおける「悪」の問題である。

モラル・パニックにおいては、問題化された現象や集団は、社会の秩序を乱す「悪」の象徴とされ(悪魔化)、支配的な価値観を強化するために役立つある種のスケープゴート(生け贄の山羊)となっていた。つまり、社会的秩序が揺らいださいに、ある集団や現象を一致して憎み攻撃することによって、(攻撃された人びとを除いて)その社会に属する人びとの一体感が高まるというメカニズムだ。ただし、この点では、モラル・パニックとリスク・パニックを同一視することはできない。なぜなら、リスクそのものは直接に知覚できないために、マスメディアのなかでわかりやすい「悪」の象徴とはなりえないからだ。リスク・パニックでのリスクは、恐怖の対象となり、リスク・マネジメントを発動させていく動因とはなるが、目に見えにくいという性質をもっている。そのとき、健康という秩序を守ろうとする意志は、共同体的な憎しみとなって、リスクそのものではなく、リスクを避けなかったり広げたりしたと見なされた人びとへと向けられる。これがリスク・パニックの第五の特徴だ。

二〇〇三年初頭に日本で家禽に鳥インフルエンザの流行が発生したさいに、家禽の大量死を隠蔽していたある大手の養鶏業者にマスメディアでの非難が集中し、追い詰められたその会社の会長が夫婦で自殺する事件があった。その養鶏業者が組織的に、養鶏場での鳥インフルエンザの発生を隠蔽していたことは、おそらくは事実だろう。しかし、その隠蔽によって、ヒトに感染が生じたわけでもなければ、新型インフルエンザが発生したわけでもない。そうしたリスクを高めると仮説的に考えられているだけであって、リスクを現実化させたのではない。

単純化された憎悪が「悪」とされた個人に向けられるとき、政治的・経済的な諸問題を含むグリュイエールチーズのような複合的なリスクを理解するという困難な作業から目を背けることは容易になる。そして、リスク・マネジメントは、リスクを緻密にアセスメントして対策を考える行為ではなく、憎悪の標的となるべき責任者捜しに取って代わられる。だが、リスク・パニックのなかで「悪」とされた人びとに憎しみや攻撃性を表出することはリスクへの恐怖を多少とも鎮めるが、リスクの現実化を予防し対策を立てるためのリスク・マネジメントに役立つことではない。


最後に、新型インフルエンザを例にして論じたリスク・パニックの五つの特徴を、列挙しておこう。

第一に、リスク・パニックを生じさせるときのリスクは、これまでに存在していなかったまったく新しい現象として突然に生じたかのように（つまり、語義どおりの「ニュース」として）マスメディアで扱われる点である。

第二の特徴は、第一の点とある意味で矛盾するともいえるのだが、いままでになく新奇なリスクとして素人は驚かされたにせよ、その一方で予測不可能な不確実性ではないとされる点である。つまり、運命として甘受しなければならないことがらではなく、専門的な知識を有する専門家の観点からすれば、そのリスクは予測可能でコントロールできると見なされる。

この第一と第二の特徴から結果することなのだが、第三の点は、リスクのアセスメントやマネジメントやコミュニケーションが、すべて専門家主導になってしまう傾向があることだ。リスクへの対策を効率的に実行するという面では、専門家主導となること自体は否定すべきではない。しかし、しばしばリスクがグローバル化して地球環境全体を含む課題となっている現代社会において、リスク対策はたんなる科学的・技術的な問題ではなく、政治的あるいは政治経済的な問題を含みこんでいく。対策の選択に関する社会的な意志決定が、専門家主導だけで進められるならば、社会的摩擦や民主主義の腐食を生み出し、上からの強権的なコントロールになる傾向が生じかねない。ベックのリスク社会論の文脈でいえば、民主的な政治的意志決定の手続きは、（誰にでも有無のわかる）富の分配には有効だったが、（素人の目には見えにくい）リスクの分配には適していない可能性があるからだ。

第四の特徴は、リスク対策の成功か失敗かの判断を客観的におこなうことが困難である、という点である。これは、リスク対策とは、リスクが現実化して問題が生じた後の補償や事後的対応策ではなく、それが現実化していない時点で事前に防ぐ予防を目指していることに由来している。第三の特徴とも重なるが、リスク対策の成否の判断が専門家中心でおこなわれる場合には、そのリスクに関する専門家集団による支配とでもいうべき状況に陥りかねない。その一方で、メディア社会のリスク・パニックのなかでの「民主的」多数決によってリスク対策の成否を判断することも、好ましいとはいえないだろう。

第五の点は、リスク社会における秩序や悪の問題と関係している。すなわち、リスクそのものは危険として現実化していないために、リスクを避けなかったとされた人びとやリスクを広めたとされた人びとが、「悪」の象徴であるかのように、漠然とした不安感から生じる憎しみのはけ口となる場合がある。

だが、リスクに対する不安な意識とリスクに対応するための社会システム構築への努力は、つねにリスク・パニックを生み出すわけではない。この点を理解するために、一九七〇年代を分岐点として富の分配とリスクの分配を対比するベックの「リスク社会」論とは距離を置いて、最後に、もう少し持続の長い視点から二〇世紀社会とリスクの関連を再考してみよう。

本書の編者のひとりでもある川越修は、ドイツの近代化とナチズムを論じた『社会国家の生成』（川越 二〇〇四）において、二〇世紀社会（正確には一九世紀末に始まる「長い二〇世紀」）でのドイツを中心とした先進諸国での社会システムの類型を「社会国家」[9]として特徴づけた。その多岐にわたる論点について単純化を恐れずにまとめるならば、ヨーロッパを中心に近代化の進行した一九世紀末に生じた都市化や大衆社会化および人口再生産パターンの変動（多産多死から少産少子へ）を背景として、マスとしての国民全体の身体や性を対象としてコントロールしようとする新しい知（社会衛生学や人口学や優生学など）の制度化が生じ、そうした知を奉じる専門家集団の強化と結びついて「合理的」に組織化された社会システムとしての「社会国家」[10]が生成した、ということだ。それは、日本や英米圏でいう福祉国家制度とほぼ重なる社会システムであって、社会生存権を国家が承認している点では人間主義的で「進歩的」であるが、社会や国家による人間の生命への介入が専門家支配による社会統制の増大や国家目的に従属した画一化と結びつく傾向をもつという面では、ナチズムへと連続する危険性をもはらんでいる。

リスクという観点からこの「社会国家」としての二〇世紀社会を見なおすならば、そこでの基調低音として響いていたのは、ナショナリズムによって結びつけられた国民国家の集合的身体のなかに、個々人が人生のなかで遭遇するリスクを包摂しようとする企てだったといえるだろう。失業や疾病や加齢などのリスクを国民全体で引き受けようとする社会保険システムに代表される福祉国家制度は、ある種の大規模なリスク・マネジメントとみることもできるからだ（美馬 二〇〇三）。もちろん、二〇世紀社会において、リスクは国民国家のなかに包摂されていただけではない。ナチズムでの心身障害者虐殺に端的に現われているように、二〇世紀社会は心身障害者やある種の感染症患者（たとえば、ハンセン病）に対する強制収容による社会的排除を実行することで、そうしたリスク集団を国民国家から取り除こうとした。だが、そこでも力点がおかれていたのは、リスクを排除することそれ自体ではなく、排除を通じて画一化された大衆を国民国家へと包摂し統合していくことだったといってもよいのではないか。

だが、二〇世紀から二一世紀への世紀転換期において、先進諸国は、こうしたリスク包摂型社会あるいは「社会国家」とは異なった方向に歩みつつあるように思える。一九七〇年代後半から強力な潮流となったネオリベラリズムは、小さな政府や規制緩和や民営化をキーワードとして、個人が市場において積極的にリスクを取ることを奨励し、リスク・マネジメントを個人の自己責任と見なしている。リスクに打ちのめされた人びとは、もはや包摂の対象ではなく、自己責任を果たさなかったという責めを負わされて排除の標的となる。犯罪という逸脱への政策を分析しつつ、二〇世紀の終わりの三分の一の時期を「安定的で同質的な包摂型社会から、変動と分断を推し進める排除型社会への移行」（ヤング 二〇〇七：一一）として捉えたジョック・ヤングの「排除型社会」論は、病気という逸脱への社会的対応にも共通する面が多い。新型インフルエンザ・ウイルスとサダム・フセインの「大量破壊兵器」が絡まりあい、インフルエンザによる病死ではなくパニックに陥った社会によって自殺させられる死が生み出される風景。その背後にあるのは、リスクへのせり上げられた恐怖、リスクの責任をめぐる過酷な非難の応酬、リスクを広めリスクに無頓着な他者に対する悪魔化という暗色に塗り込められたキャンバスだ。

本章のはじめで論じた「リスクの身体」とは、リスクに対する脆弱性や不安の意識、すなわちリスクに傷つけられやすい被害者になりうる存在としてのアイデンティティを意味している。この被害者性の強調が現代社会でもつ政治的意味合いは、たんに医療やリスクにかかわる側面だけでは議論し尽くせない可能性がある。たとえば、酒井直樹は、一九八〇年代以降のアメリカや日本で、自らを被害者として表象する所作が集団的な自己憐憫を通じてナショナリズムを強化して、他者への反感を生み出していることを指摘して「帝国的国民主義」と批判している。

九・一一は合衆国の国民共同体を「われわれ被害者」の共同体として感じさせることを一気に可能にした。このように自らを被害者に認定するやいなや、対外的にも国内の少数者に対しても集団的な暴力が爆発したことは記憶に新しい。（酒井　二〇〇七：二〇）

犯罪であれ病気であれ、逸脱を自分自身とは無縁な他者の性質と考え、みずからを被害者として表象するとき、人は驚くほど他者に対して残酷になる。「ユダヤ民族」を前にしたナチスは、みずからを「ユダヤ資本家の陰謀」のために困窮させられた被害者とみなし、ヴェトナムの村々を焼き払った米兵は、みずからを「ヴェトコンとその協力者たち」に物陰から狙撃される被害者と感じていた。同様に、リスク排除型社会において、社会的排除を実行し支持するのは、みずからをリスクの被害者と信じて疑わない人びとなのだ。

リスクとともにありつつ、リスクへの恐怖による麻痺に対抗して思考することは、分断と排除から身体を引きはがすことに向けたひとつの挑戦だ。狭い専門領域での計算可能性を求めがちな生物医学や公衆衛生学を領域横断的な視点から批判的に捉え返し、専門分化した科学からはこぼれ落ちがちな政治的・経済的な諸問題にも正面から取り組むことが必要とされている。

註記

(1) 以前にも指摘したことがあるが、インフルエンザと風邪を英語圏ではfluとcoldとして区別するという間違った記載をしばしば見かける。この分類は、熱感のあるカゼをflu、寒気のするカゼをcoldとしている民族分類であって、病原ウイルスによる分類ではない。

(2) アンソニー・ギデンズが指摘しているとおり、リスク社会におけるリスクは、地震などの天災のような自然界に由来して人間の力の及ばない「外部リスク」ではなく、産業化そのものによって人間が生み出した「人工リスク」を意味することが多いという点は重要である(ギデンズ 二〇〇一)。だが、人工リスクと外部リスクという区分自体が、リスクの身体という視座においては相対化されている。たとえば、地震は人間がコントロールできない外部リスクではあるが、それが建築物の耐震構造の不備というリスクとして扱われれば人工リスクとなる。インフルエンザ・ウイルスの突然変異そのものはある意味での外部リスクだが、それを養鶏の産業化や公衆衛生予防対策の不備とみる視点に立てば人工リスクとなる。

(3) 同時多発テロ事件以前の著作ではあるが、同様の視点から、アメリカ社会に蔓延する「恐怖の文化」を論じたものとして(グラスナー 二〇〇四)がある。

(4) 筆者はかつて、公衆衛生における予防概念の変容という視点からも、新型インフルエンザの問題を論じたことがあり(美馬 二〇〇七)、事実経過の記載については一部重なっていることをお断りしておく。

(5) WHOの定義では、新しいウイルスが鳥などの動物からヒトに感染することがあるが、ヒトからヒトには感染しない状態から(ヒトからヒトへの)局地的流行の発生までを、一般人口に流行が拡大する前駆期間と考えて、世界的流行（パンデミー）警告期と呼んでいる。

（6）過去のインフルエンザ大流行の場合でも、その被害規模の推定値は研究者によって大きく異なる。これは、死亡原因の詳細な統計が存在していない国家や地域が多いというのがひとつの理由である。だが、より根本的には「死因」をどう定義するかという問題でもある。たとえば、何らかの持病のある高齢者がインフルエンザをきっかけとして持病が悪化して死亡した場合、インフルエンザによる感染から別の細菌性肺炎を起こして死亡した場合など、客観的な医学的判断だけで「死因」を判断できるとはいえない面があるからだ。

（7）人類学者のメアリー・ダグラスによれば、伝統社会では呪術師が、近代社会での専門家と同じ役割を果たしているという（Douglas 1992）。この考え方は、美馬（二〇〇五）で紹介した。

（8）FAOのホームページ（http://www.fao.org/avianflu/en/impact.html）, Economic and Social Impacts of Avian Influenza参照。

（9）ドイツの文脈においては、旧西ドイツでいう「社会国家（ゾツィアール・シュタート）」は、ナチズムの全体国家でも東ドイツの社会主義でもないという意味において、政治的負荷を帯びた用語である。ここでは、川越がいう二〇世紀の先進諸国に普遍的な社会システムとしての「社会国家」を指す。

（10）英米圏での福祉国家（ウエルフェア・ステート）、フランスの摂理国家（エタ・プロヴィダンス）、ドイツでの社会国家（ゾツィアール・シュタート）は、ほぼ同義とされる（メリアン　二〇〇一）。

第2章　近代日本における病床概念の意味転換

医療制度改革への歴史的アプローチ

猪飼　周平

一　歴史のなかの医療制度改革

一九八〇年代から社会問題として提起されるようになった「社会的入院」という言葉は、近年の病床政策における論理を端的に表現する用語として広く流布している。その含意するところを大摑みにいえばつぎのようになろう。すなわち、病院とは本来病気を治療すべき場所であって、そこに、治療の必要性の小さい患者＝老人が入院しているとすれば、それは正しい入院のあり方ではなく「社会的入院」＝医学的ではない理由による入院である。このような「社会的入院」が見られる場合には、高額な医療費を消費する高度な病院医療を病床数によって制限し、入院患者のうち病状の軽い老人をより医療サービスの密度の低い「療養病床」へ、さらには医療よりも介護を中核サービスとする介護ベッドへ「逃がす」ことで、病院には本来治療すべき患者が残り、他方、老人はより彼らにとって快適な環境に移ることになる。その結果、理想的な医療・福祉ミックスに近づくことができる。

この考え方は、おおむねつぎの二系統の病床政策として進展している。すなわち、（一）病床数の絶対数をコントロールする政策と、（二）病床の一定割合を、医療からみて「ダウングレード」する政策である。前者は、一九八五年の医療法改正において開始された医療計画（都道府県ごとに必要病床数を算定し、それによって病床数を制限する機能を担う）を中核とする病床数規制政策であり、一九九〇年代以降に顕著に表われるようになった病床増加の鈍化に決定的な役割を果たしてきた。後者は、第一に、医療機関を濃厚な医療を実施する機関とそれ以外とのあいだでの機能的分業を進めることで、後者機関の有する病床を「療養病床」として「一般病床」体系から分離しつつ、第二に、療養病床を主に保有する小規模病院・有床診療所などが病床を保有する経営上のメリットを除去することで、これらの小規模施設の病床の廃止、大規模施設への病床の集中を誘導する、という方向で進展してきた。そして、二〇〇六年に成立した医療制度改革関連法を受けて、病床数削減と病床機能分離の両方を兼ねる施策として、「療養病床」を二〇一一年までに大幅に縮小・介護ベッドなどに転換する方針が示されるにいたっている。

現在の病床政策は、とにかく医療費を抑制できればよいのであれば効果を上げるであろうが、それが、医療と高齢者福祉の全体を、効率的に機能するシステムにするかどうかは、実のところ不確実である。もし、全体として不合理なシステムとなるならば、医療と介護の総体としての社会的コストはかえって嵩む結果ともなりうる。このことは、筆者の説というわけではなく、多くの人びとが指摘していることにすぎない。だが、そこから先ということになると、政策担当者から現場にいたるまで、模索の過程にあるといってよいだろう。

本章は、近代日本における病床の歴史をたどることを通じて、われわれの前に立ちはだかる、この見通しの悪さに何らかの風穴を開けようとするものである。以下では、一見自明に正しいと考えられがちなつぎの認識を再検討してみようと思う。すなわち、病人は病床に、老人は介護ベッド（もしくは自宅）に居るべきである、という主張の前提にある、病床とはもっぱら治療の場所であるという認識である。

一見すると、この認識は至極もっともなものようであるが、歴史的にみれば決してそうではない。「病床」とはもっと多様な内容を含むものとして存在してきたからである。その点からいえば、病床とは、今日の人びとの常識的理解である「病気を治す床」よりも、「病人が寝る床」として存在してきたと理解したほうがよい。病人が病床につくのは、なにも医師に治療してもらうためばかりではなかった。病気の原因がもっぱら疲労にある場合には、休息こそがその病床の機能の中心であり、日常生活を営む能力に欠ける人にとっては世話こそがそこに求められた。また、伝染病患者にとっては、病床とはみずからの意思とは無関係に隔離収容される場所であった。自前で医療サービスを購入する資力に欠ける人びとにとっては、病床とは慈善的あるいは行政的に保護される場所でもあった。病気を抱えた老人が長期入院のすえ病院で臨終を迎えるようなケースにおいては、病床は終の棲家となった。さらに、交通が便利でなかった時代においては、遠来の患者に対して、宿泊の便宜を与えるために使われることもあった。つまり、病床とは、病人との関わり方しだいで多様な機能を供給する可能性があり、実際、機能的多様性を含みつつ存在してきたのである。このことは、究極的には、病床が、より広い概念としてある「ベッド」（和式の寝床を含む）の一種であり、病人を処遇する場所としての特徴をもちつつも、ベッド一般が果たしうる役割であれば、同じように果たしうる設備であるということを意味している。

昨今の病床政策とは、ひとくちにいえば、病床から治療機能以外の要素を極力取り除くことによって機能純化を図ろうとするものであるといえる。医療がより高度化するなかで病床も、より集中的に医療資源を投入する場となっていくことが必然であるとすれば、病床は、その資源の投入目的である治療効果をより効率よくあげるために、ほかの要素を排除していくことにならざるをえないであろう。だが、このような病床の機能純化が、私たちの医療、あるいは医療・福祉ミックスにいちばん良い結果をもたらすかどうかについては、検討の余地がある。

とはいえ、本章の如き小論において、何がもっともよい結果を生む病床政策であるのかを論証するということは不可能である。その代わりに本章では、現在の病床政策が、日本における病院・病床の歴史的発展からかなりの程度断絶した位置づけを与えられるものであるということを確認しようと思う。

以下では、主に歴史的病院・病床統計を概観することを通じて、議論を進めることとする。なお、精神医療は、本章の議論と関連しつつも、独自のダイナミズムをもつ領域であることから、ひとまず検討の対象から除外することをあらかじめ断っておきたい。

二　二〇世紀における病院・病床の出発点

内務省『衛生局年報』は、一八七七年に「第一次・二次報告」が刊行されて以降、おおむね一九四五

表1　1913年時点の病院数と病床数

	病床数	病院数					
		一般	伝染	精神	結核	癩	娼妓
公立病院　公立	79	6,030	367	207	104		
私立病院	863	26,393	1,293	35	674		
施療病院　公立	3	276		446	38		
私立	14	682	20	5	3		
娼妓病院　公立	133		18				4,578
伝染病院　公立	1,572		26,557				
伝染病舎　公立	7,599		71,738				

出所：内務省『衛生局年報』大正2年版。

年まで毎年刊行された統計年報であり、戦前日本における医療・衛生におけるもっとも包括的な統計である[1]。まず、日本において包括的な病床統計がとられるようになった一九一三年の状況を確認することから始めることにしたい。

表1において注目すべき第一点は、伝染病床の多さである。当時、全病床一三万九四六四床のうち、実に七二パーセントにあたる九万九九九三床が伝染病床によって占められていた。そして、この伝染病床のほとんどは、公立伝染病院と、より簡易な収容施設であった公立隔離病舎によって供給されていた。一九三〇年代に一般病床が伝染病床を上回ってくるが、それまで日本の病床の量的中心は伝染病床であった。本章では、紙幅の関係上立ち入った検討は割愛するが、この病床の主な特徴は、それが患者を治療するための設備としての性格が弱く、かわりに患者の隔離を通じて外部社会を防衛するという目的に服していたということである。実際、伝染病院や隔離病舎は、一般に伝染病が流行したときだけに開かれた臨時の施設であり、常勤医や常勤看護婦ももっていなかった。そして、流行時においても、患者は、手当を受けることもないまま、隔離施設内に放置される傾向があったことが知られている。少なくとも二〇世紀第1四半期まで、日本の病床の過

半はこのような病床によって占められていたのである。

第二点として、一般病床三万三三八一床の七九パーセントにあたる二万六三九三床が、「私立病院」[2]によって供給されていたということである。このカテゴリーのほとんどは、医師自身によって開設された病院であったと考えてよい。これに対し、公立病院による一般病床供給は相対的に活発であったとはいえず、さらに、一般医療を無料ないし低額で供給する公私施療病院による病床供給は無視できるほど小さかった。

第三に、一般医療を主に供給していた公立病院・私立病院・施療病院の病床供給の合計で三万六五七三床（一般医療を主に供給する病院による病床供給数合計と見なせる）であったが、これは、たとえば同時期のイギリスなどと比べるとかなり少なかったということである。ロバート・ピンカーの病床推計を利用すると、一九一一年時点で、一般病院による病床供給は日本の約四・三倍にあたる一六万四八床であった（Pinker 1966）。人口あたりでみればその格差はさらに大きくなる。このことは、二〇世紀初頭の時点においては、まだ日本の一般病院・病床供給は黎明期にあったということを意味している。

以下では、一般病床に焦点をあて、それぞれどのようにして二〇世紀を迎えたのかについて確認しておくこととしよう。

すでにみたように、二〇世紀初頭の時点で、今日私たちが「病院」として想起する一般病院は、量的にみればごく限られたものであった。だが、それは、単に一般病院（病床）の西洋からの移植がいまだ途上にあったということではない。というのも、医学・医療技術発達史の観点からみると、一九世紀を通じて病院という制度は、治療上効果的な施設として確立してはいなかったからである。とすれば、問うべきは、むしろ一九世紀までに西洋社会において、病院がすでに根づいていたのはなぜかということになろう。

病院は、医学・医療技術の全般的な進歩を背景に、麻酔法や消毒法の普及、衛生的な病棟の有効性や患者の病状を継続的に観察することの重要性の認識の普及、それに付随する設備・施設の発展などがあってはじめて、先端的な医療を実施する中核施設となったが、それは、欧米諸国においても一九〜二〇世紀転換期以降のことであった。一九世紀以前の時点で病院が発達していた社会では、今日病院・病床の中核的機能と考えられている治療機能とは別の病院の存在理由があったということを意味している。

たとえば、イギリスについてみれば、一九世紀の末までに主につぎの二種類の病院形態が存在していたが、いずれも治療以外に主要な存在理由があった[3]。

第一に、篤志病院（voluntary hospitals）である。これは、富裕層による慈善的資金によって設立・維持された病院であり、自力で養生したり医師にかかったりすることが難しかった貧困患者にとっては救いとなっていた。入院患者は、食事・休息・治療が与えられたが、病院施設そのものに診療上利点があったわけではなく、そこは、むしろ不潔で、かつ感染の危険に満ちていた。また医師も常駐しておらず、週に数回回診する程度であった。実際のところ、病院に寄付をするような富裕層の人びとは、みずから篤志病院に入院することはなく、自宅で療養することが一般的であり、まだ消毒法も普及していなかった一九世紀中葉の時点では、外科手術も、患者の自宅でおこなわれることが多かった。このことは、資力のある患者にとっては、病院よりも自宅のほうが養生にさいして利点が大きかったことを意味している。つまり、一九世紀の篤志病院は、治療効果という点からみれば有利な施設ではなく、その存在理由は貧困な病人への施しにあったのである。

第二に、救貧法にもとづくワークハウス（workhouses）である。これは元来、イギリスの極貧層に属する人びとをさまざまな理由で収容・救済した施設であったが、収容された者には病人も含まれており、彼らはワークハウスのなかで休息・食事・治療が与えられた。後の公立病院の源流はここにあったといえる。ただし、ワークハウスは篤志病院以上に劣悪な治療環境であり、むろん富裕な患者が寄りつくところではなかった。とりわけ、イギリスでは一八三四年の救貧法の改正以降、施設入所にさいして劣等処遇原則にもとづく厳しい対応がなされたこともあって、ごく貧しい生活をしている人びとでさえ、できれば避けようとした施設でもあった。

このように、イギリスが、二〇世紀初頭までに約一六万床もの一般病床蓄積を達成していたのは、その治療機能が患者を引きつけえたためではなく、病院が富裕層の資金と貧困患者を施療（施しとしての医療）という関係によって結びつけることができたためであった。

これに対し、明治期日本においては、施療的意図をもって、病人を施設に収容するという事業はほとんど普及しなかった。よく知られているように、江戸時代までの日本においては、例外的なものを除けばほとんど病院という施設は存在しておらず、それは欧米諸国の病院をモデルとして移植されたものであった。とすれば、病院制度の導入期においては、病院には施療をなすことが期待されていたとしても当然であった。だが、日本においては、施療をなす主体が欠如していた。地方政府には財政的余裕がなく、病院制度を生み出すようなフィランソロピーの伝統も欠いていた。他方で、病院は、従来漢方中心であった医療を一挙に西洋化するための拠点としての使命が期待されていた。

内務省『衛生局年報』第一次・第二次報告（一八七五〜七年調査）における「本邦ノ病院ハ大ニ欧米諸国ト其実況ヲ殊ニシ専ラ中等以上士民ノ就テ治療ヲ託スル所トナレリ」（一八七五：二五）という記述は、明治初期日本の病院制度の受容が、すでにイギリスにおける病院の発展とは異なる文脈において進展しつつあったことを示唆していた。すなわち、明治初期の代表的病院は、「医学校兼病院」を典型とする公立病院群であったが、それは何より広義の教育機能（新規医師養成、既成医師の西洋医学による再教育、公衆衛生観念の普及）に重きをおいた病院であった。医学校兼病院には東京や各地において「国手」などと称される指導的医師が集められ、教育・診療にあたっていた。このため、患者のほうも、欧州の病院とは異なって、あらゆる階層の患者が、その病院にいる医師に診てもらうことを望み、結果、資力のある「中等以上士民」が利用する施設となったのである。また、相対的に上流の階層から病院を利用するようになったことは、おのずと、日本の病院を欧州における病院とは違って診療代を徴収することを前提とする施設として発達させることとなった。明治前期において官公立病院の設立が私立病院建設を凌駕していたのは、国・府県行政のレベルでこの医学の西洋化の推進が積極的におこなわれたことに由来している。

ただ、これらの公立病院は、戦前を通じて、概して財政的基盤が脆弱であった。このため、衛生観念が社会に徐々に浸透し、また医師養成に関して官立医学教育（帝国大学・官立医学専門学校）や内務省医術開業試験制度が整うにつれ、存続することが難しくなっていった。一八九〇年代以降、公立一般病院は、独立採算を要求されるようになり、赤字が続くと、たちまち日本赤十字社に寄贈されたり、開業医に払い下げられたりする危機に直面した。このような状況では、公立一般病院は、施療病院化することが不可能であったばかりでなく、安い診療代で運営することも難しかった。実際、一八九〇年ごろに二〇〇を超えていた公立一般病院は、一九一〇年代にはその半数以下に減少した。

この明治後半における公立一般病院の不振と裏腹に、私立一般病院は徐々に増えつつあった。明治初期においては「病院」とは、まさに西洋文明の象徴的存在であった。この点は、当時の西洋における病院がネガティブな印象をまとっていたこととは対照的であったといえる。このため、医師たちはみずからの施設を「病院」と称しはじめた。『衛生局年報』第六次報告（一八八〇～一年）によれば、調査された三四府県のうち、二〇府県において私立病院計一〇三院が確認できる。このなかで東京府にあった二一院のうち二〇院については入院実績の報告があったのに対し、その他の府県の八二院のうち、三八院については入院実績が報告されていない。これらの「病院」のほとんどは外来患者については具体的な報告をしていることから、これらの「病院」の多くについては実際に入院実績がなかったと推測できる。当時の「病院」という呼称に何の規制もなかったことと考えあわせると、当時、東京府のような先進地を除く地域では、私立「病院」と称する施設には、まともに病室すら用意されていなかったものが多数含まれていたと考えられる。

一八九〇年代以降、新しく整備された医学教育制度から輩出された医師、とりわけ帝国大学医科大学出身者（医学士）たちが、明治期後半に公立一般病院が不振に陥ったこととあいまって、公的セクターから開業セクターへとオーバーフローしたことは、日本における私立病院の発展にとって重要な意味をもったと考えられる。(4) 医学士たちは、附属病院において当時の先端的な病院の姿を知る者たちであり、彼らは一八九〇年代ごろから各地で病院建設に着手するようになっていった。

全国各地に展開された私立病院の実態や地域差を充分に知るためには、史料発掘および総合的な検討が進展する必要があるが、日本における医療の先進地であった東京に関しては、一九一〇年に刊行された『東京医療案内』が、明治期における東京市内の病・医院の沿革、院長・医師の経歴、診察料・入院料、設備、入院手続などを比較的詳細に伝えている。本著は、地方から東京に療養のために上京する人びとを対象に書かれたパンフレットであり、その背景には東京において療養したいと願う地方の富裕な患者の存在があったと考えられる。実際、この本において紹介されている私立病院七九院について、少なくとも六二人の院長が医学士・医学博士・「ドクトル」(ドイツで学位を取得したことを意味する)の少なくともいずれかの学位を有しており、人材の面では圧倒的な先進地であったことは疑いない[5]。また、これら東京の病院の過半数は、洋式または洋風建築を含んでおり、それが西洋先進文明を象徴する存在であるということを、学校、役所、交番などの施設とともに表現していた。

当時の一般病院は、診療効果を軸に飛躍的発展をとげようとする新時代の医療の入り口に立っており、先進的な病院とそれ以外の病院とのあいだに質的な格差があったことが想像される。一九〇〇年に帝国大学医科大学を卒業し、後に帝国大学教授となった塩田広重の述懐によれば、一九〇〇年ごろ当時の附属病院の病棟では、「遣手あがりの看護婦が六五歳か七〇歳ぐらいで長煙管をふかしながら、若い看護婦の取締になっていた」(塩田　一九六二:五二)。また当時の手術についても、「腹を割る手術など一年に三、四例しかない」状況であり、消毒が不徹底であったため、死亡率も非常に高かったという。塩田いわく、「とにかく完全消毒ということがやかましくいわれだしたのは、明治の終りからである」(同前:五五〜六)。この帝国大学附属病院がこの水準であったことを考慮すれば、当時私立病院を建てることの主要な意味は、おそらく診療効果とは別のところにあったであろう。

当時の病床の利用法に関して、少なくとも東京についてみる限り、『東京医療案内』はたいへん興味深い事実に気づかせてくれる。すなわち、これらの私立病院七九院の少なくとも一〇院が、全病棟において「一人一室」の部屋割を採用しており、その他の病院においても、施設内容の詳しくわかる病院の過半が病室数は定員の二倍以内であり、「特等」として「一人二室」を用意しているところもあったのである。これは、いわゆる今日でいう「差額ベッド」に近いもので、治療効果よりもアメニティを提供することによって収益を増大させようとする手法である。当時の東京における私立病院は、アメニティを高めた高級病床に強く偏った入院サービスを供給していた。すでにみたように、明治期において一般病院医療は、富裕層を主要な顧客とする高価なサービスとして成立しつつあった。入院費用の高さもそれを裏打ちしている。付添婦を付けず三等病室を利用したとしても一カ月七〇円程度、付添看護婦を付けて中等病室を利用すれば一一四円の費用を見込まねばならなかった。また、初診にさいしては三円から一〇円程度の診察料も必要であった。当時一人あたり国民総生産（GNP）が八〇円に満たなかったことを考えると（大川ほか編　一九七四：二〇〇）、病院診療は、誰にでも手が出せるような性格のサービスではなかった。このような経済条件をクリアして上京してくる患者はごく限られた階層に属していたかわりに、自宅での養生に匹敵する環境で、在京の名医に診察してもらうことを望んだと考えられるのである。

以上の議論を要するに、二〇世紀初頭まで、病床は治療機能によってその存在意義が認められていたわけではなかった。また、それは医学・医療技術上の制約として世界中のあらゆる西洋医学的医療システムにとっての前提であった。その代わりに病床は、当時の社会のあり方に応じて異なる理由で存在していた。明治維新期に、「舶来品」として一般病院制度を輸入した日本では、当時の西洋医学をリードした人びとが診療する場としての価値が、患者たちを一般病院に惹きつけたのであり、その惹きつけられた人びとの階層を反映して、一般病床はアメニティが重視された、いわば「旅館」に近い機能を果たしていた——少なくとも東京においては——のである。くわえて、量的にみれば、コレラなど急性伝染病対策としての隔離法を実践する施設として、一八九〇年代以降大量の伝染病床が供給され、二〇世紀初頭においては、日本に存在する病床の大部分は伝染病床であった。

三　病院の世紀における病床

一九～二〇世紀転換期は、近代医療の歴史において、おそらくもっとも重要な画期であったといえるであろう。というのも、この時期、各国の医療が広範なシステム上の再編を経験したからである。この変動をひとくちにいうなら、「セカンダリ・ケア」(secondary care)の成立であったということになる。セカンダリ・ケアとは、他の医療領域の後背に位置する、先端的医療にふさわしい場としての一般病院および、専門分化した医師や部局によって特徴づけられる医療領域であり、それは、一九世紀後半以降の医学・医療技術の飛躍的進歩の結果として成立したものであった。結果、医療は、セカンダリ・ケアと、その残余部分であり、セカンダリ・ケアによって医療の入り口として再定義された「プライマリ・

ケア」（primary care）のあいだでの機能分業的構造をもつようになり、医療システムの主要な要素である、診療所・医療専門職・患者が全体が、その新たな機能分業構造に適合するように再編されていったのである。病院は診療所と機能的分業関係を形成し、患者はそのなかで新たな受診パターンを形成するようになった。また、医師は、病院を専門的能力形成の場およびその能力を実現する場として利用するようになり、二つの異なる能力的要件をもつ領域にどのように人的資本を分布させるかをめぐって複雑な対応を迫られることとなった。筆者は、このプライマリ・ケア／セカンダリ・ケア構造の上に構築された新しい医療システムによって特徴づけられた二〇世紀を、その中核施設となった病院の名を借りて「病院の世紀」と呼んでいる（猪飼 二〇〇五）。

これを本章の焦点である病床の側からみると、病床が治療機能を中核とするセカンダリ・ケアの拠点設備として再定義される現象であったということができる。そして、治療機能を中心とした病床は、二〇世紀に入ってからも続く医学・医療技術の進歩の過程で、飛躍的に拡大していったのである。

この二〇世紀における病床の変動を大別すれば、つぎの二つということになろう。第一に、多様な病床種の量的バランスが一般病床中心へと移行する傾向をもったということである。病気が病床において治療可能になれば、必然的に、人びとは入院医療サービスを利用することをより欲するようになり、それは、社会が全体としてそれを負担する経済力をもつ限り、病床の量的拡大をもたらすことになる。そして、一般病床はこの量的拡大の基本的受け皿となる。というのも、一般病床とは、基本的には罹患が他人や社会よりも当人にとっての問題であるような病気――大部分の病気はそのような性質を有している――に対応する病床であり、人びととの医療への需要や期待をもっとも直接的に反映する病床だからである。本章ではこれを「病床の一般病床化」と呼んでおこう。

第二に、一般病床における治療機能が高度化するにつれ、治療以外の利用法を排除する圧力が強まっていくということである。医師は、より専門的な医療を実施するために、病床がそれにふさわしい場であることを望む。また、そのような医療にふさわしい病床は必然的にある程度の資本投入を前提とするため、医療の効率性の論理からいって、程度の軽い患者やすでに濃厚な治療を終えた患者を病床から排除する圧力が働くことになる。これについては、「一般病床の治療化」と呼んでおくことにしたい。

(1)病床の一般病床化

病床の一般病床化とは、その主要な利用目的に関して多様であった病床が、近代医学が患者の治療能力を高めていくなかで、患者の治療への欲求に応える病床種である一般病床へと収斂していくことである。そして、たしかに、それは近代日本の病床史においても、二〇世紀を貫くひとつの基調であったといえる。

図1は、一九一三〜二〇〇〇年にかけての種類別病床の変遷を示したものである（縦軸が対数軸であることに注意）。精神病床の変動を考えなければ、二〇世紀を通じて、病床の一般病床化の明確な傾向を読みとることができるであろう。第一に、一般病床が順調に増大し、一九三〇年代には、伝染病床を凌駕し、最大の病床カテゴリーとなるにいたった。第二に、伝染病床が戦後保健所を中核とする防疫体制に取って代わられるなかで大部分が廃止され、また、一般病床と伝染病床の中間的な性格を有する結核病床の盛衰がみられた。結核病床の増大は、社会的脅威と見なされる疾病が、急性伝染病から結核を

図1　病床数の変遷（1913-2000年）

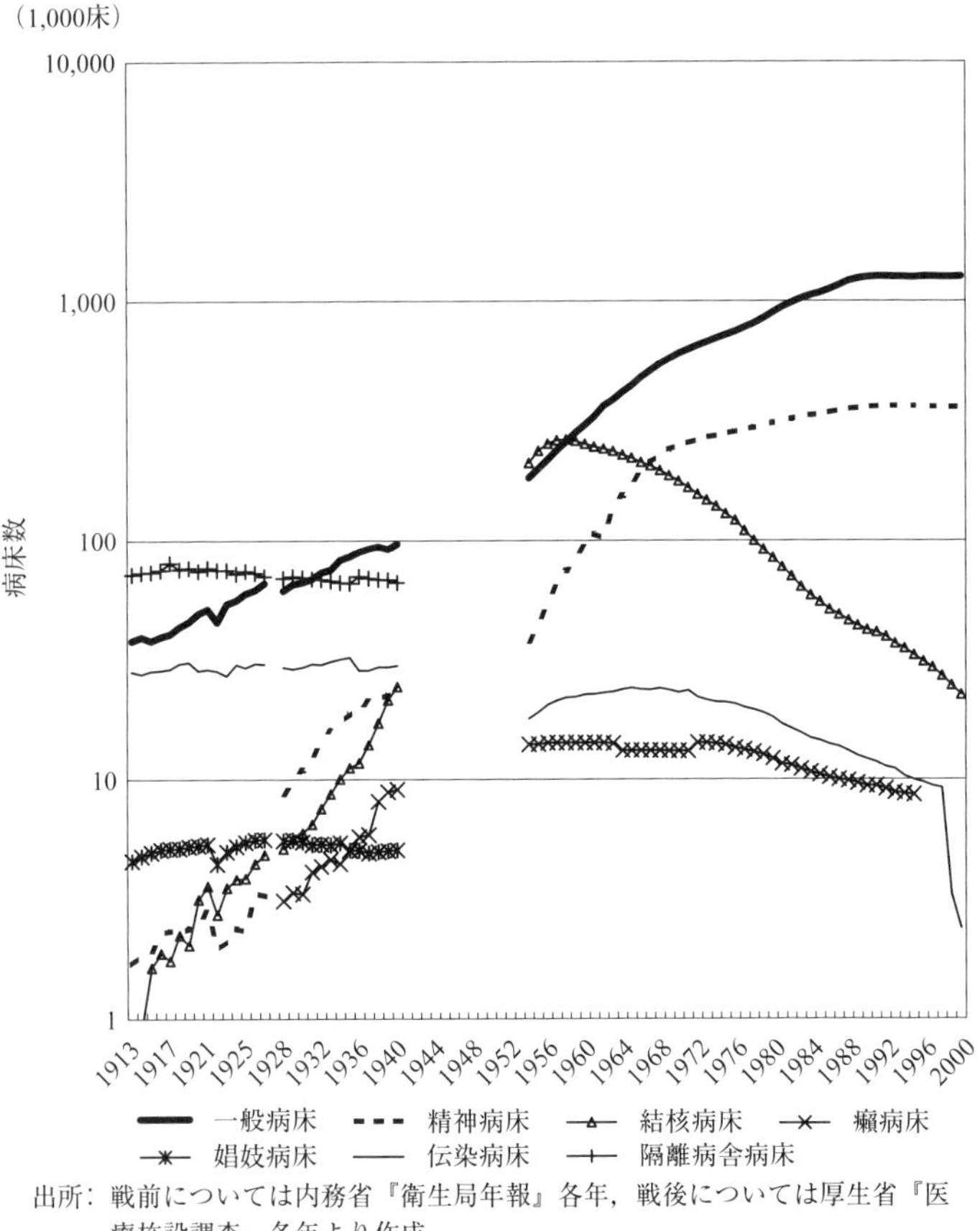

出所：戦前については内務省『衛生局年報』各年，戦後については厚生省『医療施設調査』各年より作成。

代表とする慢性伝染病へと移行するなかで、公衆衛生上の対策の手段が、隔離から治療へと重心を移動したことで成立した病床であったといってよい。一九二〇年代から一九五〇年代にかけて、「国民病」といわれた結核が、抗生物質の発達によって効果的に治療できるようになるに応じて、これらの病床は一般病床へと転換されていった。

これ以後の一般病床の増加が急速であったことは、同時期のイギリスと比較するとき明確になる。表2は、イギリスにおける戦前の病院・病床統計としてよく知られているピンカーによる病床分類に近い分類方法によって、『衛生局年報』統計を調整したものである。それによれば、一九一〇年代から一九三〇年代にかけて日本の一般病床の増大は、増加率にして四倍以上、病床増加の絶対数においてもイギリスを上回り続けたことがわかる。イギリスにおいて「病院の世紀」とは、既存の病床の価値が治療機能によって再定義されることによって進展したという側面を強くもっていたのに対し、日本におけるそれは、何より一般病床の量的拡大として進展したのである。

(2) 一般病床の治療化

一般病床において治療機能が高度化していくと、かつて多様な機能を有していた一般病床それ自体において、治療機能以外の機能が排除され、病床が「病人を治療する床」へと純化する圧力が高まることになる。医師は、より専門的な医療を実施するために、病床がそれにふさわしい場であることを望み、またそのような医療にふさわしい病床は必然的により多くの資本投入を前提とするため、医療の効率性の論理からいって、程度の軽い患者や濃厚な治療を終えた患者を病床から排除する圧力が働くことになるためである。
問題は、この論理が、実際の一般病床の歴史において、他の論理に優越して顕現したということがいえるかどうかである。もしいえるなら、それは、「病人が寝る床」として多様な利用の可能性を有してきた病床という存在が、病床の一般病床化とあいまって根本的に変化したということを意味する。とすれば、今日における病床政策は、この変化の一連のプロセスのなかに位置づけることができるであろう。

もし、一般病床の治療化が病院システムの歴史を支配する論理であるとすれば、治療機能の高度化は病床あたりの固定費を増大させるはずであり、それは、病床においてより濃厚な治療を切れ目なく実施する傾向を生み出すはずである。したがって、第一に、平均在院日数は減少するはずであり、第二に、入院に対するニードが安定していれば、病床の増加に対して抑制的な作用をもつはずである。

近年、医療政策の領域においてOECD（経

比較（1891–1938年）

1911–1921年			1928–1938年		
増加率（D/C）	増加率（年率）	増加数（D–C）	増加率（F/E）	増加率（年率）	増加数（F–E）
1.63	6.3%	23,221	1.51	4.2%	34,603
1.64	6.4%	18,127	1.62	5.0%	34,367

1913–1921年			1921–1938年		
増加率（D/B）	増加率（年率）	増加数（D–B）	増加率（F/D）	増加率（年率）	増加数（F–D）
1.13	1.2%	21,415	1.20	1.1%	36,689

い。
・結核病床・施療病床が含まれる。
「私立病院」病床から精神病床を除いたものである。また，1928,
院」以外の「私立病院」病床，および私立の「結核病院」が供

年までの統計における一般病床数には私立結核病院病床・精神
られる。他方，1928年以降の私立病院病床には，当時増加しつ

表2　病床数変化の日英

		1891年	1911年	1913年	1921年	1928年	1938年
日　本		A	B	C	D	E	F
	計			36,699	59,920	68,087	102,690
	私立病院病床			28,395	46,522	55,045	89,412
				77%	78%	81%	87%
		1891年	1911年	1913年	1921年	1928年	1938年
イギリス		A	B	C	D	E	F
	計	101,993	165,548		186,963		223,652

註：1)　両国の統計には精神病床および伝染病院の供給する病床は含まれていな
2)　日本の病床統計には一般病床・伝染病院以外の病院が供給する伝染病床
3)　1913, 1921両年における私立病床は，内務省『衛生局年報』における
1938両年における私立病床は，「公益法人」および「外国人」立「私立病
給する病床の合計である。
4)　内務省『衛生局年報』の病床分類は1928年版から組み換えられた。1927
病院病床などが含まれていると考えられ，数字がやや過大であると考え
つあった公益法人立病床が数千から1万床程度含まれている。
出所：日本は，内務省『衛生局年報』各年，イギリスは，Pinker（1966）より作成。

済開発協力機構）ヘルスデータを使った病床数や平均在院日数についての比較統計が議論を呼んでいる（図2および図3）。それによれば、①日本の平均在院日数が欧米諸国に比べて大幅に長いこと、②人口あたり病床数が、欧米諸国においては一九七〇年代以降横ばいか減少傾向にあるのに対し、特異的に日本の病床だけが一九九〇年代まで増大し続けた。これらをどのように認識するかをめぐる議論が活発になっているのである。もし、この二つの現象が事実であれば、一九六〇年代以降、日本以外の諸国においては一般病床の治療化が仮説どおりに実現しているのに対し、日本においては、戦後日本では、病床の治療機能への純化の論理は作動しなかったか、ほかの論理によって凌駕されたということになるであろう。医療費削減にこれを利用したいと考える人びとは、この統計を根拠に、日本の病院システムの不合理を主張している(6)。

図2　平均在院日数

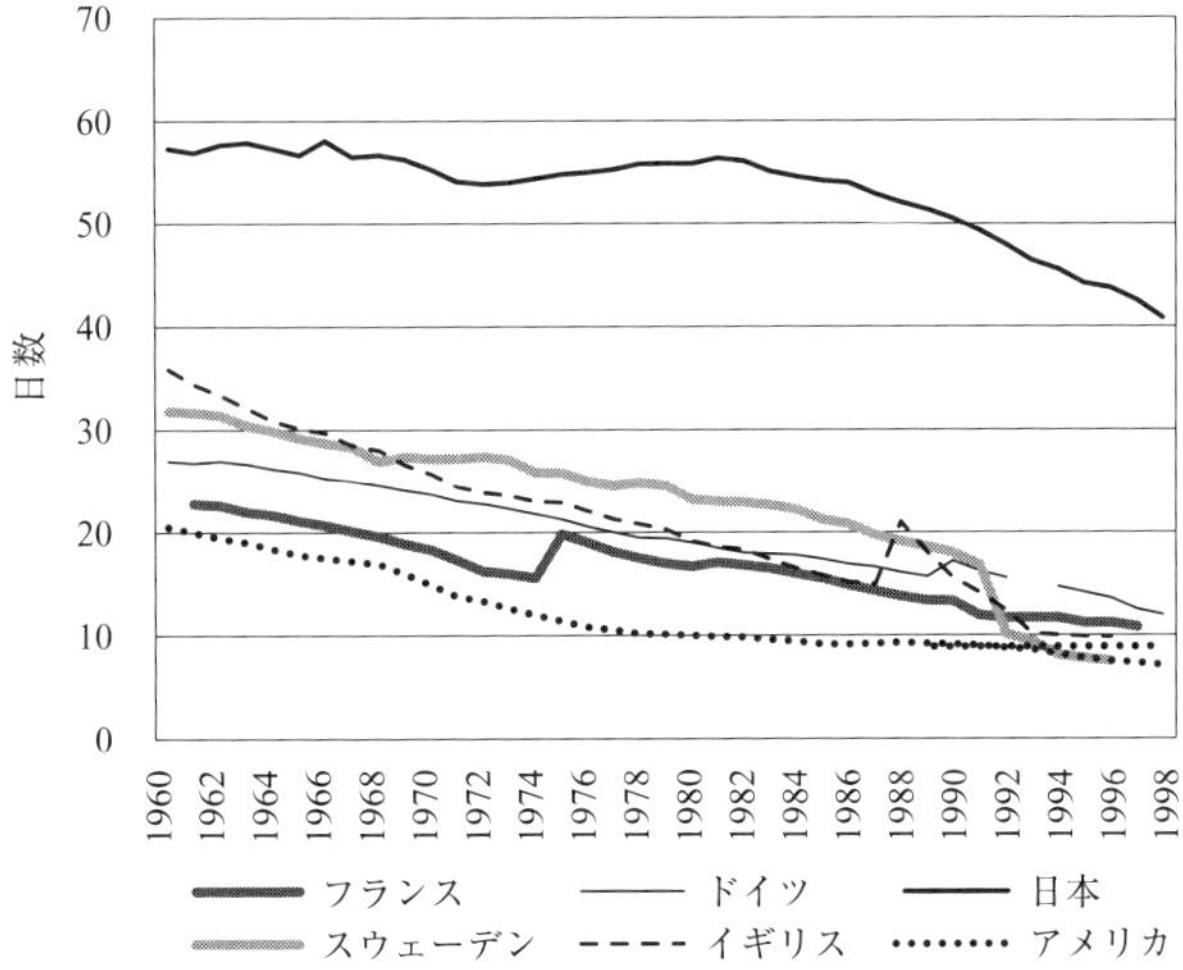

出所：OECD（2000）.

図3　人口1,000人あたり病床数

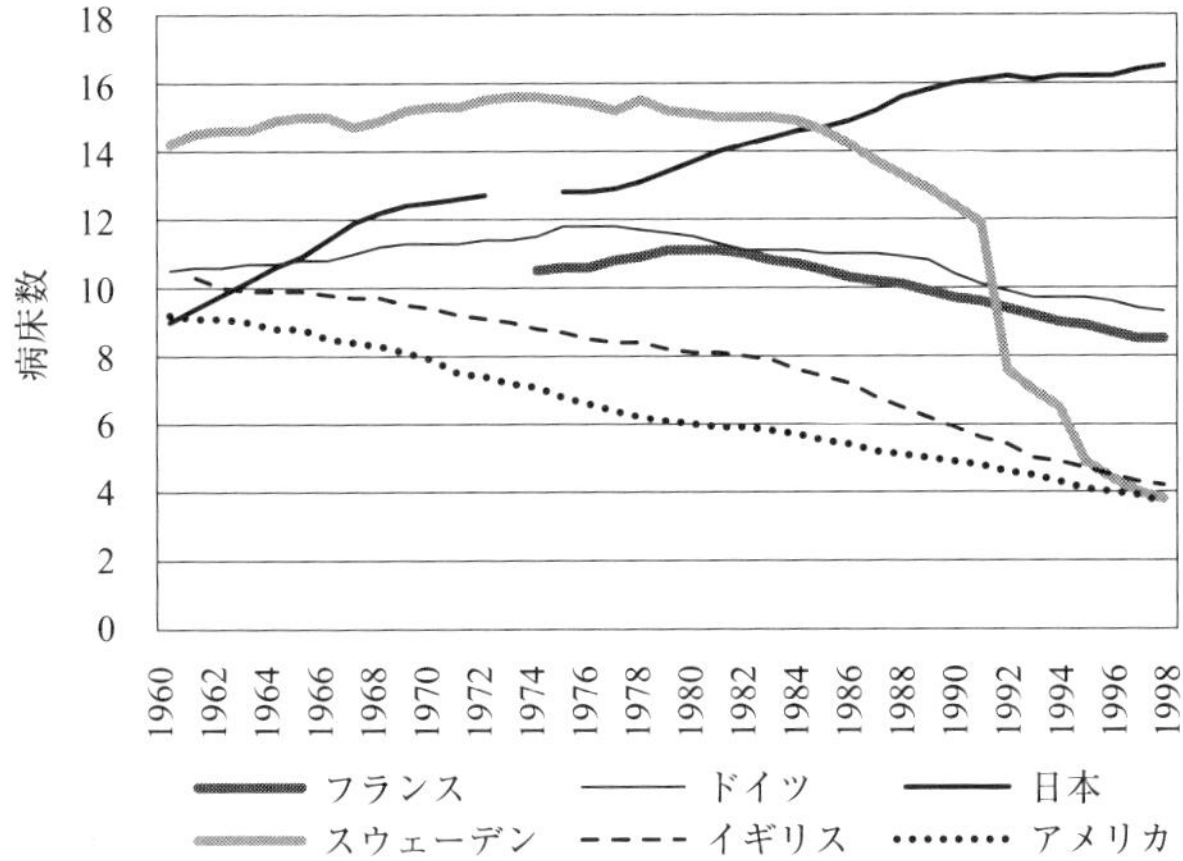

出所：OECD（2000）.

図4　開設者別一般病床数（1910–1940年）

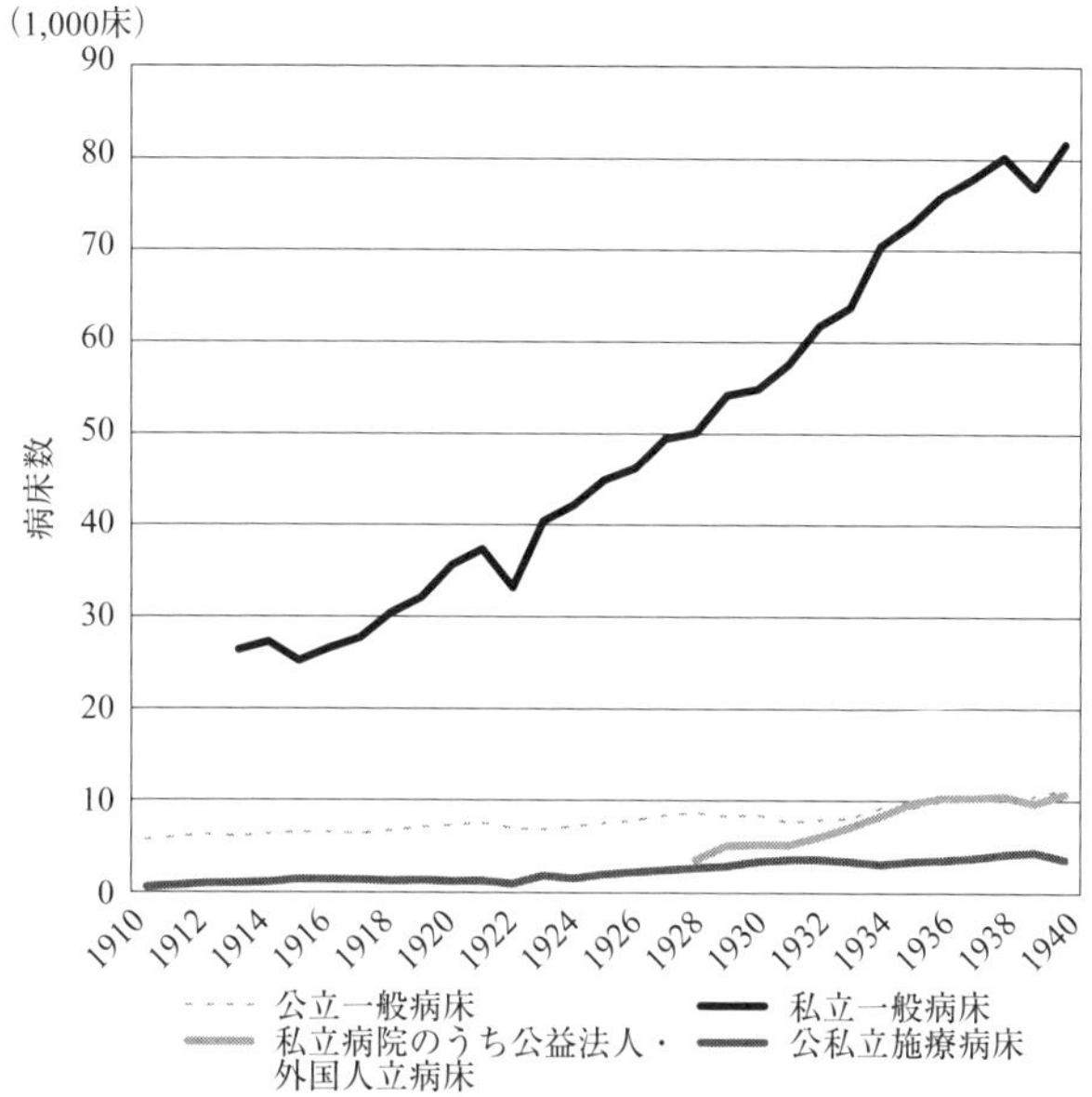

出所：内務省『衛生局年報』各年より作成。

ただし、日本の病院システムが不合理かどうかは、実のところ病床機能が治療に純化してこなかったことの歴史的意義にかかっている。そこで、以下では、二〇世紀の一般病床の発達を概観するなかで、日本の一般病床が「一般病床の治療化」の論理に対してどのような位相の存在として発展したかを検討しよう。

①二〇世紀前半の日本における一般病床

すでにみたように、一九一〇年代以降、日本の一般病院・病床は急速に増加していった。だが、そこには、そのペースが急速であったこと以外にも、欧米諸国にはみられない特徴があった。それは、一般病院・病床が医師個人の手によって設置されていったということである。明治中期以降、日本においては公的主体や慈

表3　師の開設する私立病院数（1938年）

「病院」	100床以上	67
	50床以上	208
	30床以上	412
	10床以上	2,189
有床診療所	（1～9床）	10,689
無床診療所	（0床）	25,550
総　計		39,115

註：私立病院については公益法人等を除く私立病院であり，会社立病院など医師以外によって設立された病院が含まれる。病院でない診療所については医師設立のもの。
出所：内務省『衛生局年報』昭和13年版より作成。

善的主体による病院設立は低調であった。それにかわって、医師自身が、みずからの能力を生かすための場所とするために、自分の診療所に病床を設置することを通じて、それを入院施設化したのである。『衛生局年報』によれば、戦間期を通じて一般病床の約八割が、主に開業医による病院カテゴリーであった「私立病院」によって供給されていた[7]（図4）。さらに、数床の病床を備えた診療所（戦後の用語でいえば「有床診療所」のこと）が一九三八年までに一万六八九九カ所を数えるにいたっていた（表3）。一九三〇年代の後半には、病院か診療所を開設していた開業医の実に三人に一人は自前の施設に病床を構えていたのであり、それが日本における一般病床建設の主要な形式だったのである[8]。

主に開業医が各自で病床を備えていくことで一般病床を増大させていったことは、日本における一般病床に、公的主体や慈善的主体によって病床建設が担われた欧米諸国におけるそれとは、大きく異なる一連の特徴を与えた。

まず、「安上がりな病院」とでもいうべきビジネスモデルである。そこでは、①資本コストが小さい、②小規模である、③農村部に広く浸透するという特徴がみられた。戦前の開業医によって建設された一般病床は、建設コストが小さかった。興味深いことに、一九二〇年代における病・医院建築の図面提案を見ると、自宅併設の病・医院と自宅から独立した病・医院とのあいだで坪単価見積りに違いがみられ

表4　木造病・医院建築費用見積

図面番号	階数	建坪	甲種	計	乙種	計	住居
1	2	609.00	110	66,990.0	80	48,720.0	
2	2	58.00	110	6,380.0	80	4,640.0	含
3	2	41.75	115	4,801.3	85	3,548.8	含
4	1	32.25	110	3,547.5	80	2,580.0	含
5	2	36.75	110	4,042.5	80	2,940.0	含
6	1	73.25	110	8,057.5	80	5,860.0	含
7	2	52.00	110	5,720.0	80	4,160.0	含
8	2	78.75	110	8,662.5	80	6,300.0	含
9	2	54.25	110	5,967.5	80	4,340.0	含
10	2	45.25	110	4,977.5	80	3,620.0	含
11	1	45.25	110	4,977.5	80	3,620.0	含
12	2	126.54	110	13,919.4	80	10,123.2	
13	1	38.50	110	4,235.0	80	3,080.0	含
14	2	51.00	110	5,610.0	80	4,080.0	含
15	1	36.50	110	4,015.0	80	2,920.0	含
16	1	41.25	115	4,743.8	85	3,506.3	含
17	2	35.50	110	3,905.0	80	2,840.0	含
18	2	49.13	110	5,404.3	80	3,930.4	
19	2	31.90	110	3,509.0	80	2,552.0	含
20	2	54.75	115	6,296.3	85	4,653.8	含
21	1	59.00	115	6,785.0	85	5,015.0	含
22	1	60.50	110	6,655.0	80	4,840.0	含
23	2	68.20	120	8,184.0	90	6,138.0	含
24	2	74.35	110	8,178.5	80	5,948.0	含
25	1	38.25	110	4,207.5	80	3,060.0	含
26	2	102.25	110	11,247.5	80	8,180.0	含
27	2	86.75	110	9,542.5	80	6,940.0	含
28	2	90.24	110	9,926.4	80	7,219.2	含
29	2	126.75	110	13,942.5	80	10,140.0	
30	2	61.25	110	6,737.5	80	4,900.0	含
31	1	39.50	110	4,345.0	80	3,160.0	含
32	1	39.00	110	4,290.0	80	3,120.0	含
33	1	32.75	110	3,602.5	80	2,620.0	含
34	1	56.75	115	6,526.3	85	4,823.8	含
35	1	53.75	110	5,912.5	80	4,300.0	含
36	1	56.25	110	6,187.5	80	4,500.0	含
37	1	39.25	110	4,317.5	80	3,140.0	含

註：甲種と乙種の差異は，基礎工事，屋根材料，木材，仕上げ材料の質の差による。
出所：山田・山崎（1927）に掲載された37枚の医院図面より構成。

ず、また、病院と無床診療所とのあいだで坪単価に違いもみられない（表4）。このことは、当時の個人病院の多くは、建物だけでみれば、住宅と変わらないコストで建設されていたということを意味している。むろん、これらの病院・病床も、近代化の傾向を示していた。[9]だが、総じていえば、戦前の開業医によって開設された私立病院・有床診療所は、病院専用建築として洗練することを放棄する代わりに、「安上がりな入院医療」を供給することを選択したのである。この「安上がりな病院」というビジネスモデルは、医師個人がそれぞれ身の丈にあった病院をもつということであり、それは必然的に小規模病院が分散的に分布するということでもあった。

二〇世紀前半において、「私立病院」の規模は、平均すると拡大していたというより、横ばいか、むしろ小型化しつつあった。一方では、大規模な私立病院も増加しつつあったが、それよりも速い速度で、小規模病院の裾野が形成されつつあったのである。

それに加えて、すでに述べたように、病院に分類されない膨大な数の有床診療所が存在していた。このような安価で小規模な病院は、病院医療が需要の大きな都市部のみならず、より鄙びた地域にも普及するうえで、効果的な病院のあり方でもあった。戦前の私立病院は、都市部に集中するというよりは、町村部にも広く浸透する傾向を有していた。一九二七年時点で、公立一般病院病床の八四・八パーセントが市部に集中していたのに対し、私立病床の四〇・六パーセントは町村部に存在していた。

右の特徴と密接に関連している一般病床の特徴として、これらの病院の大部分は個人病院であり、その収入のあり方は、無床診療所と多くの点で共通していたという点がある。日本では、病院制度の移植初期から、一般病院は入院部門だけでなく大きな外来部門を有してきた。このようなあり方は、二〇世紀以降に大きく展開された私立一般病院にも踏襲された。というのも、開業医にとっては、外来診療を基本として、その上に入院医療を可能な範囲で積み上げる方法が、もっとも容易な個人病院経営の方法だったためである。結果、日本の病院は、プライマリ・ケアとセカンダリ・ケアという二つの機能を包摂することが一般的な施設となった。このような病院の発展は、もっぱらセカンダリ・ケアを担う存在として病院が発達した欧米諸国とは異なる行き方であった。たとえば、日本においては、病院と診療所はプライマリ・ケア、セカンダリ・ケア両面において競合することとなった。それは、病院と診療所のあいだの機能的分離および連携という欧米諸国において一般化した施設間分業を生み出さなかった一方で、患者からみれば、診療所でも病院でもどこでも受診できるという意味で、日本の医療のアクセシビリティの高さの淵源ともなった。

このような日本の一般病床の特徴を、病床の利用という観点からみればどのように解釈できるだろうか。第一に、「安上がりな病院」モデルにおいては、病床の多様な利用の可能性が開かれていたと考えられるということである。『衛生局年報』を分析すると、戦間期における私立一般病院の病床利用率は、公立一般病院や公益法人立一般病院に比べて二〇ポイント以上も低い、三〇パーセント台にとどまっていたことがわかる。私立病院の固定費が相対的に小さければ、その運用は相対的に緩やかでよくなるといえる。また、このような小規模な病院は、高度な分業や資源の集中投入による先端的な入院医療＝セカンダリ・ケアを展開するには、規模のうえで不利であった。

第二に、プライマリ・ケアとセカンダリ・ケアの両機能領域が、ひとつの経営に包摂されることが一般化したことによって、日本の一般病床は、プライマリ・ケアのあり方に影響を受けながら利用される病床となったという意味において、プライマリ・ケアに近しい設備として機能する条件を備えるにいたったということである。このような一般病床のあり方は、外来部門を発達させなかった欧米諸国の一般病院においては一般的ではなかった。第二に、個人病院の一般病床は、一方でプライマリ・ケアに従事する医師個人に付属していたことから、雑多なニーズをもつ患者と医師の二者の関係のなかで入院させることができたということである。

以上を要するに、二〇世紀前半の日本の一般病床は、医学的治療の効果の高まりとそれに対する社会的期待の高まりという、基礎的な条件のもとに大きく発展したという側面をもちつつも、きわめて雑多なニーズに対応する可能性のある、利用法に関して柔軟性の高い医療設備であったと考えることができる。むろん、これらの病院・病床も、近代化の傾向を示していた。だが、私立病院のあり方は、当時の日本の一般病床の大勢が、戦後に欧米において明確に現われる「一般病床の治療化」からは、比較的遠い位置にいたということを意味している。

②戦後日本における一般病床

世界における医学研究・医療技術開発の中心地は、二〇世紀第2四半期にはドイツからアメリカに移っていた。戦間期の業界雑誌を見聞すると、日本においても、しだいに多くの知識がアメリカから流れ込みつつあったことを知ることができる。この知識の流入は戦時期にいちど停滞するが、終戦後、医療関係者たちはその遅れを取り戻すように、アメリカから先端的知識を吸収しようとした。他方、イギリスでは国営医療による医療の社会全層への普及計画が進んでおり、社会保障研究者や行政官僚のあいだでは、イギリスこそが戦後日本を建設するうえでの模範であると見なされていた。

このような状況において、英米の医療システムに倣って医療改革を進めようとする主張が強くなされるようになった。イギリスで確立していた医師を専門医と一般医に分離する資格制度の導入や、英米両国で一般化していた病床を大型の医療機関に集約する試み、アメリカで広く普及していた病院を近隣の医師たちが共同で利用する施設へと転換しようとするオープン・システム病院の導入など、さまざまな可能性が終戦直後から一九五〇年代にかけて模索されたのであった。

なかでも一般病床については、日本で発達していた私的・分散的な分布構造を改めて、英米において実現しているように、より公共的な主体の開設する大規模病院にセカンダリ・ケアの拠点を集約するとともに、その他の医療機関を無床診療所化することが目指された。一九四八年の医療法の制定にさいしては、まず、戦前一〇床以上の病床を有する医療機関として普及していた「病院」の定義を、病床二〇床以上に基準を引き上げ、かつての小規模病院の相当数を含む病床一九床以下の「有床診療所」に対しては、原則として四八時間以上入院患者を収容することを禁止する条項が盛り込まれていた。この法案には、英米的な「病院」を目指そうとする意思がはっきりと表われていたといえる。だが、同時に、このような政策的意図は理想主義的な性格を有してもいた。というのも、当時の病床供給の状況、すなわち日本の入院医療の過半が私立病院によって担われており、しかも、鄙びた地域の多くでは、このような医療機関だけが入院医療を供給していたからである。国や地方政府は、このような病床に代替する医療サービスを素早く供給する手だてをもっておらず、結局のところ、このプランは、医療法においては骨抜きとなった。「病院」の定義自体は病床二〇床以上保有の医療機関へと改正されたが、「有床診療所」が「病院」と競合する医療サービスを供給することに対する制約は設けられなかったのである。以後、日本の病床政策は、小規模入院施設を廃止していく代わりに、これらの小規模医療施設への資本再投下を誘導することによって、近代化することを誘導する方向が選択された。一九五〇年には医療法人制度が創設され、私的医療機関が世代交代を越えて継続することを保障するとともに、利潤が施設・設備などに再投下される流れが形成された。さらに、税制上の優遇措置、医療金融公庫による開業支援、小規模医療機関に有利な診療報酬の構造の形成といった施策が一九五〇年代を中心に実施され、その結果、戦後においても、小規模私立医療機関に有利な医業経営環境が維持されたのである。

そして、この戦前から引き継いだ一般病床構造という遺産は、すぐ後で議論するように、人口の高齢化にさいして決定的な意味をもつことになったのである。

③高齢化と日本の一般病床

近代日本の医療システムにとって、人口高齢化が重要な意味をもつようになったのは一九七〇年代以降であり、その意味では新しい経験であるといえる。高齢者は概して有病率・受療率・入院率が高いため、人口の高齢化が医療サービスに対する需要を増大させる。だが、「社会的入院」といった概念によって問題視されたのは、この必然的な需要を超えて、高齢者の病床利用が拡大したということであった。

通説的な理解によれば、この最大の原因は、一九七〇年代初頭から広がり一九七三年に全国的に実施された老人医療無料化であった。この結果、施設での世話を必要とする高齢者にとって、病床とは、有料老人ホームよりも安価に利用でき、また特別養護老人ホームよりも簡便な手続きで利用でき、さらに当時、老人ホームにまとわりついていた「姥捨て」のスティグマを回避できるという点で、第一の選択肢となった。また、当時、特別養護老人ホームは、その収容人員を拡大しつつあったが、病床に比べればその整備は大幅に遅れており、人口高齢化にともなう高齢者介護の社会化圧力の増大を受けとめることはできなかった。そして、その結果、老人たちによる「医療シフト」が大規模に発生した。

このような理解は、高齢者が一般病床を老人ホーム代わりに利用しようとする需要の拡大の説明としては、正当であるといえる。だが、その一方で、欠けている視点も存在する。それは、日本の一般病床が、なぜ高齢者がそれを一種の介護ベッドとして利用することを許容することができたのか、という供給側の条件についての説明である。もし、日本の一般病床が、全体として「病床の治療化」にその機能を純化しつつあったのであれば、むしろ、高齢者ばかりでなく、その他の慢性期患者を含む病人がこれらの病床から排除されていったはずであり、とすれば、一九七〇年代から一九八〇年代にかけて、一般病床が増加する代わりに介護ベッドの整備が——二〇年ほど前倒しで——進展したかもしれなかったのである。このシナリオは決して空想的なものではない。というのも、たとえば、アメリカにおいて一九六〇年代後半以降進展した事態とは、まさにそれだったからである。そして、アメリカと日本の一般病床に関する条件の違いを生み出したのが、開業医によって開設された中小病院・有床診療所の存在および、そのような存在を中核的構成要素として含む日本の医療供給システムの構造なのである。

この点を明らかにするにさいして、入院患者統計が、年齢別かつ開設主体別に入手できればもっとも望ましいが、戦後におけるもっとも包括的な患者統計である『患者調査』からそれを利用することはできない。そこで、ここでは、『病院報告』から開設者別の平均在院日数を一般病床に関してみてみることにしよう。表5は、一九七〇年代以降、平均在院日数の変動について、開設主体によって大きな差があることを示している。軍病院を先駆とし、戦後もやや特別な役割を担い、また量的に医療法人・個人

表５　一般病床の平均在院日数（開設者別―患者数上位５者）

年	総数	医療法人	個人	厚生省	都道府県	市町村
1955	28	24	23	34	30	29
1965	30	28	26	37	37	33
1970	32	32	27	46	37	30
1975	34	37	33	52	34	31
1980	38	45	39	56	33	31
1985	39	52	51	53	31	29
1990	38	52	52	49	29	27
1999	31	43	48	41	24	21

出所：厚生省『病院報告』各年より作成。

の五分の一程度であった厚生省立病院病床をひとまず除外して考えるとすれば、都道府県立および市町村立病院は、老人医療無料化にもかかわらず、一九七〇年代の一般病床の平均在院日数は横ばいであり、一九八〇年代以降減少に転じていることがわかる。これに対し、医療法人・個人立病院は、一九八〇年代まで一貫して長期化基調にあった。そして、この医療法人・個人立病院の平均在院日数の増大の背後には、病床に流入する高齢者の存在があったのである[10]。

都道府県・市町村立病院における平均在院日数が一九七〇年代においても増大しなかったことは、通説的な「社会的入院」説におけるような、需要側の説明で高齢者の病床利用の拡大を全体として説明できるわけではないということを示している。入院というイベントは、結局のところ医師がそれを認めることによってはじめて発生するため、患者の側が入院したくとも、最終的な決定は医師＝入院サービスの供給者の側にある[11]。したがって、病院および医師が医学的にみて重篤な患者から入院させる方針を採る限り、高齢者の入院は制限されることになる。

では、公立病院が高齢者を積極的に引き受けなかったのに対し、医療法人・個人立病院が高齢者を積極的に引き受けたのはなぜだろうか。それは、医療法人・個人立病院の多くが、「一般病床の治療化」とは異なる位相に位置する論理によって主導されていたからである。

では、その別の論理とは何か。近代日本における病床の歴史から垣間見えるのは、「病人の寝る床」としての病床の論理の存在である。すでにみたように、近代日本医療は、医師によって設立された一般病床が卓越する医療供給システムを営んできた。そこにおいては、供給の中心たる私立一般病床は、地理的にも、規模の面でも分散的に存在し、またそれぞれがプライマリ・ケアとセカンダリ・ケアの両方を供給するという、トータルな医療サービスを指向するという特徴を有してきた。それは、いいかえれば、日本の一般病床が、よりプライマリ・ケアに近い位置に存在し続けてきたということである。プライマリ・ケアとは、歴史的にみれば、高度に専門的な医療領域としてセカンダリ・ケアが確立していく過程で、その領域の残余として医療に残された雑多な機能的意義をもつ領域であり、病人が必要とする、治療以外の多くのニーズへの対応がこの領域に詰め込まれている。日本の私立一般病床が、このプライマリ・ケアに近い位置に存在してきたことは、病人が必要とする治療以外のニーズに応えることを指向する病床、すなわち「病人の寝る床」であることを、治療機能に純化することに優越する論理として受け入れてきたことを意味しているのである。

むろん、医療法人・個人立病院を経営する立場に立つ者にとっては、多様なニーズに応える病床を運用することは、多分に営利的な動機にもとづいた決定であった。だが、その前提として、老人を受け入れることによって利益が上がるような診療報酬・薬価の構造の存在があったことを、見落としてはならない。そして、さらに、そのような診療報酬・薬価の構造が形成されるためには、開業医によって設置されてきた病院・診療所が、必要な存在として社会に根づいていたという事実がなければならないのである。つまり、個々の医療機関や医師の動機を越え、その動機のあり方を規律する医療システムが歴史的に機能してきたのであり、日本においては、医療システムが、一般病床に「病人の寝る床」であることを維持することができるような条件を与え続けてきたのである。

四　遺産としての「病人の寝る床」

近代日本がどのような病床を発展させ、どのような遺産を私たちに遺したのかについて、本章の限りで一応の結論に向かいたい。まず確認できることは、日本が、二〇世紀初頭以来「病院の世紀」を他の欧米先進国とともに共有したということである。それは、部分的には、二〇世紀を通じて生じた長期的な病床の一般病床化の傾向として表われ、また部分的には、戦後において、一般病床のうち、大規模病院など先端的な病院における一般病床の治療化として表われた。

だが、その一方で、日本の一般病床は、病床の元来の性質である「病人の寝る床」、すなわち多様なニーズに応える病床としての性質を失わなかった。その背景には、開業医個人が一般病床を設置するという、二〇世紀を通じてみられた日本の医療システムにおける病床発展の形式が存在していた。OECD諸国との比較において、日本の平均在院日数・病床数の統計が一九七〇年代以降、特異な動きを示しているように見えるのは、かなりの程度、一般病床が歩んできた歴史の違いにもとづいている。

日本においては、一般病床は、概して柔軟に運用される病床として存在してきた。これに対し、他のOECD主要国では、二〇世紀を通じて異なるベッドの伝統が形成されていた。それは、病院以外の施設において病人を取り扱う伝統である。すなわち、回復期にある病人のための長期病床や、病気がちな高齢者を収容するナーシング・ホームベッドが、病床の歴史と深く関わりながらも別の発展の系譜を形成してきたのである。この違いは、治療やその他の病人のニーズに対応する形式上の差異をもたらすことになった。すなわち、日本では、病人も老人もいわば一緒くたに一般病床に収容されたのに対し、他のOECD主要国では、一般病床それ自体は、治療機能に特化した設備を指向した一方で、治療以外のニーズを必要とする病人については、他のタイプのベッドへとアウトソースされる傾向をもったのである。前掲の図2、図3にみられる日本と諸外国との差異は、病床の歴史の差異を反映したものなのである。

結局のところ、今日の病床政策とは、日本の「病床」を、欧米諸国におけるそれに内容として接近させようとする実験であるといってよい。もし、欧米諸国の医療システムが進んでいる方向がわれわれにとって模範であるとすれば、現在の政策は、結果として正しい方向を向いているといえよう。だが、欧米諸国は模範ではないかもしれない。

世界保健機関（WHO）が二〇〇〇年に医療システムの国際比較において、日本の医療システムをもっとも効率的な制度のひとつとして位置づけて以降、日本の医療システムがかつていわれてきたような不合理なシステムではないということは、しだいに広く認識されるようになってきている。日本の一般病床にみられる特徴は、開業医を医業資本蓄積の中核的存在として発展してきた日本の医療システムの全体的構造と不可分な要素のひとつであり、システムの他の要素に影響を与えずに、病床のあり方だけを変えることができる保証はまったくない。たとえば、いわゆる「フリーアクセス」として知られる日本の医療のアクセシビリティの高さは、開業医による分散的な医業資本形成の構造のなかから生み出されてきた。また、日本の医療システムは、その利便性の高さにもかかわらず、イギリスとならんで、GDP比で主要先進国中、最低水準の医療費によって運用されている。日本の医療システムを欧米的なものへと作り替えるとすれば、このような日本の医療システムのパフォーマンスは失われることになるかもしれない。日本の医療システムは、国際的にも高いパフォーマンスを示しているシステムのひとつであり、かつ、そのシステムは、他の欧米諸国とは歴史的な発展の形式が異なってもいる。この二つの意味において、日本の医療政策は、他の諸国に追随すれば良い位置につけているのではなく、まさに誰も経験したことのないフロンティアに直面しているのである。

このフロンティアに直面するにさいして、私たちは、病人を単に治療の対象としてではなく、多様なニーズを抱えた存在として捉えなおす必要性が表面化しつつある今日的状況の意味するところを、深く認識する必要があるだろう。端的にいえば、今日、一般病床をめぐって生じている問題は、より高い治療効果を求めて高度化する医療と、病人が本来多様なニーズを要求する存在であるという、二つの論理のあいだに生じているコンフリクトに由来している。そして、このコンフリクトが意味していることは、二〇世紀を通じて病床を発展させてきた主要な動力としての治療機能が、今日、病床＝「病人の寝る床」のあり方を規律する力を失ってきているということである。医療にとって二〇世紀が、病院の世紀であったとは、治療の合理性が病院のあり方を規律する力をもった世紀であったということであり、そのためにこのコンフリクトは、病床が「病人の寝る床」であることを覆い隠すかたちで回避ないし無視されてきたのである。だが、このコンフリクトは、二一世紀に住む私たちにとっては眼前にあるものとなりつつある。医療を規律する主要な力は、もはや医療に内在する医学や医療技術だけではない。むしろ、医療は、病人を取り扱う多様な技術やシステムとの関係のなかで、その意味内容や位置づけを与えられる存在となりつつある。日本においては、急速な人口高齢化によって、このコンフリクトが急速に、また深刻なかたちで表出してきているが、問題自体は日本に固有なものではなく、少なくとも先進諸国に共通するものである。

このコンフリクトを解決ないし緩和する方法は、おそらくひとつではないであろう。そして、私たちは、いくつもの選択肢を構想することができるかもしれない。だが、そこで注意すべきは、それぞれの医療システムが今日に引き継いできた遺産が同じではないということである。たとえば、高齢者のように、往々にして、老人であると同時に病人でもあるような両義的存在をトータルとして処遇するシステムは、必ずしも、欧米諸国において施行されているような機能特化した制度の機能分業によって達成されるべきであるとは限らない。場合によっては、総合的な施設をフレキシブルに活用できるほうが効率的であるということは、ありうることである。その点からいえば、今日の病床政策のスローガンともなっている「社会的入院」は、両義的存在たる老人＝病人に対して、欧米諸国において、老人用施設と病人用施設にそれぞれ機能特化したシステムによって対応することを是とする価値観にもとづく概念であり、この概念によって医療を理解しようとするとき、おのずと自明でないひとつの立場に立つことになるのである。いずれにせよ、欧米諸国にみられるこの機能特化したシステムは、必ずしも合理的に設計された結果としてできあがったのではなく、欧米諸国における「病床」の歴史の延長線上に形成されたものであるということは、理解される必要がある。そして、同じことが日本についてもいえる。

註記

(1) ただし、内務省の所管ではない病院、すなわち、官立医学校附属病院、逓信病院、国鉄病院、陸軍省・海軍省所管の軍病院などについては、本統計から漏れている。とりわけ官立医学校附属病院については、それが立地する地域では、地域医療に対しても大きな意義をもっていたので、この点を考慮して分析がなされるべきだが、本章の議論の大筋に影響がないことから割愛した。また、陸海軍病院については、戦後国立病院・療養所へと転換され、公的医療の拡大の一翼を担う存在となったが、これも、本章の議論の大筋に影響しないことから、同様に割愛した。

(2) この「私立病院」というカテゴリーは、私立病院の総体ではない。これは、『衛生局年報』の病院統計掲載が始まった初期に、病院が「公立病院」と「私立病院」という二つのカテゴリーにまとめられていたことの名残であるといえる。後年、特殊な目的をもった公私病院・病床を分離的に独立させた結果、残余カテゴリーとして「公立病院」と「私立病院」が残ったのである。

(3) 本章では、議論を単純化するために本文では割愛したが、篤志病院のなかには一九世紀初頭以降、教育病院(teaching hospital)として、教育上の価値から多数の住み込みの医師を抱える病院が現われるようになった。この病院種は、明治前期に日本で繁茂した医学校兼病院モデルと存立基盤の点で共通する部分があったといえる。このほか「専門病院」(special hospitals)や「コテージ・ホスピタル」(cottage hospitals)といった病院群も、一九世紀末ごろには一定数みられるようになっていた。詳しくは、Abel-Smith (1964) を参照されたい。

(4) この点については、猪飼(二〇〇一)参照。

(5) 「各種の患者にして苟も疾病を其根源より絶ちて健康を保持し天寿を全ふせんとせば、先つ東京に足を踏み入るの必要あり」(『最近調査東京医療案内』一九一〇：一)。

(6) 実際には、各国のあいだで「病床」の定義が異なっていることから、この図を鵜呑みにすることはできない。日本のように全病院の病床数を計上している場合もあれば、イギリスやドイツのように「長期病床」が除外されている場合もあり、アメリカのように、入手できる病床統計が全体として、もっぱら急性期医療に対応する病床に限られている場合もある。長期療養型の病床が含まれる比率が高ければ平均在院日数は長くなる。また、精神病床が含まれれば平均在院日数は長くなる。

（7）一九二〇年代ごろから徐々に増加しつつあった公益法人立病院（私立病院に参入）を除外しても、一九二八年から一九四〇年のあいだを通じて、七三〜七六パーセントの病床が主に開業医によって供給されていた。

（8）筆者はこの一般病床蓄積の形式を、医師・患者・施設を包括する一般的な原理「所有原理」として規定している。この点については、猪飼（二〇〇五）を参照されたい。

（9）たとえば、戦後の調査になるが、一九四九年の時点で三六六四台存在したX線装置のうち、一五五三台が私立病院によって保有されるにいたっていたことは、私立病院においても、二〇世紀前半の期間に着実に医学・医療技術上の底上げがあったことを示している。

（10）一九八三年に制定された老人保健法において、六五歳以上の高齢者で入院患者の六割以上が占められている病院は「老人病院」と規定された。それにともなって採られた統計によれば、「老人病院」のほとんど（施設：六一七／六五七、病床：七万二四〇七／七万五八七九）が開業医に由来する医療法人立病院と個人病院であった（『医療施設調査』一九八四年版）。

（11）このことは、高齢者の一般的な受療率が老人医療無料化によってただちに、上方に大幅にシフトしたのに対し、高齢者の入院率がよりなだらかに上昇したことも説明してくれるであろう。

第3章　明治期日本における看護婦の誕生

内務省令「看護婦規則」前史

山下　麻衣

一　何をもって「看護婦」か——多様な定義

一八八五年、有志共立東京病院看護婦教育所（二年課程）において、はじめて看護婦[1]の養成がおこなわれた。ここでいう養成とは、しかるべき医療施設で実習がおこなわれ、かつ、学生が看護に関する理論を修得することを意味する。

以降、看護婦資格は幾多の変遷を経て、現在の「看護師」と「准看護師」となった。「看護師」になるためには、高等学校を卒業した学生が、養成機関（大学、短期大学、養成所、高校専攻科）に入学し、三年間以上の専門教育を受けて、国家試験に合格する必要がある。「准看護師」になるためには、中学校を卒業した学生が、養成機関（准看護師学校養成所、高校衛生看護科）に入学し、二年間（高校衛生看護科の場合、三年間）の専門教育を受けて、知事試験に合格する必要がある。このような二つの看護婦資格が誕生したのは、一九五一年に公布された改正保健婦助産婦看護婦法以降であった。

では、看護婦・准看護婦成立以前、看護婦資格はどう規定されていたのであろうか。看護史研究においては、以下のような年代区分がなされる。平尾は、看護婦資格に関する全国統一の規則がなかった一八八五年から一九一五年、「看護婦規則」成立から「保健婦助産婦看護婦法」成立までの一九一五年から一九四七年、「保健婦助産婦看護婦法」が成立した一九四八年以降の三期に区分している（平尾　二〇〇〇a：三五）。滝下らは、日本の看護制度の転換点について、第一期は東京府令「看護婦規則」以前の一八六八年から一八九九年、第二期は東京府令「看護婦規則」から内務省令「看護婦規則」までの一九〇〇年から一九一四年、第三期は内務省令「看護婦規則」から「国民医療法」までの一九一五年から一九四一年、第四期は「国民医療法」から終戦までの一九四二年から一九四五年としている（滝下ほか著　二〇〇三：九七～八）。

前記の区分を総合すると、第一に、明治期に、各養成機関独自の基準で看護婦資格が規定され、第二に、明治期後期に、各府県行政機関がそれぞれ看護婦資格を設定しはじめ、第三に、大正前期に、内務省が全国統一の看護婦資格を規定したという流れになろう。

この流れをふまえて、本章においては、内務省令「看護婦規則」成立以前、すなわち一九一五年以前において、看護婦資格がいかに付与されたのかを分析する。第一に、各養成機関がどのような基準で看護婦資格を定義したのか、第二に、明治期において各養成機関がなぜ看護婦を養成しなければならなかったのか、第三に、明治期後半から大正期前半になぜ看護婦資格が規定されるにいたったのか、以上三点について考察する。なお、第一および第二の論点については、福井県および福島県を取り上げる。二県を設定した理由は、看護婦養成に関する史料が比較的豊富だったからである。

二　福井県の看護婦養成

⑴大日本私立衛生会による看護婦養成

明治期における看護婦養成には以下のような流れがある。第一に、明治一〇年代後半、アメリカの女性プロテスタント宣教師たちが看護婦養成を開始した。第二に、明治二〇年代に、日本赤十字社および私立病院が看護婦養成を開始した。第三に、明治三〇年代に、大日本私立衛生会が看護婦養成を開始し、さらには、地方の行政機関が速成看護婦の養成を開始した（平尾　二〇〇〇a：三五～四一）。このような全国的な流れをふまえて、福井県および福島県における看護婦養成をみていこう。

表1は、福井県の戦前における看護婦養成所の概要である。同表から、第一に、福井県における明治期の看護婦養成所の主な設立主体は大日本私立衛生会および医師会であったこと、第二に、看護婦養成所は大正期以降、多く設立され、設立主体に私立病院が加わったこと、以上が確認可能である。

福井県では大日本私立衛生会がはじめて看護婦を養成したが、同時期において、大日本私立衛生会による看護婦養成は全国でなされていたのであろうか。

明治三〇年代（一八九七年～）における大日本私立衛生会の看護婦養成については、遠藤に詳しい（遠藤　一九八八a：一〇六～八）。同会は、赤痢の流行に対処する目的で看護婦養成をはじめた。ちなみに戦前における赤痢の流行については、馬場の詳細な研究がある（Baba 2006: 493–516）。同研究によ

養成所の概要（福井県）

修業年限	備　　考
1年	
1年	
1年	1925年日赤福井支部へ委託。
1年	1914～1920年，産婆養成のみ。1941年，修業年限2年に。
1年	
2年	済世学社が福井市医師会に寄嘱。
2年	
1年	1943年，修業年限2年に。
2年	
2年	1951年，林病院と統合，武生市医師会准看護学院。
3年	
2年	
1年	1937年，修業年限2年に。
2年	
2年	1945年，日本医療団附属養成所に。
2年	戦後は准看護学院に。
2年	福井県指定准看護学院となる。
2年	5回生のみ修業年限1年。戦後は准看護学院に。
3カ月	
2年	地震により閉鎖。
2年	
—	1950年，県に移管。

ると、近代日本においては二つの赤痢流行の大きな波があり、そのうちのひとつが一八九〇年代（明治二三～三二年）であった。したがって、赤痢の大流行と大日本私立衛生会の看護婦養成の開始は、時期が重なっているため、相関関係がありそうである。このような大流行に加えて、赤痢がもつ伝染病としての特性が看護婦養成を促進したともいえる。すなわち、赤痢は、回復する場合であっても、長期の入院およびケアを要する伝染病であった。したがって、赤痢の流行が看護婦需要を拡大させたともいえよう。

つぎに、大日本私立衛生会の看護婦養成方法はいかなるものであ

表1　第二次世界大戦前における看護婦

養成所名	創立	閉鎖	継続年数
大日本私立衛生会今立支部附属産婆看護婦養成所	1899	1920	21
社団法人済世学社附属産婆看護婦養成所	1900	1916	16
大日本私立衛生会南条支部附属産婆看護婦養成所	1901	1925	24
福井県産婆看護婦養成所	1904	1927	23
大野郡医師会産婆看護婦養成所	1914	1945	31
大日本私立衛生会坂井郡支部産婆看護婦養成所	1916	1923	7
福井市医師会附属産婆看護婦養成所	1917	1951	34
今立郡医師会今立衛生会産婆看護婦養成所	1921	1925	4
町立三国病院附属産婆看護婦養成所	1923	1943	20
今立郡医師会附属産婆看護婦養成所	1925	1930	5
南条郡医師会附属産婆看護婦養成所	1925	1950	25
日本赤十字社福井支部病院救護員養成部	1925	1951	26
日本赤十字社福井支部病院産婆看護婦講習所	1925	1940	15
敦賀病院附属看護婦養成所	1926	1952	26
林病院附属産婆看護婦養成所	1926	1950	24
冨田病院附属産婆看護婦養成所	1927	1944	17
小浜病院附属産婆看護婦養成所	1929	1953	24
今立郡医師会附属産婆看護婦養成所	1931	1951	20
国立傷痍軍人福井療養所附属看護婦養成所	1938	1952	14
日本赤十字社福井支部臨時救護看護婦講習所	1939	1946	7
県立北潟臨湖園附属看護婦養成所	1940	1948	8
日本赤十字社福井支部乙種看護婦養成所	1941	1949	8
日本医療団福井県中央病院附属看護婦養成所	1945	1950	5

註：表中の「—」は不明を意味する。
出所：社団法人福井県保健婦助産婦看護婦協会（1980）より筆者作成。

ったのだろうか。明治三〇年代前半における大日本私立衛生会支会のうち、兵庫県、群馬県、山梨県、茨城県、福井県、鹿児島県、静岡県、熊本県の計八県が看護婦養成をおこなった。養成期間は一カ月から一年であり、対象年齢は一五歳前後から五〇歳前後であった。学生は貸費生と自費生に分かれていた。貸費生は三年間県内に従事し、支会の派出看護婦になり、隔離病舎の看護婦として働く義務が課せられていた。自費生は、山梨県では三年間、茨城県では二年間、静岡県では一年間の義務年限があった。このように看護婦養成所に入学する際に、人員を確保するための工夫がなされていたのである

（遠藤　一九八八a：一〇七）。

⑵今立郡医師会附属産婆看護婦養成所

まずは、明治期福井県の伝染病流行を概観してみよう。第一に、コレラは、一八七七年、一八七九年、一八八二年、一八八六年、一八九五年に大流行した（福井県警察史編さん委員会　一九八七：九四四〜五八）。そして、一九〇二年を最後に、大流行の記録はみられない（同前：九四四〜五八）。第二に、赤痢は、一八九四年から一八九五年にかけて大流行し、総患者数は一一〇〇名以上、死亡者は四〇〇余名であった（福井県医師会　一九八四：六二）。その後、一九〇三年においては、南条・今立・敦賀・大野の各郡で流行した。とくに南条郡と今立郡の患者数は一〇〇名を超えた（同前：八二）。以降、一九〇四年から一九〇五年にかけて今立・大野両郡で引き続き流行し、一九〇六年には坂井郡・大野郡が続いた（同前：八二〜九一）。このように明治三〇年代の福井県は、コレラ・赤痢を中心とした伝染病流行の記録がみられる。

これをふまえて、今立郡産婆看護婦養成所の設立にいたる経緯をみてみる。今立郡における看護婦の養成は、一八九一年に今立郡医師組合によって設立された今立郡産婆講習所で始まった。同講習所は講習生から授業料は取らず、地方税から手当てが支給されていた。修業年限は六カ月、講習は月五回、講習生は五名であった。しかしながら、理由は定かではないが、同講習所はすぐに廃止された。続いて一八九九年に設立されたのが、今立郡産婆看護婦講習所であった。同講習所の設立理由は以下のとおりである。

沿革　抑々本産婆看護婦養成所は明治三三年当時赤痢病大流行なし之が看護するに直接の看護事務に従事する看護婦払底せるに鑑み看護婦養成所を設立し専ら看護婦養成従事したるものにして当時産婆は従来開業の者のみ新教育を受けたる者少し依って之に新知識を授ける産婆養成所を開設したるものなり、即ち明治三三年四月今立衛生支会の事業として産婆看護婦養成所を開設し其后大正十一年迄県費委託を受け専ら之を継続し尚大正十二年迄郡費補助を受け其后自大正一二年至る大正一四年二カ年間今立郡医師会と今立衛生支会と合同開設することになり転して大正一四年四月より郡医師会単独事業として経営せるものにして其の間養成せしもの産婆六十名看護婦百五十名を算す之等は専ら従事しつつあり。昭和四年十月に至り郡医師会事業として講師を増員し入学生徒の程度を高等小学校卒業程度に改め着々養成所の内外の設備を充貫せしめり（今立郡医学史編纂委員会一九六七：七〇）

右の沿革を読むと、今立郡産婆看護婦講習所の当初の設立理由は、赤痢の大流行による看護婦増員の必要性によるものであったことがわかる。同講習所で看護教育を担当したのは、大日本私立衛生会所属の医師であった。また、「講習所」といっても、実際は病院や小学校の一室を借りた小規模なものであった。生徒は主に開業医のもとで勤務する見習い看護婦であり、修業年限は一年であった。

このような大日本私立衛生会の看護婦養成事業を重要視した今立郡は、一九一六年、一〇〇円の補助をおこなうことに決めた。

第二八九三号の一

大日本私立衛生会今立支会

其会大正五年度事業　産婆看護婦養成所費中へ金壱百円　育児、通俗講話会費中へ金四拾円及衛生講話会費中へ金弐拾円左記条件により補助す。

大正五年四月一日

福井県今立郡長　原田維織

補助条件

一、産婆及看護婦五名以上養成すべし

二、郡内各所に育児通俗講話会を開催すべし

三、郡内各所に衛生講話会を開催すべし

四、前各項の事業を施行せず又は短縮し若しくは経費予算より減額したるときは補助金を減額し若くは之を下付せさることあるべし

五、補助金は九月及三月に於て各半額を請求すべし

六、当該年度予算決議書及精算書は決議又は認定の都度提出し、事業施行後は速に其の成績を詳細報告すべし

七、官吏をして事業施行の状況及会計を検査せしむることあるべし

（今立郡医学史編集委員会編　一九六七：一〇七）

このように、今立郡は、衛生政策のひとつとして、大日本私立衛生会の看護婦養成事業を位置づけていた。また、同郡は、補助金と連動させ、大日本私立衛生会今立支部が、積極的に看護婦・産婆養成に努めるよう促したのであった。

そして、一九一九年、ヨーロッパに留学経験のある河合鷹が今立郡医師会会長に就任した。河合氏は、育児相談所設置と看護婦養成に尽力し、一九二一年、医師会総会において新産婆看護婦養成所設置の決議をとった。このように地域医療の主たる担い手であった医師が看護婦職業をどう捉えているかが、看護婦養成時期・方法に大きく影響したといえよう。

今立郡医師会附属産婆看護婦養成所規定
一、本所は本会の副事業とす。
二、生徒は当分主として医院在勤の見習い看護婦を募集し、他に希望者を公募す。
三、講師は会長会員中より交番に嘱託し任期一年とし義務的無報酬とす。
四、場所　西部東部
五、授業　毎週各四時間、夜間を利用することもあるべし
六、修業期、二ヵ年
七、生徒用書籍筆墨は其自弁とし講師用のものは本会に於いて準備す。
八、本所経費、一ヵ年金一〇〇円（一箇所金五〇円）を寄付する

（今立郡医学史編集委員会編　一九六七：六八）

同養成所は、一九二五年に医師会単独経営となり、一九三一年に指定養成所となった。同年に第一回生が十数名入学したが、そのうち卒業したのは六名であった。六名の勤務先は、斎藤病院、黒田医院、久保田眼科医院、品川医院、自宅、今野医院となっており、大半は開業医であった（社団法人福井県保健婦助産婦看護婦協会　一九八〇：一〇五）。第二次世界大戦後、同養成所は、今立准看護婦養成所に受け継がれた。この事実は単に養成主体や名称が変わったことにとどまらない。明治期に始まった伝染病患者看護を目的とする比較的短期の看護婦養成の方法、さらには、開業医を主とする卒業直後の就職先、以上の特徴が、第二次世界大戦後、准看護婦の養成に受け継がれたことを示唆している。

⑶社団法人済世学社附属産婆看護婦養成所

済世学社の前身は「済世館」であり、一八〇四年以来、福井藩の医師養成機関であったが、一八七一年に廃止となった。一八八〇年の「済世会」を経て、一八九九年に社団法人「済世学社」となり、新事業として産婆看護婦養成所を開始した。生徒は、主に福井市内の開業医のもとで働く見習い看護婦で、県の委託生が若干名加わった。定員は不明であるが、平均養成人員は産婆科一三名、看護婦科二五名であり、修業年限は看護婦科、産婆科ともに一年であった（社団法人福井県保健婦助産婦看護婦協会　一九八〇：六七）。

また、済世学社は派出看護婦会を経営していた。一九〇四年当時、派出に応じることのできる看護婦は一〇名いたとある。時代はやや下るが、一九一六年の同校卒業生は、養成所の学生と派出看護婦会とのかかわりについて以下のように回想している。同社で養成されていた看護婦は、派出看護婦として活躍する者が多かったようである。

大正八年、済世学社の看護婦派出会に就職し、結婚するまでの六年間派出看護をした。済世学社の卒業生は、社の派出看護婦に全員登録した。派出看護婦には規則があり、それには八時間の休憩、看護婦の寝具、看護の内容など決めてあった。当時の派出看護婦は、患家や医師から指名をうけるが、または派出会会長の指示により患家先に赴く。トランクに身の廻り品をつめ、主治医に立ち寄り患者の状態をきき大よその事を把握して患家へ向かう。指定された病室にゆき、まず白衣に着替え、患者に対座し挨拶をする。その後、体温を測り病室を整え患者の着替えをし、食事を与える。そして医師の指示内容を検討して実施にあたった。（社団法人福井県保健婦助産婦看護婦協会 一九八〇：七〇）

(4) 林病院附属産婆看護婦養成所

福井県南条郡に、医師である林一治氏が病院を設立したのは一九一三年である。同病院の設立理由は以下のとおりであった。

大正弐年拾壱月当院設立当時は未だ本県に看護婦養成所の機関なく全部之を県外に求むるが如き有様にて転退者の後任選定等にも困難せして以て夙に之が設立を企画せしも病院経営に多忙を極めし為め遺憾ながら実現するに至らざりき。

目下県下には一、二完備せる看護婦養成所あり看護婦の需給大に豊かなりしと雖も当地方においては未だ全しと言うを得ず、加之社会の進運に供ひ患家より派出看護婦を求むる者年と共に多きに至りして以て当地附近に於て堅実なる病院に産婆看護婦養成所を設置し之が供給を計られむ事を希ふもの多々あり、本院も設立既に拾数年を閲し、病院経営に於ても多少の自信を得たるを以て茲に本県規程に拠る産婆看護婦養成所を設立し持って国民衛生施設の一端を欲する以謂なり。（社団法人福井県保健婦助産婦看護婦協会　一九八〇：七六）

林病院はみずからの病院の看護婦需要を満たすため、看護婦養成を開始した。人員確保のため、他病院と同様に給費生を設けていた。給費生は、授業料、食費、寄宿費すべて病院側の負担であり、月二円の手当てが支給された。その代わりに、卒業後、二年間の義務年限があり、もし何かの理由で中途退学、義務年限を遂行できなければそれまでかかった費用を弁償する必要があった。このように同病院においても、第二次世界大戦後、とくに准看護婦で問題になり続けている「お礼奉公」が存在していたのである。

(5) 小浜病院附属産婆看護婦養成所

小浜病院は一八八三年に設立された県立病院であり、一九二九年から看護婦養成を開始した。では、養成所設立までの六年間、小浜病院は看護婦を雇用していたのだろうか。また、看護婦をどこから需要していたのだろうか。まず、一八九〇年の予算書により、小浜病院の職員構成と人件費をみてみる（表

表2　町村費にみる小浜病院の職員構成・人件費（1890年）

	職　名	給料区分	金　額
俸給	院長	月給	70円
	医員	月給	15円
	医員	月給	11円
	薬剤生	月給	6円
	薬剤生	月給	5円
	幹事	月給	5円
	書記	月給	3円
雑給	種痘医手当	日給	50銭
	給事費	日給	5銭
	子使給	日給	12銭5厘
	看護人給	日給	6銭
	臨時人足賃	日給	5銭

出所：吉田（1983: 52）。

2)。同予算書によれば、当時、「看護人」が一人確認できる。この「看護人」がどのような仕事をしていたのかは不明である。ただし、給料が日給であり、かつその水準が「給事」「臨時人足」と同じであることから、病院内における位置づけは低く、主に雑用を担っていたと推測される。

表3は、一九二七年における小浜病院職員の月給および勤続年数を示している。同表から、第一に、小浜病院に勤務していたのは看護婦六人、見習看護婦八人であり、人数が増加したこと、第二に、看護婦は月給を得ていたという意

表3　小浜病院職員の月給および勤続年数（1927年）

職　名	月給（円）	勤続年数
院長	500	1
副院長	350	1
医員	200	1
医員	165	1
医員	150	2
調剤長	88	4
調剤員	55	4
幹事嘱託	57	4
事務員	42	4
病院助手	70	2
看護婦	35	4
看護婦	35	1
看護婦	25	3
看護婦	21	2
看護婦	21	2
看護婦	21	2
見習看護婦	14	1
見習看護婦	14	1
見習看護婦	14	1
見習看護婦	14	1
見習看護婦	14	1
見習看護婦	14	1
見習看護婦	14	1
見習看護婦	14	1

註：表中の「勤続年数」は，(任用年月日) − (1927年) で算出。
出所：吉田（1983: 52）。

味では、身分は向上したが、同じ勤続年数であっても、事務員や調剤員と比較しても低い給与水準であったことが確認できる。さらに、表4は福井県内の主要病院の職員数および患者数を示したものである。同表から、小浜病院の看護人数は年ごとに異なることがわかる。なお、一九一一（明治四四）年において、小浜病院の看護婦数が急増している。表4から、外来患者数の増加が多少影響していると考えられるが、定かではない。

表4　主要病院看護人および患者数（福井県）

年	病院名	看護人	年間患者数（人）	
			入院	外来
1905	福井	3	615	5,342
	敦賀	1	50	2,096
	小浜	2	165	1,652
	三国	1	52	3,261
	土屋	2	137	2,225
1911	福井	8	908	4,631
	敦賀	2	141	2,201
	小浜	12	305	4,643
	土屋	3	91	2,727
1917	福井	11	683	5,720
	敦賀	3	178	3,885
	小浜	8	239	4,138
	吉井	4	129	2,089
1920	福井	11	786	6,936
	敦賀	3	189	5,585
	小浜	8	160	4,062
	吉井	5	109	1,902

註：表中の「看護人」について，見習い看護婦が含まれているのかどうかは不明である。
出所：原資料は，各年『福井県統計書』。吉田（1983: 81）より。

つぎに、小浜病院の看護婦の出自を探るために、小浜病院に一九〇二年に採用された狭山きぬ氏の履歴をみてみよう（吉田　一九八三：一三七）。同氏の履歴書から、第一に、一六歳で済世学社看護婦養成所に入所していること、第二に、修業期間は一年であること、第三に、郡立小浜病院に二年間、日本赤十字社福井支部に二年間、東京鈴木胃腸病院に五カ月、舞鶴海軍工廠共済会病院に一年間、郡立小浜病院に一二年間勤務していることがわかる。小浜病院史には、狭山氏を雇用して以降、看護婦が充実したとある。その理由については、以下のように考えられよう。看護婦は、養成所時代や前勤務先の縁故関係によって勤務先を決める場合が多い。このような看護婦の職場移動の行動パターンがこの時代にもあてはまると仮定すると、複数の勤務先を経験した狭山氏が、異動のたびに知己の看護婦を増やし、小浜病院に勧誘したと考えられよう。とくに、狭山氏は看護婦養成数の多い日本赤十字社の勤務経験があるため、勧誘人数も多かったことが予想されるのである。

三　福島県の看護婦養成

(1) 日本赤十字社福島支部による看護婦養成

表5は、福島県の戦前における看護婦養成所の概要である。同表から、第一に、福島県における看護婦養成所は、日本赤十字社福島支部が始まりであったこと、第二に、福井県と異なり、一九〇〇年に速成看護婦養成所が複数設立されたこと、以上が確認可能である。

ちなみに日本赤十字社の本社は、一八八九年六月一四日に看護婦養成を開始し、同時に「看護婦養成規則」を制定している。以降、明治二〇年代において日本赤十字社は各支部において看護婦養成をおこなっている。平尾によると、同社支部の看護婦養成の時期は、一八九四年から一八九五年に集中していることがわかる（平尾　二〇〇〇a：三七）。この理由は、日清戦争による看護婦需要の増加により、日本赤十字社本社および支部が多くの速成看護婦を養成したからであった。本社は「速成看護婦教程」をもとに、看護婦の速成教育を開始した。結果、速成看護婦は一八九三年から一八九五年の間に五四六

表5　第二次世界大戦前における看護婦養成所の概要（福島県）

養成所名	創立	修業年限	備　考
日本赤十字社福島支部	1895	2年	20歳以上35歳未満。契約年限は卒業後10年。
若松看病学校	1898	3カ月	
西白河看護婦養成所	1900	3カ月	
相馬郡速成看護婦養成所	1900	3カ月	
信夫郡看護婦養成所	1900	3カ月	
安積郡速成看護婦養成所	1900	3カ月	
三郡共立速成看護婦養成所	1900	3カ月	
三郡共立福島病院看護婦養成所	1900	1年	15歳以上35歳未満。3年間の勤務義務。
私立福島産婆看護婦学校	1902	6カ月	大原病院内に設立。
福島県立産婆看護婦養成所	1905	6カ月	16歳以上。1907年に看護科は6カ月に。1913年廃止。
安積産婆看護婦養成所	1912	1年	15歳以上の女子で高等小学校を卒業した者。
岩瀬郡立病院附属看護婦学校	1913	1年	1953年，公立岩瀬病院附属高等看護学院設立。
私立産婆看護婦学校	1914	—	1951年，福島明星厚生学院と改称。
耶麻産婆看護婦講習所	1914	—	1981年，喜多方准看護高等専修学校と改称。
安積産婆看護婦学校	1917	1年	2002年，財団法人郡山高等看護学院郡山准看護師高等専修学校に改称。
若松産婆看護婦学校	1923	—	2007年現在，会津准看護高等専修学校。
公立福島病院附属看護婦講習所	1927	2年	

註：1)　表中の「—」は不明を意味する。
　　2)　表のうち，確認が必要な箇所については，福島県立図書館地域資料チームに問い合わせた。

出所：日本看護協会福島県支部（1986）より筆者作成。

名誕生した。

さて、日本赤十字社福島支部は、一八九六（明治二九年）七月、三郡共立福島病院に委託し、看護婦養成を開始している。卒業後は本社の養成所で実技の訓練を受けることになっていた。福島県における卒業者数は、八名（明治三〇年）、一〇名（明治三二年）、八名（明治三四年）、九名（明治三六年）、一三名（明治三九年）、計四八名であった（日本看護協会福島支部　一九八六：一四八）。では、これらの看護婦たちは卒業後どのような職場で働いたのだろうか。

> 看護婦卒業試験
>
> 当町赤十字看護婦生卒業試験は来る八月四日より執行するはずにして、終了と共に勧工場なる養成所は閉会する由。該看護婦処分法について今日となりては如何ともいたし方なきを以て一先づ郷里に帰復せしむる事を決定せし由なるが、その内の磯部は福島三郡共立病院の看護婦となし、その他は本部又は仙台予備病院よりの依頼ある毎に採用してその職に就かしむる他なかるべしという
>
> （『福島民報』明治二八年七月三一日）（大原病院史編纂委員会　一九七三：七二八）

右の記述から、日本赤十字社福島支部で養成された看護婦は、三郡共立福島病院、日本赤十字社本社、仙台予備病院に勤務したことがわかる。また、日本赤十字社福島支部の入学試験の概況は以下のとおりであった。

大日本赤十字社福島支部にては去六日より福島、若松、平の三ヶ所に於いて馬場主事出張救護看護婦生徒志願者九一名に対し採用試験を施行せし。結果、体格、学科、身上調査とも完全に合格せしもの三一名を出たせり而して本年は一五名採用の豫定なりしも支部事業の趨勢と救護班の現状とを顧みとくに二〇名採用するに決せりと〔……〕体格検査にて不合格となりし者三三名学科試験に落第せし者二二名、体格・学科共に及第せしも身上検査の結果不合格となりし者五名あり〔……〕業後は毎年拾弐圓の扶持がつき成績良好にて看護人長に選抜さるれば一八圓に増加され戦役に際せば軍人の待遇を享けて戦地兵站病院等へ派遣され役訖るの後は夫々叙勲賜金等の恩典に浴せしめらる等の光誉あり右等賞與等の慾深きことは暫く措き兎も角世界人道の為悲惨なる犠牲者の救護に貢献するを得るは実に高尚なる任務なるを以て近時他府県にては中学を卒へし富豪良家の子弟等に至るまで相競ふて生徒に志願するの美風を生じ現に此程より東京赤十字病院に於て養成されつつある全国支部より入学の看護人長候補生中には地方に於いて公職を帯び相當の地位を占め居る向も少からざる由なれば世の志ある人士は此場合奮って志願さたきものなりと當事者は語れり（『福島民友新聞』大正二年三月二〇日）（大原病院史編纂委員会　一九七三：一六一）

右の史料によると、養成所の受験倍率は約三倍となっており、日本赤十字社支部養成所の入学希望者は多かったことがわかる。この事実は、同支部が、より優秀な学生の選別が可能であったことを意味する。また、同支部が、質の高さに裏づけられた待遇の良さおよび名誉を強調し、学生を勧誘している点が興味深い。

(2) 速成看護婦の養成

つぎに、福島県における伝染病流行の特徴はいかなるものであったのだろうか。一八九九年から一九一〇年における福島県下の伝染病患者数および死亡者数をみてみると、赤痢・腸チフス・ジフテリアの流行が顕著であり、明治三〇年代の赤痢患者の数は際立っていた（福島県警察史編さん委員会 一九八〇：一二八〇）。このような状況に対して、『福島民報』は、県財政および予防の観点から以下のような記事を載せている。

赤痢病と損害高

本県下に於ける昨年の赤痢患者数は千六百三十六人にして内死亡三百十六人なりしが右に要したる費額は県税一万二千五百円余町村費三万八千四百円余なり又此流行に付て直接間接はず生産力を減殺したる高は凡そ六万七千九百円にて之を患者一人に割当れば実に九十円余なりとは驚くべき費額と云ふべし是れ全く無益の消費にして其損害甚だ少なしとせざるのみならず悉く我々県民の負担に属するものなれば各自衛生上に付出来得る限り注意をなし斯る損害を被むらざる様力めざるべからず（『福島民報』明治三二年六月二一日）（大原病院史編纂委員会 一九七三：七八六）

本県は赤痢病の中心点　内務省の予想にては本年の赤痢病流行は福島県が中心点とならんと云ひ居る由なるか甚た以って有難からぬ予想と云ふへしさて本県にて昨年同病の初発は七月下旬なりしに本年すでに本月初旬より発生し最早四十五、六名の患者を見るに至り昨年に比して其の発生殆ど二ヶ月も早きより右の如く予想せしものならんが実際其患者は八郡に跨がり追々蔓延の兆なしとも限らねば其の筋に於いても専ら予防法に怠らさるへく又各自に於ても大に警戒を加へさるへからず殊に未た能く其の病ひの恐るへきを知らさる町村に在ては監督庁の指揮命令にのみ待たず自ら進んで予防法に尽力し病毒をして一歩も侵入すると能はさる様為すこと肝要と知るへし（『福島民報』明治三二年六月二一日）（同前　一九七三：七八六）

このように、赤痢の大流行は、県財政と関連して論じられていた。そして、以下で述べる速成看護婦の養成は、まさに、赤痢の大流行を予防するための一手段と考えられていたのである。表5で確認したように、福島県においては、一八九八（明治三一）年五月に若松看病学校、一九〇〇（明治三三）年三月に西白河看護婦養成所、相馬郡速成看護婦養成所、信夫郡看護婦養成所、安積郡速成看護婦養成所、三郡共立速成看護婦養成所と、明治三〇年代に続々と速成看護婦養成所が設立された。そのうち、西白河看護婦養成所、信夫郡看護婦養成所、安積郡速成看護婦養成所については、以下のような史料がある。

西白河看護婦卒業式
私立西白河看護婦養成所は有志の寄附金と郡の補助費を以って郡給費生と自費通学生とを養成する目的にて三月一五日より開所したるものの〔……〕卒業生は、〔……〕〔以上給費生一二名、自費生七名〕の一九名なり〔……〕同所は既に一期の卒業生を出せしを以て普通病者若しくは伝染病者の為めに派遣すべき看護婦規則を定め更に二期生の養成に着手する由（『福島民報』明治三三年六月

二六日）（大原病院史編纂委員会　一九七三：七八七）

右の史料によると、養成された速成看護婦は、養成所独自の規則にもとづいて派出看護婦となり、伝染病患者だけでなく、普通病患者も看護した。

卒業後の看護婦
信夫郡役所にて養成中なる速成看護婦は不日卒業することとなるが僅々三ヶ月に充たざる短期間に於ける講習に過ぎざることなれば啻此儘に放抛し去って省さるときは所謂効を一簣の感を欠くの感無きにあらざるべしとて講師其他の人々協議の上一先づ同窓会を設けて其の聯路を通ぜしめ且つ一回必ず臨時講習会を開きて温故知新の用に供せしむべきは勿論後大原、田原、南、三講師の医院内に一二週づつ更代にて実修に就かしめ其成るに及んで他の聘に応ぜしむこととせんとの事に決したりと云ふ（『福島民報』明治三三年七月一九日）（大原病院史編纂委員会　一九七三：七八九）

右の史料によると、第一に、三カ月という養成期間の短さが問題になっていること、第二に、対策として講習会開催を決定している。

安積郡看護婦の現況
県下各郡に於いて養成したる速成看護婦が修業後実際に事に堪ゆるや否やとは一般人の疑念を抱き

居る所なるが安積郡に於ける看護婦は其講習中の好評と等しく実務に於いても大に好評に博し居れり今実務に服し居る者と其町村名を挙ぐれば郡山町避病院（発疹窒扶斯一五名）〇〇〇〇、〇〇〇、〇〇〇〇、同町大山某方〇〇〇〇、山野井村避病院（赤痢一〇名〇〇〇〇〇、〇〇〇〇、〇〇〇〇、月形村同（同三名）〇〇〇〇、〇〇〇〇、〇〇〇〇（同）〇〇〇〇、〇〇〇〇、穂積村同一名〇〇〇〇、田村郡小泉村〇〇〇〇、〇〇〇〇、同郡山村〇〇〇〇等にて、日当は一等一円、二等八〇銭、三等七〇銭外に食費として一日金廿一銭を給しつつあり。而して其の成績は昨年中東京より聘したる者に比し少しも遜色なし（『福島民報』明治三三年八月二六日）（大原病院史編纂委員会　一九七三：七九〇）

右の史料によると、第一に、信夫郡に同じく、地域住民が速成看護婦の技量面を問題視していたこと、第二に、問題にはされたものの、結果的には、速成看護婦が活躍し、好評であったことがわかる。

このように伝染病に対処するために、短期間で養成された速成看護婦であったが、看護を受ける側、すなわち患者を含めた地域住民が、彼女らを無条件で受け入れていたわけではなかったことがわかる。たとえば、信夫郡のように、速成看護婦が実務についた後も講習を実施していた郡もあった。

しかしながら、一方で、速成看護婦の技量が病院看護婦に比べて劣っており、その俸給は「法外」であると主張する以下のような記事もあった。

看護婦俸給の偏頗

伝染病の予防若くは同患者の救護に応ずべく養成したる県下各郡の速成看護婦なるものの成績が頗る不完全なものとは吾人が屢屢論議したることあるのみならず当局者中にも認めて以て吾人の所思と同一の感を有すとなせるの人少なからず同看護婦は兎に角看護学の第一ページに入りしに過ぎざるものなりてふことは何人と雖も之を否定するのに理由を発見し能はざる所なるべし。

然るに怪しむ各郡に於いて是を雇聘する俸給なるものを見るに実に驚くべき高額を以ってし労働者中の第一位に置く。

現に安積郡の如きは一等一円より三等七〇銭の外一日二十一銭の食費を給しつつありとは何等不当なる俸給ぞ、試みに思へ、若し女子の職業にして三ヶ月の練習の下に一ヶ月三〇円以上の収入あるを得るもの他に果して幾干ありや、四年間の苦学を経たる師範女子部出身者の俸給はいかに、未明より深更まで撓まず働きつつある機業工女の賃金はいかに、日に炙られつつ夫の車力を助けつつある婦の手間料は如何に否二年間の勤学と数年の実習とに従へつつある赤十字支部養成看護婦の俸給は如何に、吁吁赤十字支部養成看護婦の俸給は如何に。吾人の聞き得たるところに依れば彼赤十字看護婦等は日夜勤労して小さき体と心を疲らしめつつある一ヶ月の報酬としては僅に一〇円内外に過ぎざるなるも尚且つ孜孜として倦まず荒まず以て自己の天職に安んじつつあるなりと均しく看護婦にして而かも数年の功労を積める赤十字社の者が僅かに此小額に過ぎざるに当り郡養成のきわもの的、からくり的、銀ながし的、まにあはせ的の者のみ却って異数の俸給を得ると云ふもの之豈権衡を失せるものと言わずして何ぞ郡当局者は到底「物の値段」なるものを弁知せざる盲目に近き処措なるを免れざるべし。〔以下略〕（『福島民報』明治三三年七月二九日）（大原病院史編纂委員

会　一九七三：七九〇）

右の史料は、安積郡の速成看護婦、代表的な女性の専門職である教師、女性が多く就業していた工女、日本赤十字社看護婦と比較し、その専門性の低さにもかかわらず、高い俸給を得ていることに対し不満を表明しているものである。同史料から、速成看護婦が養成期間の短さにより、看護婦というカテゴリーのなかでも一段身分が低い存在とみなされており、さらには、生産労働者と比較をしても「不当」に高い賃金を得ることができる職業として捉えられていたことがわかる。

この記事の筆者の出自および職業は不明であるが、当時の速成看護婦の俸給が、他女性労働者に比べて「不当」に高いのかどうかの判断は、慎重であるべきだろう。なぜなら速成看護婦の看護の対象は主に伝染病患者であり、さらには、より重症な伝染病患者の看護を担当していた可能性がある。そうであるならば、速成看護婦の俸給には当然ある種の「危険手当」が含まれており、高い俸給は、「妥当」だという結論もありうるからである。

⑶三郡共立福島病院看護婦養成所

福島県においては、伝染病患者の看護婦の中心は速成看護婦であった。では、普通病患者が多い医療施設では、どのように看護婦の養成がなされていたのであろうか。福島県内においては、三郡共立福島病院が一九〇〇（明治三三）年七月に養成所を設置している。設置概要は以下のとおりであった（福島病院　一八九五：一一〇）

（1）修業年限一年
（2）定員毎年五名位
（3）年齢　一五歳以上三五歳未満。家事関係なき者。高等小学校卒業者。
（4）在学中は規定の帽、服を各二組貸与。学資として一ヶ月五円支給。
（5）卒業後三ヵ年勤務するの義務
〔……〕
（8）生徒は一切病院内寄宿

一八九〇年に、福島県立病院が三郡共立福島病院に移行しているが、そのさい、看護婦数はわずか四名であった。この四名の詳細は不明であるが、五年後の一八九五年に在籍していた看護婦の属性については、確認可能であった。まず一八九五年時点で勤務していた看護婦は五名であった。その内訳は、県立福島病院を経て三郡共立病院に就職した者が三名、一八九一年以降四年間勤務している者が一名、一八九三年に就職し翌年辞職した者が一名、日本赤十字社看護婦を経て、一八九四年に就職し、同年中に召集され辞職した者が一名、一八九四年に就職した者が一名であった。これらの属性から、現在と比べると病院に正規雇用されていた看護婦は非常に少なかったことがわかる。

では、正規雇用された看護婦は病院内でどのような仕事をおこなっていたのだろうか。それを知りうる史料は非常に限られているが、同病院の「看護婦心得」を読むと、仕事内容の一部が確認できる（福島病院　一八九五：一〇四～六）。

第百十九條　看護婦は総て医員及庶務係の指揮を受け懇篤丁寧に患者の看護方を務むへし
第百二十條　新たに入院の患者あるときは医員の指圖を受け病室に伴ひ蒲團其他の器具を貸與し且つ薬餌の用法及ひ病室の心得等を指示し諸事不都合なき様取扱ふへし
第百二一條　毎朝擔當病室及ひ便所等不潔ならさる様洒掃を勉むへし
第百二二條　病室内備品寝具等は常に破損せさる様注意し若し破損あるときは庶務局に申出交換を乞ふへし
第百二三條　患者日用のものは時々巡視し缺乏なき様注意すへし
第百二四條　医員診察時間には患者をして書く其の褥に就かしめ不都合なき様注意すへし
第百二五條　診察終るの後は處方録及ひ薬袋薬瓶等を薬剤局に差出し薬剤を乞へ之を各患者に配布すへし但薬瓶等の類は日々清潔に洗滌すへし
第百二六條　患者の容態異状あるときは直に医員に通報すへし
第百二七條　室内に於て若し異変あるときは直に医員または庶務係に申出其指揮を受くへし
第百二八條　擔當病室は勿論其他の各室も時々見廻り火の元一層注意を加ふへし
第百二九條　患者物品の購求方を依頼するときは庶務局に申し出其指示を受くへし
第百三十條　患者より金銭及び物品の贈與を受くことを許さす

右の史料から、第一に、看護婦は医師および庶務係の管轄下に置かれていたこと、第二に、当時の看護婦は、本来の業務である患者の看護にとどまらず、営繕係、清掃係、薬剤師の仕事の一部も担っていたことがわかる。すなわち、看護婦は、ある意味、病院内における「何でも屋」であった。さらに、「第百三十條」を設けていることから、当時の看護婦が、患者から、いわゆる付け届けを受け取ることが多かったことが推測される。

つぎに、病院内の看護婦の位置をさらに明確にするために、給与について触れておきたい。一八九四年においては、薬剤局長・薬剤係、看護婦、使丁、庶務係いずれもが月給であった。ただし、雇用直後の看護婦の給料は使丁と同等の水準であった。また、同じ勤続年数の庶務係、薬剤係と比較すると、看護婦の月給は相当低かった。すなわち勤続年数四年の看護婦のうち、もっとも高い給与は月俸五円五〇銭であったが、使丁は月俸六円、庶務係のそれは月俸一二円、薬剤係補は月俸一〇円であった。

以上、「何でも屋」の役割を与えられていた看護婦と、いわゆる雑用を担う使丁との役割分担が当時の病院内において明確ではなかった。そして、結果的に、病院内における看護婦独自の役割が評価の対象とされず、看護婦の賃金は低く抑えられていたといえよう。

⑷ 福島派出看護婦会

派出看護とは、患者と個人的に雇用関係を結び、看護婦が患者に付き添い、家庭や病院で看護することを意味する。派出看護婦会は、患家もしくは病院から依頼を受け、会に所属する看護婦を派出した。

このような派出看護婦会は、一八九一年、東京大学病院看護婦取締であった鈴木雅が設立した慈善看護婦会に始まる。以降、派出看護婦会は、急性伝染病の流行による看護婦需要の増加、医療施設の急増などを背景に、東京・大阪など大都市を中心に急増した。

福島県においては、一九〇一年に福島派出看護婦会の派出規則が出されている。福島派出看護婦会の目的は「患家の依頼に応じ看護婦を派出し懇篤なる看護の本分を尽くさしむる」ことであり、一等は六〇銭、二等は四〇銭支給され、伝染病看護においては、一等は八〇銭、二等は六〇銭支給された。（大原病院史編纂委員会　一九七三：七九三〜四）。一九〇二年、一九一二年には同会はさらに拡張した旨、以下のように報告されている。

看護婦会の拡張
福島派出看護婦会にては追々看護婦の招聘多く伝染病盛んの際には普通の患家への派出に欠乏を生ずる程なりしが旧臘より新年に掛けては稍々減少の姿なるも十日後にも至らば又々依頼者多かるべきを以て此際拡張方を講じ置くべしとて一昨夜重なる看護婦十名許り大町の同会事務所に会合し従来施旋の労を取られし大原医師を招きて種々の意見を聴き而して派出に就ての協議を凝らしたるが其重なる事項は依頼申込あるときは成るべく迅速に応ずること患家に対しては出来得る限り便宜を与ふること其他にして尚伝染病院及隔離病舎等に聘されたるとき係員其他総て看護婦に対する待遇法にして不都合の処為あるときは一々該会事務所に報告し事務所よりは郡衙に通告して匡正策を講ずることをも協議したる由なるが昨冬同窓会開会の折新に入会せる者も数名あるを以て何程にても招聘に応ずべしという（『福島民報』明治三五年一月七日）（大原病院史編纂委員会　一九七三：七九八）

福島看護婦会新年会
四四年度の庶務報告あり　追年好成績を収め目下会員数廿八名を算し、現に派出中にて此の席に見えざる諸嬢も三四名ある由、派出回数は二百八十二、日数実に四千六百余日と申すなり（『福島新聞』明治四五年一月五日）（同前：八三五）

四　看護婦の「質」の向上と「数」の確保——看護婦規則の制定

(1)問題視された「看護婦」

福井県および福島県の看護婦養成所の整備、さらには看護婦供給の状況を総合すると、明治期においては、第一に、伝染病看護のために短期間で養成された速成看護婦、第二に、入院患者の看護のために養成された病院看護婦、第三に、患家へ派遣された派出看護婦、第四に、戦時救護を主たる目的として養成された日本赤十字社の看護婦、以上の四タイプの看護婦が混在していたことがわかる。入学年齢および修業年限は養成所によって異なり、看護婦資格の明確な基準はまったく存在しない状況であった。

このような状況のなかで唯一、厳格な看護婦身分に関する規定を定め、全国の支部に適用したのが日本赤十字社であった。日本赤十字社が養成した看護婦は、修業年限が長いこと、入学試験の難易度等を勘案すると、当時の看護婦のなかでは専門性がもっとも高かったことがわかる。逆に、いわゆる速成看護婦は養成当初から、その専門性が問題視されていた。また、福井県および福島県における史料では見いだせなかったが、東京府を中心とした派出看護婦会の乱立により、派出看護婦の「質」もまた、明治後期以降、問題になりはじめた。このような背景があって、明治三〇年代以降、府県別に看護婦規則が制定されはじめたのである。以下では、一九一五年制定の内務省令「看護婦規則」成立以前における府県別の看護婦規則の整備状況についてみてみる。

(2) 東京府看護婦規則の制定

一九一五年制定の内務省令「看護婦規則」成立以前には、計二九の府県が看護婦規則を制定している(表6)。各府県における規則制定の動機、規則を設けなかった府県の事情は今後解明すべき課題であるが、滝下らは「医制」の対象であった東京、大阪、京都の三府および開港都市、海上交通の要所をもち急性伝染病対策として速成看護婦を多く抱える府県(神奈川県、兵庫県、新潟県)が比較的早期に規則を制定したこと、医療施設・開業医制の整備の進行、都市化や急性伝染病の流行との相関を示唆している(滝下ほか著 二〇〇三:一〇一)。

看護婦規則を全国ではじめて制定したのは東京府であった。そこで、以下では、東京府看護婦規則の制定過程をみてみる。

東京府は「東京府看護婦規則」(明治三三年七月布令第七一号)を布告するに先立ち、看護婦規則案提出の理由書を東京府地方衛生会に提出している。その一部を抜粋すると以下のとおりであった。

従来の看護婦の中、官立及私立の病院に於て養成せるものは比較的相応の修業を積み、適当の技

表6　府県別看護婦規則の公布年月日

番号	府県名	規則名	公布年月日	
1	東京府	看護婦規則	1900年7月1日	布令第71号
2	静岡県	看護人取締規則	1902年3月14日	県令第14号
3	鳥取県	看護婦規則	1902年3月26日	鳥取県令第18号
4	大阪府	看護婦規則	1902年3月27日	大阪府令第32号
5	兵庫県	看護婦取締規則	1902年5月20日	兵庫県令第39号
		看護婦受験心得	1902年6月5日	兵庫県告示第168号
6	新潟県	看護婦取締規則	1902年7月4日	県令第49号
		看護婦試験規則	1902年7月4日	県令第50号
7	山梨県	看護婦取締規則	1903年5月13日	県令第23号
8	京都府	看護婦取締規則	1903年12月8日	京都府令第15号
		看護婦試験規則	1903年12月8日	京都府告示第548号
9	神奈川県	看護婦取締規則	1904年3月22日	神奈川県令第23号
10	宮城県	看護婦取締規則	1906年5月16日	県令第11号
11	岩手県	看護婦取締規則	1906年2月6日	県令第7号
		看護婦試験規則	1906年2月6日	県令第8号
12	秋田県	看護婦規則	1906年3月30日	秋田県令第18号
13	群馬県	看護婦取締規則	1907年2月5日	群馬県令第6号
		看護婦試験規則	1907年2月5日	群馬県令第5号
		看護婦試験委員設置規程	1907年4月	庁訓甲第12号
14	愛媛県	看護婦取締規則	1908年7月17日	愛媛県令第58号
15	千葉県	看護婦規則	1909年9月24日	千葉県令第62号
		看護婦試験規則	1910年7月24日	
16	青森県	看護婦取締規則	1910年9月30日	県令第58号
17	和歌山県	看護婦規則	1910年11月6日	和歌山県令第46号
		看護婦試験規則	1910年11月6日	和歌山県令第47号
		看護婦規則並看護婦試験	1910年11月6日	和歌山県訓令第48号
		看護婦試験受験人心得	1910年11月6日	和歌山県告示第410号
18	岡山県	看護婦取締規則	1911年3月12日	岡山県令第21号
19	石川県	看護婦取締規則	1911年3月12日	石川県令第22号
20	福島県	看護婦規則	1911年5月16日	福島県令第29号
21	栃木県	看護婦規則	1911年5月12日	栃木県令第28号
			1911年5月12日	栃木県令第29号
22	埼玉県	看護人取締規則	1911年9月22日	埼玉県令第57号
23	島根県	看護婦規則	1911年12月23日	島根県令第50号
24	佐賀県	看護婦取締規則	1912年8月17日	佐賀県令第3号
25	香川県	看護婦取締規則	1913年2月22日	香川県令第13号
26	大分県	看護婦規則	1914年2月20日	大分県令第14号
		看護婦規則施行細則	1914年2月20日	大分県訓令第15号
		看護婦試験規則	1914年2月20日	大分県告示第44号
27	熊本県	看護婦規則	1914年4月17日	熊本県令第13号
28	高知県	看護婦取締規則	1914年5月6日	高知県令第16号
29	鹿児島県	看護婦取締規則	1914年9月23日	鹿児島県令第42号
備考		看護婦規則	1915年6月30日	内務省令第9号
		私立看護婦学校看護婦講習所指定基準ノ件	1915年8月28日	内務省訓令第462号

出所：平尾（2001: 759）。

能を有するものあるも、各営業者間に私設せる所謂看護婦会又は看護婦養成所と称する場所に於いては、一般に速成を主とし極て不完全なる養成を為し、其大部分は殆んど看護婦の仮名を借るものたるに過ぎず。而かも此等速成仮名の看護婦は、其数甚だ多く明治三十二年七月調査に依れば、東京市内に於ける看護婦会なるもの五十八箇、之が会員たるもの実に九百有八人にして、府下看護婦総数の大約八分を占め居るものの如し。而して此等多数の速成看護婦は独り東京市内の需用に応ずるのみならず、遠く郡部及び隣県各地の招聘に応ずるものにして、而かも郡部及び隣県各地に遠征するは其主たる目的なりと云ふも、亦不可なきものの如し。是を以て郡部及び隣県各地及び隣県各地に於いて種々の障害を与えられつつあるは頻々之を耳にする所なり。本則に於て主として取締の必要を感じたるは此等速成仮名の看護婦に在りとす。

看護婦の業務に関して生ずる弊害は一にして足らざるべしと雖も、今其弊害を由て生ずる原因の重なる者を挙ぐれば、第一、適当の技能を具へずして看護婦の名儀を濫用すること、第二、相当の年齢に達せず又は心神体格の健全ならざる為実務に堪へざる者を輩出すること、第三、当然受くべき賃銭の外、不当の謝儀を貪る者あること、第四、懶惰放肆にして半ば売淫婦たるが如く風紀を紊る者あること、第五、主治医の指示を受けずして漫りに医術に渉る行為を為す者あること等にして、此等は啻に消極的不能者、即ち単に実務に堪へざる者たるに止まらしめば尚ほ可なりと雖も、其の無能の結果或は疎略の取扱を為し、或は全く看護の方法を誤り、為に回収すべからざる危険を患者に与ふるが如き積極的障害者たるに至りては実に等閑に付すべからざるものあるなり。（遠藤 一九八三：五四〜六）

右の史料は、第一に、派出看護婦、速成看護婦、私設の施設で養成された看護婦が問題であること、第二に、確たる規則がないことが原因で、技能・年齢・風紀の面において問題の多い看護婦が増えていることを指摘している。これは、伝染病の流行および医療施設の増加により、看護婦の養成数が増え、さまざまな背景をもつ看護婦が誕生した結果生じた問題であった。

一九〇二（明治三五）年に実施された東京府看護婦試験においては、志願者八一名に対し、一八名が合格している。看護婦試験受験時点での合格者の身分は学生一名、派出看護婦会所属四名、医院・病院に勤務している者七名、実地訓練中四名、学校卒業直後一名、無職一名であった。さらに合格者の履歴を詳しくみてみると、一、二年の修業年限を課す養成所の卒業者が多いことがわかる。遠藤が指摘するように、基礎的な看護教育を受けていない者にとって、同試験の合格は困難であった（遠藤　一九八三：七八～九）。したがって、東京府の場合、看護婦規則の制定は、看護婦の専門性の向上に多かれ少なかれ貢献したといえよう。

⑶東京府以外の看護婦規則

さらに、平尾は各府県の看護婦規則の詳細な比較を試みている。第一に、免許取得の最低年齢については平均一七歳であった。第二に、看護婦資格規定の方法については、すべての府県で看護婦試験をあげ、その他は修業履歴書の提出が一七府県、一年以上看護の学術の修業が五県、医師二名以上の修業証明書提出が三県、医師又は看護婦の修業証明書が三県、養成所卒業証明書の提出も可とした県が一県であった。第三に、看護婦養成所卒業者への無試験での免許授与については、①官立の帝国大学、②日本赤十字社、③公立の病院・養成所、④私立病院、⑤県指定、県庁認可、知事指定の学校・養成所、⑥養成機関が一年または二年以上の課程の養成所については認められる傾向にあった（平尾　二〇〇一b：七六六～七四）。

なお、各府県の速成看護婦に代表される伝染病に従事する看護婦については、以下のような規定がなされた。看護婦規則中、伝染病看護に従事する看護婦の定義を明確にしているのは、新潟、福島、佐賀、島根、鳥取、京都、埼玉、千葉の八府県であった。また、伝染病看護の目的で養成された看護婦については、「特例的な」看護婦とみなし看護婦規則による看護婦資格がなくても伝染病院で業務ができること、伝染病のため一時的に多数の看護婦を要する場合は市町村長の申請により免状を有せずとも看護補助員として勤務できること、看護婦規則そのものを伝染病隔離病舎で働く看護婦には適用しないこと、としている府県もあった（平尾　二〇〇一b：七七四～五）。

(4)看護婦資格統一の難しさ――「質」と「数」

福井県および福島県の看護婦養成所の設立過程を検討した結果、以下の点が明らかになった。第一に、看護婦養成所は明治期後半以降設立され、大きく分けて四つの性格の異なる「看護婦」が養成された。具体的には、伝染病患者の看護に従事する速成看護婦、病院に勤務する病院看護婦、病院から患家に派出される派出看護婦、戦時救護が主な養成目的である日本赤十字社の看護婦であった。第二に、看護婦養成所入所時の年齢は、一五歳前後が一般的であったが、日本赤十字社のみ二〇歳以上であった。明治期後半から大正期前半における日本の教育制度とこれら年齢を関連づけると、看護婦養成所入学に要する学歴は高等小学校卒業程度であったが、日本赤十字社のみ、高等小学校卒業は最低条件であり、中等教育レベルの入学者を想定していたといえよう。第三に、修業年限は速成看護婦がもっとも短く、逆に、日本赤十字社養成の看護婦がもっとも長かった。

このように、明治期後半以降、学歴および教育期間の異なる看護婦が混在していたわけであるが、その背後には、看護婦需給における「質」と「数」の問題がつねに存在していたのである。

日本赤十字社は、養成所入学に要する学歴をほかの養成所よりも高くし、修業年限を一年から二年間ほかの養成所より長くすることで、看護婦の「質」を担保した。日本赤十字社がこのような養成形態をとりえた背景には、戦時救護という至上命題のもと看護婦養成をおこなっていた同社の資金力があったと考えられる。一方、日本赤十字社以外で養成所を経営していたのは、自治体、医師会、病院であった。これら養成主体が看護婦供給において目指すところは、看護婦養成に使用しうる少額の資金の範囲内で、できるだけ多くの看護婦を養成することにあったと考える。とくに、伝染病患者の看護に従事する速成看護婦の供給にあたって、供給主体である各府県は、患者の生命を守るために、「数」を揃えることが重要であると考えていた。逆に、これら供給主体が「質」をそれほど重要視しなかった理由は、そもそも、看護という仕事に対して専門的な技能の必要性を認めていなかったからである。

しかしながら、看護婦供給数が増加するに従って、看護婦の「質」のばらつきは、見過ごせないものとなっていった。明治期後半に入ると、いくつかの府県は、看護婦と名乗るためには共通の学歴と一定レベルの技能が必要であるという見方を規則で示すようになり、一九一五年には、全国的な統一法規である内務省令「看護婦規則」に集約していくことになる。

このように看護婦養成における「質」と「数」の議論は、明治期に看護婦職業が成立して以降、現在にいたるまで継続している。「質」向上に関連して、とくに日本看護協会は、看護師教育の中心を大学に置くこと、専門看護師を養成することなど、看護師をより専門性の高い資格職にしていくための取り組みを積極的におこなっている。また、「数」確保に関連して、かつては、伝染病の流行や戦争が不足の主要因であったが、現在では、医療政策の変更によるところが大きく、看護婦不足は、医療機関のマネジメントの問題となってきている。

最後に、残された課題は、明治期における伝染病の流行によって、なぜ「看護婦」の需要が増大したのかを検討することにある。

本章では、赤痢に代表される伝染病がもつ特性と看護婦需要の関連を不十分ながら指摘したが、なぜほかの補助者ではなく「看護婦」である必要があったのかを明らかにできなかった。想定される理由の第一は、質の問題である。府県別の看護婦規則の制定の背後には、明治期後半以降、看護の「質」を担保するという考え方が日本の医療界、さらには日本社会に生まれてきたことをうかがわせる。なぜこのような考え方が生まれてきたのかについても詳細な検討を要するが、「使丁」等雑用係に比してこの時期の看護婦に何らかの特別な技能があった、もしくは技能があると日本社会に認知された可能性が高い。第二は、ジェンダー問題である。看護婦は女性が大半を占める職業であるがゆえ、安い賃金で雇用ができるという労働条件の問題であったのかもしれない。第三は、コストパフォーマンスの問題である。つまり、病院経営者が看護婦の仕事ぶりについての費用対効果を評価した結果なのかもしれない。

いずれにしても、近代以降、日本の看護婦養成には、複数の方法があり、その方法の違いが、「質」

や「数」の問題をつねに引き起こし、現在の准看護師問題に引き継がれている。

註記

（1）現在の正式名称は「看護師」および「准看護師」であるが、便宜上、本章においては「看護婦」および「准看護婦」を使用する。

第4章　治療の社会史的考察

滝野川健康調査（一九三八年）を中心に

鈴木　晃仁

一　医学史における水平的アプローチとリスク論

現代の公衆衛生や開発医療において、「垂直的アプローチ」と「水平的アプローチ」の対立と呼ばれているものがある。これらは、一九六〇年代の開発途上国の保健衛生政策をめぐる議論のなかで二つの手法として明示的に捉えられて以来、現在にいたるまで開発医療政策を構想し議論するさいの基本的な枠組みとなっている。垂直的なアプローチとは、単一の疾病を対象にした集中的な政策により、短期間に当該疾病の根絶やコントロールを目指すものをいい、水平的なアプローチは、多様な疾病や広範な健康リスクに対処するための医療資源を配置して、長期的な健康の改善を目指すものをいう。前者は、当該疾病についての医学技術の専門家が主導するテクノクラティックな性格をもち、後者は、より総合的・全体的で社会経済的な志向をもつことが多い（Mills 2005）。

この「垂直的」「水平的」という二分法は、医学史研究のヒストリオグラフィにも当てはめてみることができるだろう。「垂直的」というのはある単一の病気にしぼって歴史をみる視角、「水平的」なアプローチとは、過去の社会における広範な病気と健康の問題を検討する視角というわけである。そのように考えて近代日本の医療の社会史の研究状況を眺めてみると、近年の成果の多くは「垂直的な」医学史に分類できるだろう。藤野豊のハンセン病、飯島渉のマラリア、ウィリアム・ジョンストンや青木純一の結核など、単一の疾患を扱った「垂直的な」医学史の著作が数多く発表されているのに対し、「水平的な」医学史のまとまった著作は、筆者が気づいている範囲では非常に少ない。近代日本の医療の社会史研究は「垂直的な」視角に支配されているといってよい（藤野　一九九三、Johnston 1995、青木　二〇〇四、飯島　二〇〇五）。

医学史における「垂直的」「水平的」なアプローチに優劣をつけることはできない。両者は医学の歴史のそれぞれ別の側面に光を当て、相互補完的でどちらも必要なものであると考えるのがもっとも賢明であろう。ハンセン病や結核のように、特定の病名を冠した法律が作られ、国家や地方自治体などの行政組織が動員され、医学の基礎研究と臨床がその装置のなかで機能した病気は、国家による「強制された健康」・福祉政策の側面や、専門的な医学の問題を考えるのに適した素材である。その一方で、垂直的なアプローチでは捉えられず、水平的なアプローチがふさわしい医学の歴史上の問題も確かに存在する。本書の主題である、過去の人びとが多種多様な病気のリスクにどのように対応したかという問題は、水平的なアプローチでなければ扱えない問題の代表であろう。ロベール・キャステルは、リスク論の古典的な論文のなかで、専門家による臨床的な個人の観察にもとづいた「危険」の問題系から、統計的に計算された多様なファクターのたばとしての「リスク」の問題系の移行を論じた（Castel 1991）。垂直的なアプローチが明らかにしたハンセン病と結核の対策は、そのコアにおいては「危険な個人」の処置であった。これらの疾病においては、「危険」の内実は明らかであり、単一の病原体を対象にすればよかった。それに対して、ある社会がさまざまな疾病や傷害に対してどのように対処しているのかという問題は、「多様性」の問題であり「リスク」論の問題であって、こういった医学史の側面を明らかにするには水平的なアプローチがふさわしい。

この章が取り上げる「滝野川健康調査」は、まさに水平的なアプローチとリスク論の視点からの分析にもっとも適した史料である。これは、一九三八年の五月から一九三九年の四月までの一年にわたって、厚生省がおこなった調査であり、当時の東京市滝野川区（現在の北区の一部）の三五四世帯二二一五人を対象に、期間中にどのような病気にかかり、どのような治療法をとったのかを調べたものである（小峰 一九四一、鈴木 二〇〇四）。この調査のアーカイブは現在小峰研究所が保存しており、もっとも重要な「傷病記録票」はすべての個人について保存されている。「傷病記録票」には、一人ひとりについて、虫刺され、しもやけ、肩こりなどのごく小さな傷病から、結核、心臓病、赤痢などの生死にかかわるような病気まで、かかった病気とその治療法と費用が記録されている。そこに記されている多様な病気に対する多様な対応を分析するなかで、昭和戦前期の日本の医療をめぐる人びとの戦略の一端を明らかにして、リスク論の視点をもった医学史研究の可能性を示すことが、この章の目標である。第二節では滝野川健康調査の背景を概観し、第三節では多様な治療手段のなかからある治療法を選択するときのパターンを論ずる。

二　昭和戦前期の医療の多元性と危機

「医療の多元性」という概念は、もともと医療人類学のなかで使われていたもので、複数の医学体系にもとづいた治療者たちがある社会のなかで並存している状態を指す。当初は、アフリカやアジアなどの開発途上国において、移植された西洋医学と土着の医学が並存している医療の状況を説明するのに用いられたが、その後、正統医学と補完代替医療などが並存しているアメリカや、西洋医学と漢方医学が並存している日本などの研究でも使われている概念である（Baer 2004; Lock 1981）。

医学史においても、医療人類学からの刺激を受けながら、医療の多元性をめぐる研究が一九八〇年代以降に確立された。この研究の流れには「英雄史観」と呼べるものからの離脱と、社会史的な視点の導入が大きく与っている。一九八〇年代以降の医学史は、かつての「偉大な医科学者による発見の歴史」という枠組みとは異なったヒストリオグラフィをとり、草の根の治療者たちと患者に研究の重心を移してきた。同時代のアメリカとヨーロッパでの「代替医療」の流行もあって、新しい医療の社会史が、非正統的な治療者にも興味を示したのは当然の流れであろう。内科医を頂点として外科医・薬種商から形成される制度的な訓練と資格のシステムをもつ医療者と、それ以外のさまざまな医療者たちからなる多元的な医療の構造がどのように変化し、そのなかで患者たちはどのように行動してきたかというテーマは、新しい医学史研究の核になるトピックのひとつであった。

そのなかで、大きく分けて二系統のヒストリオグラフィが発達してきた。ひとつは主として初期近代についての一連の研究にみられるもので、医療者たちのなかではもっともエリート性が強い内科医たちが、医療全体を統制する権限を手にしようと試みた過程を明らかにするものである（Cook 1986; Ramsey 1988; Lindeman 1996; Pelling 2003）。もうひとつは一九世紀以降のいわゆる代替医療の研究であって、「正統」医療とは意識的に差異化された治療技術なり人体観・世界観なりをもち、独自性、特殊性を前面に押し出した治療法の歴史の研究である。ドイツのザムエル・ハーネマンが始めたホメオパシーなどがこの代表である。とくに一九世紀は医学的なセクトの黄金時代と呼ばれる時代であって、正統医療に対抗するセクトが百家争鳴する状態がヨーロッパ各国やアメリカで現出した（Bynum and Porter 1987; 服部　一九九七）。

滝野川健康調査がおこなわれた時点で、日本の医療が多元的なものであったこと、そしてその多元性が調査の設計者たちによって意識されていたことは明らかである。滝野川健康調査は、人びとの傷病に対する治療行為を複数のカテゴリーに分類している。それは、（一）医師による治療、（二）調剤による治療、（三）売薬・家庭薬による治療、（四）民間療法、（五）療術行為による治療、（六）信仰療法、の六つであった。滝野川健康調査は、まさに医療の多元性を前提として、医師資格を持つ者による正統医療とは違ったジャンルの傷病治療行為が存在することを認め、それらを医師による治療とひとまず同じ水準において組織的に研究しようとしている。すなわち、西洋医学を学んで医師資格を持つ医者によっておこなわれるものだけが正当な「医療」であるという狭い理解から離れて、医療という現象を「人びとが傷病を治療するために求めるサービスや商品の総体」と包括的・社会的に捉えようという視点がそこにうかがえる。言葉をかえると、このような視点を必要とするほど、一九三八（昭和一三）年当時の日本の医療は、医療の多元化と、少なくとも部分的にはそれに由来する混乱を経験していた状況にあった。そしてその混乱を全体としてみると、日本の医療の危機とすら呼んでいいものであった。

昭和戦前期を「医療の危機の時代」と捉えるのは、川上武の『現代日本医療史』以来の伝統的な史観である。川上らは、日本資本主義の問題が激化するにつれて、患者が個人で費用を払って医者に診療してもらうという開業医制の限界が浮き彫りにされていく過程を、「医療の危機」として捉えている（川上　一九六五）。川上たちが問題にしたのは、開業医が都市部に集中したため農村の住民には医療が供給できず、また都市においても医療が高価なために、病気になりがちな貧しい者が医者にかかることができない状況であった。そして、いわゆる「医療の社会化」はこのような危機に対応するものであった。「医療の社会化」については、川上を筆頭に多くの優れた研究があるので詳細な説明を繰り返すことはしないが、慈恵医療、実費診療所、セツルメント運動、健康保険、医療協同組合運動や国民健康保険などを通じて、医療を無料あるいは低額なものにして受療者の経済的な負担を軽減し、広範な地域と社会階層に行きわたらせるための社会的な装置や制度をつくりだす一連の政策や運動と捉えられる。資本主義の発達と開業医制の限界が産んだ「医療の危機」に対し、上からと下からの双方の医療の社会化が進行していたというのが、昭和戦前期の医療の歴史を捉える大きな枠組みであった。

川上らの「医療の危機」と「医療の社会化」の捉え方は、近代日本の医療史の本質的な問題のひとつを的確に把握している。しかし、この小論がいう昭和戦前期の「医療の危機」は、川上のそれとは多くの点で異なった概念であり、より広い現象を捉えようとしている。川上の「医療の危機」の概念の核心は、正統医療の供給の量と配分が適正でなかったことであったのに対し、この小論が指す「医療の危機」は、非正統医療を含んでいる。川上がいうところの「医療の社会化」の一連の動向は、開業医たちには深刻な問題であったが、そこで提供されているのはあくまでも医師資格を持つ者たちによる医療であった。ここで理解されている「医療の社会化」は、先駆的な医者が、社会活動家、国家、地方自治体などの後押しを受けて、開業医制度に挑戦するというものであった。そのなかには、セツルメント運動のように、東京帝国大学の医学部などのエリート機関出身の医師が深く関わっているものもあった。川上の理解によれば、医療の危機は、医者が提供する医療の不足であり、医療の社会化は、医者による適正な医療の供給であった。川上たちの視点は、正規の教育を受けた医者たちの内部でのビジョンの違いにかかわるものであった。

しかし、昭和戦前期の医療の危機は、正規の医者の内部での闘争だけにかかわるものではなく、多様な治療者を包み込んでいたものであった。とくにそれを象徴するのは、「療術行為」あるいは「医療類似行為」などと呼ばれた治療者が群をなして現われ、近代科学にもとづく日本の正統医学に対して明確に異なったイデオロギーを分節化したことである。すなわち、イギリスやアメリカの医学史研究において「オルタナティブ医療」と呼ばれているものと、いくつかの特徴を共有している治療者たちが現われたことである。瀧澤利行らが示すように、彼らの多くは「健康法の時代」の開始を告げる治療者たちであり、東洋的な身体観への回帰を唱える反＝近代主義者であり、それと同時に、健康と身体のモダニズムを体現する存在でもあった（瀧澤　一九九八、田中　一九九六）。この昭和の療術行為の歴史についてはまとまった研究がなく、全体像を描くことはいまだできないが、いくつかの重要な特徴を指摘することはできる。療術行為というのは、もともとは按摩、鍼灸などを指す言葉であり、法律でその範囲を定めて営業を許可することは以前からおこなわれていた。盲人に対して按摩の営業を許可することは、一種の貧困者や障害者の救済であって、生計を立てる手段が著しく限られている個人に対して、ある種の専門技能を要する病気の治療に携わることを許可したものである。[1] 明治以降も引き継がれたこの慣行によって療術行為は認められてきた。しかし、大正・昭和期にこの治療の領域は大きく変質して、障害者の救済としての意味よりも、正統医学への明確な挑戦という性格が大きくクローズアップされるようになる。

療術行為が新たな性格を帯びて、その存在感が大きくなったことをはっきりと示唆するのが、一九三〇（昭和五）年に東京府で出された「療術行為に関する取締規則」（警視庁令第四十二号）である。この法令の目的は、「現行の法令によって認められている資格を持たないが、疾病の治療または保健の目的で、光熱機械・器具などを使用し、あるいは手技を用いて他人に施術を行うものを登録させ取り締りの対象とすること」であった。この法令をきっかけにして、同年の神奈川県、翌年の岐阜県と、すみやかに類似の法令が作られる。東京府がこの法令を出した背景には、医療類似行為の拡大と、それに対して内務省衛生局と司法の双方が容認する方向をとったという事情がある。医師資格を持たない者が「医療に類似した」行為をおこなうことが医師法に触れるのではないかという地方から衛生局への問い合わせは、一九一九（大正八）年の鹿児島からの問い合わせを皮切りに、一九二七（昭和二）年三月の警視庁からの取り締まりを強硬に要求する問い合わせ、同年一〇月の北海道からの問い合わせなどがあった。これに対して衛生局は、これらの医療類似行為は、医師法の違反とは言いがたいと一貫して解答していた。一九二九（昭和四）年の七月に衛生局は、「社会通念上、医業と認められる範囲にあるかどうかが、医師法に違反するかどうかの基準である」という方針を発表し、「社会通念」というきわめて曖昧な基準を採用した（柿本　一九三三、池松　一九三六）。行政と同様に、司法の側も、医療類似行為がすべて医師法に反するものとは判断しなかった。一九二六年に海軍の予備役大佐である八田寅次郎が、肩こりや胃弱などを心霊術により治療する治療所を開業するに先立って、あらかじめ東京地方裁判所に、これは医師法に違反するかという伺いを立てたところ、裁判所は違反ではないという判断を示した（『読売新聞』一九二六年五月三〇日、朝刊三面）。

この療術行為のひろがりに対して、医師免許を持つ医師たちは、療術行為はインチキであり非科学的であり国民の健康と生命を危険にさらすから取り締まるべきであると要求しており、行政と司法の判断は医師たちを失望させるものであった。そして、東京府が一九三〇（昭和五）年に出した取り締まり規則は、療術行為を晴れて合法化する結果をもたらし、登録された療術行為者の数は急増した。一九三一（昭和六）年には東京電医学校を経営する清松卓也を中心に、「市内だけで四〇〇〇人以上の公認の治療所」を持つ治療者を糾合して「東京無薬医師会」を結成する動きもあった（『読売新聞』一九三一年一一月二日、朝刊七面）。一九三二（昭和七）年の警視庁の調査によれば、届出をおこなっている療術行為者は、電気療法関連のもの一六三三名を筆頭に、手技、温熱、光線、精神療法などを含めて三七三二名である[2]（柿本　一九三三）。同年の東京府医師会の会員数が五八六〇名であって、届出をおこなっていない者も含めた療術行為者の数は、正規の医師数と大差ないという観察をした柿本庄六の観察はあながち荒唐無稽ではない。当時の新聞広告には「電気治療所を一五円で開業できる」「一ヶ月の自宅講習で技術が習得できる」「短期卒業まで責任を持って指導する」などの、新規に療術行為を開業することを誘う言葉が並んでいる（『読売新聞』一九三一年三月九日、朝刊五面、一九三五年八月一七日、朝刊五面）。

医師たちが、行政と司法が療術行為に対してとった容認的な態度に憤るとともに、これらの行為を非科学的な詐欺行為として糾弾したことは予想できる。しかし、医師たちの療術行為に対する批判を注意して読むと、そこには重要な側面が隠されている。医師たちは療術行為をただのインチキだといってすませられなかった。その理由は、療術行為の支持層であり顧客層の問題であった。療術行為が中産階級に支持されていることは早くから指摘されていた。柿本は「ブル〔ジョワジー〕階級と知識階級」と表現している。これは医師たちにとって顧客の中心であり、少なくともかつては文化の発展と医療の進歩を信じるイデオロギーを共有する階層であり、医師たちが無知蒙昧であると蔑む人びとではなかった（柿本　一九三三）。

療術行為の顧客を論じた医師たちの言葉には、盟友に裏切られたショックがにじみ出ているだけでなく、医師たち自身の正統医療に対する「反省」とすらいってよいものが明確なかたちでうかがえる。医師たちは、療術行為者たちを観察して、彼らは患者の情意の動きを洞察するのが巧みであり、患者の操縦が上手いという。この評価は二面的であって、医者は科学の徒であるから患者におもねることをせず真理を告げているという自負と同時に、自分たちは患者を満足させていないという意識が隠れている。正規の医者たちには人間としての患者に応接する態度が欠けているのではないかという反省である。柿本はドイツの医者の言葉を引いて、療術行為者たちには「人格的な魅力」があると表現している（柿本一九三三）。

さらに、療術行為と比べたときの正規の医学の欠陥は、たんなるエチケットにとどまらず、当時の医療の根本とも深くかかわっている問題であると医師たちは捉えていた。その問題とは、専門分化と過度の学問化の弊害であった。大正期以降、帝国大学医学部と医科大学が急速に充実し、医学研究の経験をもち医学博士の学位をもった医師が急増した。これらの新たな医学教育の体制でつくられた医師たちは、トータルで全人的な病人の理解ができず、患者たちはそのような医師に対して不満をもっている、だから患者たちは療術業者に惹きつけられているという反省的論考が現われる。柿本の「今日の医学教育は学問のための学問になっている……医もまた人なり。学問技術がいかに優秀であろうとも、これを応用するに人を持たざれば何をかせんや」という言葉は、療術行為の流行という問題が、当時の医学の過剰な科学志向という本質にかかわっているという医者たちの危機意識を象徴している（柿本　一九三三）。富士川游は一九三四年の『日本医学会誌』に掲載された「医術の史的考察」という論考のなかで、ヴォルテールの警句をふまえて、療術行為者の横行は、医学が反省すべきことであるという内容のことを書いている。「まことに非医者が時を得顔に世の中に跋扈することは、一面においては医家が嘘つきであり、一面においては病者が愚であるためであると言わねばならぬ。そうしてそれは、わが医学にとりては大なる恥辱であるとせねばならぬのである」という文章がそれである（富士川　一九八〇）。衛生局の行政官である池松重行が療術行為を論じた著書のなかで述べている「医療界乱れて療術師現はる」という警句も、富士川のそれとほぼ同じ内容を言い表わしている（池松　一九三六）。医師たちにとって、療術行為者が人気を博している現実は、当時の医療の根本的な問題を映し出す鏡であった。

これを大きな脈絡で捉えると、昭和戦前期の医師たちのあいだでは、明治以来の科学としての医学の進歩が実地の医療を改善するという、無条件の科学信仰が大きく揺らいでいることを現わしている。当時の日本の医学の科学的な水準が上がっていたことは確かである。しかしこの方向性は、医者たちにとって全面的には歓迎されないものと受けとめられていたことも事実である。少なくとも一部の医師たちは、医学の科学化は、患者に対する対人的な行為としての医療をむしろ魅力がないものにしていると考えられていたのである。

言葉をかえると、この時代の医療の多元化の進展は、医療の危機として深刻に受けとめられて、西洋から輸入された医科学を進歩普及させることを無条件に善としていた価値観が正統の医療職の内部から反省される状況が、医師と療術行為者という多元的な医療の二つの要素のあいだの摩擦から生まれていたのである。

調剤と売薬という多元的な医療の別の構成要素も、昭和戦前期の医療の危機に包み込まれていた。この時期に彼らに衝撃を与えたのは、いわゆる「売薬の濫売」である。医薬分業が成立していなかった当時の薬剤師や薬局にとって、医師の処方にもとづいて調剤をおこなうことは彼らのビジネスの重要な部分ではなく、薬剤師たちはその収入を売薬に頼ることとなっていた[3]（篠原　一九三六）。売薬はそれぞれの府県の組合が公定価格を定めていたが、一九二〇年代にはこれを破って値下げをする業者が問題になっていた。この動きは大阪と堺の業者から始まり、急速に全国に伝播した。これは売薬の生産者が不況を切り抜ける手段として、小売商に対して割引の払い戻しを始めたのに対し、一部の小売商が廉価販売を始めたものが拡大したものだといわれている。一九三〇年の『読売新聞』は、売薬の価格協定を守った定価販売がおこなわれていたのは東京と横浜市だけであると報じている（『読売新聞』一九三〇年五月二八日、朝刊三面）。東京で売薬の「価格協定破壊」が本格化したのは、一九三三年の秋であった。浅草区象潟町でヤマト薬局を経営する大和信一が、化粧品や売薬の二～八割引きでの「大ダンピング」をはじめており、同区の他の三三軒の薬店もこれに従って価格競争に入った。この波はすぐに下谷区と神田区にも波及し、ほどなく東京全体に広がる形勢をみせた。東京都売薬同業組合は、定価販売を定めた組合の定款の違約金として五〇円の支払いをヤマト薬局に要求したが、それから二カ月後には組合は妥協を余儀なくされる。ヤマト薬局は廉売の広告を控える代わりに、薬店は五割までの値引きを認められることになった（『読売新聞』一九三三年一一月一〇日、朝刊七面）。このような状況を観察して、ある識者は、売薬の「濫売」と組合による価格統制の崩壊は、アメリカのドラッグ・ストアのような形態をもたらして、大資本・大規模な薬局が小規模の薬局を淘汰していくだろうと予測していた（篠原一九三六）。実際、内務省衛生局の『衛生局年報』によれば、売薬の免許方数は一九二六（大正一五）年の一六万方から一九四〇（昭和一五）年の四〇万方へと増加しているにもかかわらず、全国の「売薬請負業者」の数をみると、一九二八（昭和三）年には二三万七〇〇〇人いた営業者が、一九三七（昭和一二）年には二〇万八〇〇〇人に減少しており、この予想が当たっていることが示唆される（『衛生局年報』一九二六、一九三七）。

昭和戦前期の医療の危機のなかで、もっとも直接的に目に見えるかたちで医療を揺さぶって、滝野川健康調査の直接の引き金となったのは、中国における戦争がもたらした医薬品の不足であった。日本の医学界が戦争によって深刻な医薬品の不足を経験したのは昭和戦前期がはじめてではない。一九一四年にドイツに宣戦して第一次世界大戦に参戦した折にも、それまで医薬品の輸入をほぼ全面的にドイツに依存してきた日本は大きな衝撃を受け、ドイツからの薬品の輸入が途絶すると、わずか数日で医薬品の価格は二倍から三倍に高騰した。この危機にさいして、政府と薬業者たちが協力して対応にあたり、国内の医薬品産業は自立へと向かうことになった（中川　一九六七）。

一九三七年に拡大した中国との戦争は、同じような現象をもたらした。漢薬の輸入は途絶え、ヨーロッパからの輸入も大きく制限された。完成品も材料も、その多くを輸入に頼っていた薬剤は不足し、価格が急速に上昇した。東京の医師たちが作った医師信用購買建築利用組合の調査によれば、キニーネ類、しょうこう、石炭酸などが輸入途絶のため品切れ状態であり、サリチル酸ソーダ、抱水クロラール、ブロムカリなどが品不足状態になっていた。一九三七年七月と一九三八年二月の医薬品の価格を比較した調査によれば、マラリアの特効薬であり熱帯・亜熱帯地方の植民と軍事行動には不可欠であった硫酸キニーネは、二五グラムで一円九〇銭であったものが半年あまりで二円六〇銭に高騰し、防疫用の消毒剤である石炭酸は、五〇〇グラムで八八銭であったものが一円八〇銭にまで値上がりした。同調査によれば、七八種類の医薬品のうち、半年間でその価格が上昇している医薬品は六四種類に及び、そのうち二倍以上に騰貴しているものが一二種類もあった。このような医薬品の不足と価格の高騰の状況に対して、内務省衛生局や一九三八年に新設された厚生省がリーダーシップをとった対策が進められた。医薬品の生産と流通、そして配給に関しての統制が進められ、不足している薬品の国産の代用品のリストが作られ、現在の言葉でいう国産のジェネリック薬品の利用が進められた。回虫の駆除薬としてソ連から輸入されたシナヨモギ類（*Artemisia*）から作られていたサントニンは、カイニンソウ（海人草）などによって代用する方針が立てられた。流通に関しては、一九三八年の七月には厚生省の指導のもと、中央医薬品自治統制委員会が設けられ、医薬品の卸売り価格を統制し需給の調整を計ることが決定された。この決定にもとづいて、三五点の輸入薬品と四三点の和漢薬品の値下げがおこなわれた（小峰 一九三九）。

この医薬品の不足に対応する政策は、単に代用品を生産し流通を統制するだけではなくて、希少な医薬品を有効利用するために、医療全体の構造を変革することも視野に入れていた。医師たちがとくに関心を注いだのが、医師が処方する薬品と、売薬として用いられる薬品のバランスであった。一九三八（昭和一三）年当時において、日本は二億五〇〇〇万円の医薬品を消費していたが、これらのうち売薬が八九〇〇万円、売薬類似の家庭薬が五三〇〇万円を占め、医師が用いるのは一億一〇〇〇万円で全体の半分以下にすぎなかった。滝野川健康調査の実行委員長であった小峰茂之は、この事態に触れて以下のように述べている

かくのごとく、我々直接疾病治療の第一線に立つ医師の使用する薬品が、売薬及び家庭薬品より少ない。右の事実は如何にわが国民が疾病の治療を医師以外のものに受けて居って、不合理にその薬品が濫費されているかを明瞭に物語るものである。故にかくのごとき非常時にあってはこれらの点に対しても深甚なる考慮をなして、薬品の統制節約を計り真の医療の合理化を計るべきであると思うのである。（小峰 一九三九：一一九）

健康調査の実施委員長であり、報告書を執筆した小峰茂之は、医療の多元性を問題の核心として捉え

ることをはっきりと志向していた。ファシズム期の日本の医療にまつわる出版物の常として、小峰の論評では、健兵健民政策というべきものが報告書の前面に押し出され、日中戦争と総力戦を戦うために人的資源の増強を要し、欧米諸国に比したときに五年から一〇年も短い平均寿命は、国家総体としての活動力の減衰を示すものであると、お決まりの警鐘が鳴らされている。そして、衛生思想の普及が徹底していないことや、国民の疾病における治病知識が乏しいこととならんで、治病形態が複雑化していることが、平均寿命が短いことのひとつの原因であるとしている。小峰にとっては、医療の多元化は貴重な医療資源を浪費して国力を弱める敵であった。「古代よりの本能的、経験的の所産としての売薬、民間療法、療術行為、精神療法としての信仰暗示的の活動は、非医師の治療である」と分類し、このように多元的な医療、あるいは昭和に入って多元性がむしろ高まった医療が、医師による治療に使われてしかるべき国民の医療費を無駄遣いさせ、医療資源を無駄に消費していることこそが、国家の人的資源を危うくしていると小峰は論ずる。「生命に直接関係ある医薬品の浪費が、結局かくのごとく生命の浪費を生むことは実に恐怖すべき現象であって、国家としても国民としても時局柄憂慮せざるを得ない」。非科学的な治病行為は「保健国策一元化の建前より見て一日も早く是正すべきである」というのが、小峰の結論になる（小峰　一九三九）。

すなわち、「滝野川健康調査」の直接的な動機は、限定された医療資源を多様な医療者たちのあいだでどう分配するかという問題を解決するためにまず現実を調査することであり、その背後には昭和初期以来の多元的な医療の状況があった。この時期に療術行為の事実上の合法化によって正統医療の一部は自己反省へと追い込まれ、売薬の伝統的な流通機構の一部は崩壊し、資本主義の競争が薬局を脅かしていた。このような「医療の危機」を背景にして、一九三八（昭和一三）年四月から一年にわたっておこなわれたのが、滝野川健康調査なのであった。川上武に代表されるような社会医学と医療福祉の進歩史観を奉ずる論者たちが問題にした、生物学的に定義・測定される健康状態に対して正統医療の供給が不足し配分が偏っている問題だけが、滝野川健康調査にいたった危機的な背景ではなかった。ここで問題にされているのは、生物学的に定義される健康状態というよりむしろ、文化的な行動としての健康行動であり、とりわけ消費活動としての健康への欲望である。そして、それに対して、単に正統医学だけの問題ではなく、多様化した健康サービス全体をどのように組織化し、それらに資源を配分するかの問題であった。言葉をかえれば、医療を正統医療とそのデリバリーの問題として狭く理解したときの「医療の危機」ではなく、さまざまなパターンの医療が、患者の健康行動に対応しながら競合している状況での「医療の危機」であった。

三　滝野川健康調査と治療の代替可能性

滝野川健康調査の結果を集計すると、一九三八（昭和一三）年の東京における治療の多様性が明らかになる。表1は、六つの治病行動の件数と、それが全体の傷病エピソードの何パーセントで用いられたかを表わしたものである（それぞれのパーセンテージを合計すると一〇〇パーセントを超えるのは、ひとつのエピソードに対して複数のタイプの治療が用いられたケースが多いからである）。全体の傷病エ

表1　治療タイプ別傷病件数

治療タイプ	件数	%
医者	1,573	32.2
売薬	3,068	62.9
調剤	439	9.0
民間療法	484	9.9
療術行為	173	3.5
信仰療法	71	1.5
全　体	4,879	—

註：風邪に対して，売薬を飲んだえで医者に行くなど，単一のエピソードに対して複数のタイプの治療法が用いられているケースが多数あるので，各項目の値を足しても全体エピソード数にはならない。
出所：筆者作成。

ピソードのうち三分の一弱が医者によって診察され、三分の二弱に対して売薬・家庭薬が用いられている。この二つがエピソードの数的にいってもっとも重要な治療法であり、調剤・民間療法は一割弱、療術行為、信仰療法はごく少ない。調査方法はかなり厳密なものであって、組織的で大きな記録漏れがあったと信じるべき理由は見当たらない。滝野川健康調査は、死にいたるような重病から、風邪や頭痛はもちろんのこと、ちょっとした切り傷やしもやけにいたるまで、およそ考えられる限りのあらゆる病気と怪我に対する対応を記録した調査であることを考えると、三分の一弱のエピソードが医者にかかっていたという数字は直観的にいって意外に多いというべきであろう。

療術行為と信仰療法がごく少数しかなかったことは注意に値する。現実に用いられていた療術行為が少なかったことは、右に触れたような療術行為の拡大がもたらした反応の大きさに比してやや意外である。この問題は後にふたたび触れる機会があるが、とりあえずは、療術行為は、その推進者が喧伝し、その批判者が深刻に受けとめたわりには、人びとの健康行動に大きな影響を与えてはいなかったと考えるべきであろう。一方、信仰療法については、それが用いられた範囲は、病気の種類についても個人についても限定されている。信仰療法は、「虫封じ」のお札などに代表されるように、その約半分（七一件中三五件）が乳幼児の疾病に対して用いられたものであり、残りの三六件のうち半分の一八件は単一の世帯（滝野川四三番）の三人の成人女性に集中している。主として地方部の村落の研究にもとづいて医療民俗学者が唱える近代医療と前近代の信仰療法の二元論というモデルは、一九三八（昭和一三）年の東京にはまったく当てはまらない。

これらの治療方法は、収入や社会階層などによってどのように違ったのだろうか？ この調査では各々の世帯の収入そのものを計っていないので、「家賃」として記されているものを収入の代替指標として用いる。ここで記されている「家賃」というのは、間借り（二世帯）、借家（二三〇世帯）の場合には、支払っている月額の家賃そのままを、持ち家（一三八世帯）の場合には、賃貸で借りた場合には家賃はいくらになるかという換算数値である。換算の基準や方法などはとくに記されていない[4]。

ある個人が所属している世帯の「家賃」によって当該個人の健康行動がどのように違うのかを数値化して比較するときに、いくつか気をつけなければならない点がある。ひとつは「家賃」によって年齢構成が大きく違うこと、もうひとつは家族と傭人という世帯内の地位の違いが存在することである。表2に掲げたように、「家賃」が低い世帯ほど年少の構成員が多く、高齢者が少ない一方で、「家賃」が高い世帯ほど年少の構成員の割合は小さいという大まかな傾向がある。筆者が別の場所で示唆したように、どの家賃階層においても、年齢によって傷病のエピソードの頻度が大きく変わり、〇歳から一〇歳までの乳幼児と若い子どもは、他の年齢階層と比べて高い割合で傷病にかかりやすい（鈴木 二〇〇四）。家賃階層による健康行動の違いをみるためには、年齢構成の違いをある程度コントロールしなければならない。それと関連して気をつけなければならないもうひとつの点は、「家賃」が高い世帯は、「傭人」と記されている使用人を数多く含んでいることである。この「傭人」はいわゆる女中にとどまらず、工

表2　家賃階層別・家人傭人別年齢構成

年齢	A		B		C		D		合計	
	家人	傭人	家人	傭人	家人	傭人	家人	傭人	家人	傭人
0–4	68		63		60		43		234	0
5–9	86		64		64		59		273	0
10–14	78		62	5	58	6	64	21	294	32
15–19	36	1	52	22	48	45	59	90	353	158
20–29	41	1	69	7	62	22	93	90	385	120
30–39	73		90		88	1	59	2	313	3
40–49	49		66		47		70	4	236	4
50–59	25		31		36		53	2	147	2
60以上	17		19		22		48		106	0
不明			1						1	
合計	473	2	517	34	485	74	548	209	2,342	319

家賃：A＝月額2.8–12.5円（87世帯），B＝13–20円（101世帯），
C＝21–35円（91世帯），D＝40–300円（91世帯），以下同じ。
出所：筆者作成。

場経営者などの家に住み込んでいる労働者によって数が膨らんでいた。そして、この傭人たちは、同じ年代の同じ世帯で「家人」のステータスをもっている者に比べて、より少ないエピソードを報告し、また治療のパターンも違う。家賃がもっとも高いDのバンドに属する世帯において、一年間にわたって調査の対象になった一五歳から三〇歳の家人一八九人が合わせて二九〇件のエピソード（うち医師による治療は一二一件）を報告しているのに対し、同じ家賃バンドに所属し同じ条件を満たす傭人一四四人は、九二件のエピソード（うち医師による治療は三五件）を報告しているにとどまっている。言葉をかえると、「家賃」が高い世帯には、健康行動が大きく異なる家人と傭人という二種類の世帯構成員がいることになる。所属している世帯の家賃による健康行動の違いを計算するときに注意を要する点である。

　このような点に留意したうえで、「家賃」の高低によって治療のパターンが異なることを明確に示す事例をいくつかあげることができる。まず民間療法について、所

得が低い層がこのタイプの療法をより頻繁に用いたことが明らかである。家賃バンドAにおいては、すべてのエピソードのうち一六・〇パーセントにおいて民間療法が用いられたが、Bにおいては一〇・三パーセント、Cは六・〇パーセント、Dは六・四パーセントである。この理由が民間療法の費用がきわめて低いからであることはほぼ確実であろう。民間療法が用いられたエピソード四八九件において、他の項目の費用を排して民間療法に限った費用を計算すると、その中央値は五銭になる。これは「自分で取ってきた」ドクダミやツワブキ、「夏中自分の家で取ったヘチマ水」など、費用なし（〇・〇〇円）というエピソードが一二九件も存在することが大きい。この五銭という中央値は、医師による治療はいうまでもなく、売薬よりもはるかに費用が小さい。売薬・家庭薬が用いられたエピソード三〇七一件においては、その中央値は二〇銭であり、費用なしと記されているのは四件しか存在しない。民間療法は、それが安価なゆえに低所得層に用いられることが多かった。しかしその一方で、低所得層にとって民間療法が傷病の主体を占めていたというのは当たらない。低所得層においても民間療法は比較的マイナーな治療法であった。家賃がもっとも低いバンドAにおいてすら、民間療法を用いたエピソードは一九八件であり、医者にかかったエピソードの件数三五一件と比べるとはるかに少ないのである。

保険が広まる前には、低所得層は医者にかかることができず、民間療法で治療していたというようなステレオタイプは、事実と大きく反しているが、民間療法が低所得層に頻繁にみられたのとは反対に、「医者にかかる」という治療行動は、高所得層により頻繁にみられたことも事実であった。右に触れた高所得層の世帯に集中している「傭人」の影響を取り除くために、「傭人」がいない年齢階層である乳幼児の傷病エピソードについて、それぞれの家賃バンドにおいて、医師による治療を含んでいた傷病エ

表3　家賃別（二分法）の治療のパターン医師による治療と医師によらない治療

	A＋B			C＋D		
	医師を含む治療の割合（%）	医師を含む治療の件数	医師を含まない治療の件数	医師を含む治療の割合（%）	医師を含む治療の件数	医師を含まない治療の件数
乳幼児	33.0	213	439	47.0	185	209
麻疹	15.0	5	9	68.0	17	8

出所：筆者作成。

ピソードの件数と、非医師のみによる件数を比較すると、家賃バンドが低いAとBの世帯においては、乳幼児の傷病のうち三三パーセントが医師による治療を受けているのに対し、CとDを合わせた世帯においては、この数字は四七パーセントになる。あるいは、一九三九年の初頭から滝野川地区で流行があった麻疹に対する治療の記録を用いると、同一の疾患について高所得の世帯と低所得の世帯では対応が違うことを示すことができる。家賃のバンドがAとBの世帯では、麻疹にかかった子ども三四人のうち五人しか医師にかかっておらず、残りは売薬によって治療されている。麻疹に対する売薬治療は、特定の銘柄に偏っており、烏犀角（ウサイカク）が二九件中二二件、救命丸が一〇件に用いられ、烏犀角と救命丸の併用も五件ある[5]。一方、家賃のバンドがCとDの世帯においては、二五件中一七件が医師にかかっている。子どもが麻疹にかかったときに、低所得層においては一四・七パーセントしか医者に見せていないが、高所得層においてはこの比率は六八パーセントに跳ね上がっている（表3）。

この現象に、売薬と医者による診療の価格差が影響したことは確実であろう。医者にかかることは売薬を飲むことに比べて非常に割高なオプションであった。麻疹のエピソードについて検討してみると、売薬の金額は、九銭から一円二〇銭にわたり、平均は約三〇銭である。一方、医師による治療は最低の四〇銭から最高は五円六〇銭にのぼり、平均は二円五〇銭である[6]。両者の価格差は非常に大きい。ここには、医療経済学者がいうところの代替現象が起きている。すなわち、低所得者たちは、より価格が低い売薬で、医者の診療を代替していたと考えてよい。

このような売薬と医師による治療の代替現象は、大まかな傾向としてはその他の病気にも観察される。表4は、健康調査票の記述から病気のエピソードを一九個に分類し、傭人を取り除いたうえで、家賃が低いほうの二つの階層（A＋B）と、高いほうの二つの階層（C＋D）をそれぞれ合計し、医師を含む治療の件数とその割合を示したものである。(7) 一九の疾病分類のうち一五項目において、収入が高い層のほうが、医師による治療を受けた件数の割合が高い。とくに急性伝染病、熱などの項目においては、大きな差が出ている。収入が低い世帯においては、単価が高い医師による治療の代わりに、売薬に代表される治療を用いる傾向があったことが見てとれる。

一方で、表4において、収入が低い世帯のほうが、逆に医師にかかる割合が高い項目がいくつかあることには注意しなければならない。それぞれの項目のエピソードの件数は少ないし、差もそれほど大きいわけではないが、産婦人科、脚気、心臓・脳の疾患といった比較的重篤な疾患において、収入が低い世帯は、収入が高い世帯以上の割合で医者にかかっている。重篤な疾患などについては、低収入の世帯も活発に医師による治療を求めているというパターンは、いくつかの重要な意味をもっている。そのひとつは、これらの病気における診療などは費用がかさむことである。たとえば、「心臓・脳の疾患」のカテゴリーを例にとって医師に支払った金額を検討すると、最低は滝野川地区二六号のK家のM子の一円という数字であるが、これは発病した即日に脳溢血で死亡した例外的なエピソードである。それ以外のケースでは、中和地区一四番のM家のH夫の四円四〇銭から、中和地区一七番のM家のM夫の一一七

表4　家賃別（二分法）・疾病分類別の医師による治療と医師によらない治療の割合

	A+B			C+D		
	医師を含む治療の割合(%)	医師を含む治療の件数	医師を含まない治療の件数	医師を含む治療の割合(%)	医師を含む治療の件数	医師を含まない治療の件数
愁訴・肩こり	0.0	0	68	7.8	6	71
皮膚・しもやけ	1.1	1	92	1.1	1	87
頭痛	2.0	1	49	11.1	5	40
虫*	4.8	1	20	0.0	0	15
外傷	16.8	29	144	19.6	33	135
皮膚	20.2	52	205	22.5	45	155
風邪	21.1	129	483	32.5	149	309
愁訴	22.0	29	103	31.1	33	73
消化器	27.6	107	281	33.6	80	158
熱	28.7	27	67	48.3	28	30
眼科	30.5	36	82	53.1	34	30
急性伝染病	36.4	28	49	72.2	39	15
呼吸器	36.5	61	106	47.1	66	74
産婦人科*	40.0	14	21	35.0	7	13
耳鼻科	61.7	37	23	83.3	55	11
歯科	66.7	98	49	86.5	134	21
脚気*	75.0	12	4	63.6	7	4
脳・心臓*	86.7	13	2	80.0	4	1
その他	44.8	56	69	55.6	50	40
合　計	27.6	731	1,917	37.7	776	1,282

註：家賃が低いバンドのほうが医師による治療の件数の割合が高い疾病分類には*印を付した。
出所：筆者作成。

円にいたるまで、いずれも高額な費用を医師に払っている。同様に、「産婦人科」のカテゴリーにおいても、高額の費用を医師に支払っている世帯が多い。とくに家賃バンドA+Bの妊産婦にみられる三件の「人工流産」が、それぞれ二四円、三二円七〇銭、八五円と非常に高額な数字になっている。収入が低い層においても医師による治療を受けているカテゴリーの傷病は、高度で専門的な医学的な介入が必要になり、高額な医療費がかかるケースが多い傾向があった。麻疹などを売薬ですませて代替しても、いざ重篤な疾患や高度な手術を受ける場合には、高額の医療費を払わなければならない医者による治療を受けているパターンが見てとれる。言葉をかえると、当時の低所得者にとって「代替が効かない」傷

表5　治療タイプ別費用

	合計(円)	全体に対する割合
医師	12,948.37	54.4
買薬	622.24	2.6
家庭薬	843.22	3.5
調剤による・処方箋	149.25	0.6
調剤による・無処方箋	202.46	0.9
民間療法・薬物	203.07	0.9
民間療法・食餌	303.95	1.3
民間療法・その他	92.08	0.4
療術行為・按摩	199.60	0.8
療術行為・鍼	85.15	0.4
療術行為・灸	157.91	0.7
療術行為・電気	217.40	0.9
療術行為・接骨	210.80	0.9
療術行為・指圧	36.00	0.2
療術行為・その他	12.00	0.1
信仰・祈禱	48.23	0.2
信仰・お祓い	9.55	0.0
信仰・護符	0.17	0.0
信仰・お守り	0.00	0.0
信仰・その他	3.38	0.0
衛生材料	649.09	2.7
滋養物	1,779.98	7.5
転地経費	252.50	1.1
看護料	1,136.80	4.8
付帯雑費	3,225.31	13.6
その他	412.07	1.7
治療費用合計	23,800.58	100.0
人員数	1,828	

出所：筆者作成。

表6　医師による治療費の分布

医師による治療の費用（円）	件　数
0*	176
0–0.99	317
1–1.95	293
2–2.95	182
3–4.95	209
5–9.9	174
10–49	172
50–99	30
100–500	17
500以上	3
合　計	1,573

註：0円のなかには保険診療，救護法による診療券などを含む。
出所：筆者作成。

病が存在し、それらの傷病の治療は医者による診療を含む高価なものだったのである。

傷病に費やした費用を、それぞれの項目ごとに表わすと表5のようになり、一見して全体の半分強を医師による治療が占めることがわかる。エピソード件数としては、売薬や家庭薬よりも少ない医師による治療が、費用の点では圧倒的な割合を占めているのは、医者による診療の単価が高いからである。とくに、その他の項目に比べて、医者による治療は非常に高価になることがありうる項目で、五〇〇円以上が三件（肺結核二件と肺炎一件）、一〇〇円以上が一七件あり、そのうち五件は風邪をこじらせて肋膜炎や肺炎などを併発したものである。医師による治療の平均額は約九円五〇銭であるが、この数字はこれらの高額で例外的なケースによって押し上げられた平均であり、中間値をとると二円二〇銭である（表6）。実際、医師による治療の費用の半分以上は二円以下の費用しかかからないエピソードである。これを患者の側からみると、医者にかかるという選択は、時として非常に高額になるリスクをもったオプションであるということになる。

医師による治療のつぎに大きな割合を占めているのは二八八件の「付帯雑費」である。項目の性格上、内容を具体的に特定するのは難しいが、大きな割合を占めているのは「お礼」の類である。医師や看護婦やお世話をしてくれた人びとなどに、請求された料金とは別に「お礼」をすることは現在でもおこなわれる慣行であるが、これが意外に高額である。「二階から落ちて頭に裂傷」を負った西ヶ原二三番の七四歳の女性は、医師に二〇円支払ったのに加えて、「自動車代・お礼」として四〇円を支出している。中里七番のK家は、女の子の「大腸カタル・高熱下痢」で医師に治療を受けたときに、医師に対する治療費一一円七〇銭とは別に、「車代・お礼」として三九円を支出している。中和四番のA家では、その母が「風邪で肺炎」になったときに、医師に一五円、看護婦に四〇円を正規に支払ったほか、「医師看護婦お礼」として三〇円を別に支出している。しかし、この項目で何よりも大きな割合を占めているのは出産のさいのお礼などの費用であった。この項目が二〇円以上の高額にのぼったエピソードは四五件あるが、そのうちの二〇件は出産にまつわるものであった。年齢階層別・性別でみると、二〇歳から三九歳までの女性にとくにこの項目の支出が多いのは、明らかに出産にともなう「お礼」の支出によるものである。それ以外は自動車代、電車代などであるが、「車代」と記されている項目が、医者に払ったいわゆる「お車代」なのか、医院などに行くのに使われたタクシー代なのかはわからない。いずれにせよ、これらの多くは医者の診療に付随する経費であると考えることができる。

七・五パーセントで第三位を占めているのが、二二二件の傷病に用いられている「滋養物」の項目である。病気のときに特別準備された食事と考えればよい。食品の品目が記されているが、牛乳、玉子、リンゴなどの果物がよく用いられ、パン、うどん、カステラ、菓子なども比較的よく使われている。所得によって異なった品目が使われたことはないようである。病人をケアする場の中心が家庭であるパラダイムにおいて、直接の治療費以外にも、病人が世帯の特別な支出の対象になっていたことを表わしている。それ以外の項目については、支出が少ないことが特徴であるというべきであろう。売薬・家庭薬を合わせたものが全体の六・二パーセント、療術行為を合計したものが三・九パーセント、民間療法が二・五パーセント、調剤が一・五パーセント、信仰療法にいたっては〇・三パーセントにすぎない。

エピソードの件数からみたときには全体の三分の一ほどにしかかかっていなかった医師による治療が、費用の点でいうと圧倒的な存在を示し、医師による治療の費用とそれに付随するさまざまな雑費を合計したものが、全体の支出の七割近くを占めているということが示される。これは医療の多元性が深まっている状況において、経済的なヘゲモニーを正規の医療が握っている状態といってもよい。そして、右にも触れたように、医師による治療においては、一握りの高額なエピソードが全体の費用のなかで大きな割合を占めていることであった。費用が高い順に並べたときの上位一パーセントが全体の支出の三一パーセントを、上位五パーセントが全体の五九パーセントを占めているという、高額エピソードの集中現象が起きている。そして、高額エピソードは高所得者たちが独占していたわけではなく、割合は低いが低所得者たちも含まれている。医師に一〇〇円以上支払った一七件のエピソードのうち四件、五〇円以上のエピソード五〇件のうち一〇件は家賃バンドAとBの個人のものである。

高額のエピソードが患者が医師に払った費用のかなりの部分を占めているという事態を、医師の側から考えることもできるだろう。これについては滝野川健康調査は明確な回答を与えてくれないが、高額の治療費を受け取ることができる少数の医師たちと、そうではない医師たちの二極分化が進んでいたのかもしれない。そのように仮定すると、昭和戦前期においてしばしばいわれる「開業医の危機」の実態も明らかになる。また、パーセンテージとしては必ずしも大きな割合を占めていない療術行為は、一回のエピソードで高額の治療費を受け取ることができる医師にとっては大きな脅威ではないが、低額の治療費のエピソードを多くこなして生計を立てている医師にとっては、滝野川健康調査の数字が示唆する以上に大きな経済的な脅威だったのかもしれない。

滝野川健康調査は、社会階層(この場合は所得)による受療行動の違いと共通性の双方を示している。所得によって選ばれる治療手段が変わってくるという代替現象は確かに存在する。民間療法は低所得者層に、医師による治療は高所得者層においてより頻繁に観察される。しかしその一方で、共通性も重要である。高所得者層も民間療法を用いているし、低所得者層も医者にかかっているのである(表7)。とくに大きな意味をもつのは、重篤な疾患であり費用が高額になっても、低所得者層の医者による治療が皆無になるわけではないということである。多様な医療サービス間における価格による代替の原理は、それほど強く働いているわけではない。とくに代替が効かなかった傷病は「死」であった(表8)。滝野川健康調査は合計で二五件の死にいたったエピソードを記録し、このうち家賃バンドAとBの世帯は一四件であるが、出産後の心臓麻痺で医師が呼ばれなかったケース(No.4)を除けば、健康保険と診療券を用いているNo.1とNo.3を含めて、一件残らず医者にかかっており、一〇〇円以上という相当高額な医療費を払っているケースも三件ある。低所得層は、死にいたる傷病に対しても民間療法や売薬で代替し、死亡証明書を書いてもらうためだけに医師を呼んでいたというステレオタイプが漠然と日本の医学史の研究者のあいだで存在しているが、これは事実から大きく

表7　家賃バンド別治療費合計

家賃バンド	医師による金額(円)	治療費用合計(円)	人数	家賃中央値(円)
A	1,801.50	3,730.16	440	10
B	2,140.54	5,001.51	472	16
C	4,338.74	7,152.94	424	27
D	4,667.59	7,915.97	492	50
合　計	12,948.37	23,800.58	1,828	20

出所:筆者作成。

表8　死亡にいたったエピソードにおける医師による治療の日数と費用

No.	家賃バンド	年齢階層	医師による治療の日数	医師による治療の金額	病　　名
1	A	30－39	123	健康保険	心脳炎
2	A	60＋	3	7.00	脳溢血
3	A	20－29	114	診療券	梅毒，心臓脚気
4	A	30－39	1	—	出産後心臓麻痺
5	A	20－29	76	389.50	バセイドウ氏病
6	A	15－19	56	114.60	肋膜炎・腹膜炎
7	A	60＋	3	4.50	脳溢血
8	B	60＋	60	128.80	尿道炎
9	B	0－4	2	8.20	赤痢
10	B	5－9	2	6.50	腸より脳膜炎
11	B	40－49	1	1.00	脳溢血
12	B	0－4	5	21.70	風邪から肺炎
13	B	0－4	2	16.00	生まれた翌日黄色いものをはいた
14	B	0－4	1	5.50	疫痢
15	C	0－4	1	1.50	発育不全
16	C	0－4	1	2.00	先天性発育不全
17	C	60＋	8	11.70	頭を打ったため脳溢血
18	C	30－39	20	106.90	電車にはね飛ばされて前額骨折
19	C	40－49	243	659.30	肺結核
20	D	60＋	2	8.50	朝倒れた
21	D	30－39	103	138.20	坐骨神経痛
22	D	30－39	4	6.80	肺炎
23	D	10－14	119	27.90	脊髄カリエス
24	D	0－4	8	96.22	百日咳から肺炎を起こす
25	D	60＋	11	10.90	慢性腎臓

出所：筆者作成。

離れている。すなわち、死を低価格のタイプの医療では代替できない文化のなかに、一九三八（昭和一三）年の東京の人びとは生きていたのである。このことは、高所得層でも低所得層でも変わらなかった。

四　医療というリスク

この章の目標は、近代日本を対象にしたこれまでの「垂直的なアプローチ」の医学史が示したような、単一の疾病に対して国家が推進し専門家がかかわった対策が順調に進行した姿とは大きく異なった医学史の側面をみせる資料を分析することであった。垂直的アプローチが示したことが、国家と専門家による疾病の管理の「成功」であり「強制」であったとすれば、この章が論じたことは、多様で広範な医療者たちが営んでいた市場でのサービスとしての医療の多元性であり、病気になったときに商品やサービスの消費者としてふるまっていた患者たちの姿であった。二〇世紀前半の日本、とくに東京において進行した医療の多元化は、医師資格を持つ者に脅威を与え、場合によっては彼らの自己反省まで起こしていた。売薬の流通機構は激変して価格破壊が進行し、日中戦争の開始が惹き起こした医療資源の不足は、その分配方式を大規模な仕方で変える政策へと国家を向かわせていた。

この小論が滝野川健康調査の分析にもとづいて明らかにした結果のなかで、二つの点がとくに強調に値するだろう。第一の点は、所得による受療行動の違いは、「低所得者層は医者にかかれなかった」という言い方から漠然と予想されていたよりも、はるかに小さいということである。医師による医療は高所得者層が独占しているものではなかったし、低所得者層は民間療法と売薬だけを使っていたのではなかったということである。たしかに所得によって医者にかかる頻度は変わっている。しかし、それは程度の違いであった。第二の点は、多元的な医療が成立している社会においても、収入にかかわらず、治病行動が限定され、ある手段以外に訴えることがきわめて少ない傷病があるという事実、すなわち代替不能性の概念である。滝野川健康調査の分析は、比較的軽微な傷病については治療の代替が効くが、死にいたるような重篤な傷病は、医師による治療以外の方法では代替できなかったことを示唆している。たとえば風邪や麻疹などのような比較的軽い病気においては、ある程度まで医療を売薬で、あるいは売薬を民間療法で代替していた低所得層においても、重篤な疾患については医師にかかって高額の医療費を払っているケースが存在している。そして、これらの重篤な疾患が費用の点でみると大きな割合を占めているのである。医療の多元性が進展し、医師による治療と、旧い非医師の治療法（たとえば売薬・民間療法・信仰療法）と、新しい非医師の治療法（電気治療などの療術行為）が混在していた状況においても、重篤で高価な治療においては、医師によるヘゲモニーが成立していたのである。

この状況は、医学史における新しいリスクの概念を示唆している。医学史においてリスクが問題にされるときには、疾病のリスクが主に問題になっていた。所得、居住地、性別、職業、教育などの要因によって、死亡のリスク、罹患のリスクがどのように違うのかという問題については、膨大な研究の蓄積がある。現代社会における健康の不平等を取り上げる社会疫学も、死亡と罹患のリスクを問題にしている。それに対して、この小論の分析で明らかになったのは、〈受療するというリスク〉である。推測を許してもらえるならば、高額の医療費がかかったエピソードには、複雑な外科手術などの高度な技術や、入院によらなければ管理できないようなインテンシブなケアなどが含まれていたのだろう。医療の発達と進歩がもたらしたこれらのライフ・セイビングな医療は、おそらく恩恵であったと同時に、それを受けることが大きな経済的なリスクになるようなものであった。こういった治療を受けることは、同じ額の医療費であっても低所得世帯と高所得世帯ではその「重み」が異なり、前者にとってより重くのしかかるものであった。医療の発達と高度化にともなって登場した、高額な医療を受療することになるかもしれない経済的なリスクと背中合わせで、一九三八年の東京の人びとは暮らしていたのである。このリスクが、後の医療保険の拡大と医療の構造にどのような影響を与えたかという問題は、これからの分析課題であろう。

註　記

（1）その個人が経済的に自立させるために医療行為を許可することは、近代初期のヨーロッパにおいても珍しいことではない。貧しい老婆に医療や産婆を許可することは広くおこなわれていた。

（2）そのうち電気療法が一四一七名、高周波電気が二一六名で、両者を合わせて電気療法と考える徒一六三三名と群を抜いて多い。次いで「手技」の五八一名、温灸の四三四名、精神療法の三九二名と続く。田中聡は、奇矯な言動を残した治療者や「ヘンな」健康法を重点的に取り上げているが、面白おかしい治療法や健康法が、このカテゴリーを代表しているわけではない（田中　一九九六）。

（3）医薬分業が成立していた西欧諸国とは異なり、日本の医療においては医師が薬を売って収入とすることが一般的であった。医薬分業は長いこと薬剤師たちの悲願であった。

（4）当然のことながら、「家賃」が高いほど持ち家の割合は高くなる。「家賃」の大小によってA＝月額二・八～一二・五円（八七世帯）、B＝月額一三～二〇円（一〇一世帯）、C＝月額二一～三五円（九一世帯）とD＝月額四〇〜三〇〇〇円（九一世帯）のように世帯を四つに分けたときに、「家賃」がもっとも低いAにおいては八七世帯のうち持ち家は五世帯しかないが、Bにおいては一〇一世帯のうち二三世帯、Cにおいては九一世帯中三一世帯が持ち家に住んでおり、もっとも高いDにおいては九一世帯中七一世帯が持ち家である。

（5）「ウサイカク」と表記された売薬の銘柄は多く、どれが用いられたのか明らかではないが、中国医学の伝統であるクロサイの角を原料に含む（あるいは含んだと称する）売薬である。救命丸も、江戸時代の初期に創製されたと伝えられる栃木の宇津救命丸が有名であるが、この時代には数多の類似品が作られていた。いずれも小児薬として長い伝統をもつ薬である。

（6）麻疹の後に中耳炎を併発したために治療が長期にわたり、医師による治療費だけで五四円払っているケースを除いて計算した。

（7）なお、分類中「虫」とあるのは、「虫に刺された」というときの虫ではなく、「かんの虫」「虫が強い」などの「虫」であり、乳幼児がむずかる状態を指すのに使われた民衆医学の言葉である。

第5章　世紀転換期ドイツにおける病気治療の多元性

ホメオパシー健康雑誌の記事を中心に

服部　伸

一　近代ドイツにおける死因の変化

(1)問題の所在

ホメオパシーとは、一八世紀末にドイツの医師ザムエル・ハーネマンによって考案された治療法であるが、患者に現われている症状と類似した症状の原因となる薬物を、酒精や乳糖を使って極限まで希釈して患者に服用させる薬物治療である。彼は希釈を通して薬物がもつエネルギーを引き出し、この力によって、病んだ身体に刺激を与えて、身体がもつ自然治癒力を呼び覚ますと主張した。ホメオパシーにおいては、疾病とは、身体がもつエネルギーの不足なのである。ハーネマン生存中から今日にいたるまで多くの医師たちが、治療法の有効性を疑ってきたが、ヨーロッパ、南北アメリカ、インドなどでは根強い信奉者が今日でも存在する。ホメオパシー信奉者の多くは、何らかの意味で、分析的で、機械論的な疾病観にもとづく科学的医学の治療効果に満足しない、あるいはその治療方法に不安をもつ患者であり、科学的医学に対して批判的な立場をとっていた。

筆者は、これまでに、帝政期（一八七一～一九一八年）を中心としたドイツのホメオパシー民間人協会運動の活動がもつ社会的意味を、科学的医学の発展および医師の専門職としての地位向上に関連づけながら考察するとともに、民間人によるホメオパシー治療の多様な実態を明らかにしてきた（服部　一九九七、二〇〇五）。これらを通して、なぜ人びとがホメオパシー治療に関心をもったのか、患者たちがどのような疾病に悩まされていたのかをある程度は浮かび上がらせることができたが、そこには帝政期以降の社会変化が織り込まれていない。

帝政期のドイツでは、細菌学や免疫学の発展、麻酔や殺菌・滅菌技術の進歩にともなう外科手術の安全性向上、化学物質の合成による特効薬の創製、科学的な検査法による診断の確実化など、医療をめぐる急激な技術革新によって、科学的医学が急成長をとげた。その結果、長いあいだ人びとに恐れられてきたさまざまな疾病はしだいに克服されつつあった。

他方、科学的医学を生み出す背景ともなった自然科学・科学技術の発展がもたらした、豊かではあるが、高度で複雑な社会では、従来はみられなかった複雑な疾病がつぎつぎと出現してきた。つまり、科学的医学の展開と並行して、必然的に、人びとを苦しめる疾病に質的な変化がみられることになったのである。ただし、この変化は長期のあいだに緩やかに進んでいった。

医療を取り巻くこの変化は、ホメオパシー患者たちにどのように影響を与えたのであろうか。本章では、近代化進行過程で、ホメオパシー患者たちが関心を寄せていた疾病の変化を知るための手がかりを探っていく。この課題に答えるためには、細菌研究が成果を上げはじめた一八七〇年代から、成人病が深刻化する二〇世紀中ごろまでを鳥瞰する必要がある。そこで、本章では、ホメオパシー療法に関心をもつ患者を対象として一八七〇年に創刊され、一九四二年まで七〇年以上にわたって、疾病とその治療法、予防法など、医療関係記事を中心に刊行され続けた『ライプツィヒ・ホメオパシー民衆雑誌』（以下、『民衆雑誌』と略記）に掲載された疾病関係記事の変化を分析していくことにする。

雑誌の編集者と一般読者とのあいだにはある程度の距離があり、雑誌記事が、読者の求めている情報そのものだったわけではない。しかし、一方で、記事を通して読者がその問題に関する情報を得ていたであろうし、他方で、雑誌編集者も読者の興味に沿った記事を提供しようとしたであろうから、記事の分析を通じて、読者の意識を間接的に読みとることは可能であろう。

この雑誌の読者は科学的医学に共感をもたない患者であり、当然のことながら、科学的医学に対して批判的な論調が支配していることは確実である。それにもかかわらず、本章の射程は、ホメオパシー患者に限定されるわけではない。なぜなら、この雑誌の読者層も一般の患者と同じ社会を生き、同じ疾病の危険にさらされていたのである。ホメオパシー患者独特の関心はあるはずだが、同時に、同じ時代を生きた他の人びとと同じ疾病にも関心をもっていたとも考えられる。そこで、本章では、帝国衛生局が出版した一般向け健康啓蒙出版物『健康小本――健康管理のための手引き』（以下、『健康小本』と略記）と、市民層に講読されていた週刊家庭雑誌『イラスト雑誌ガルテンラウベ』（以下、『ガルテンラウベ』と略記）の疾病関連記事をあわせて検討することにより、ホメオパシー患者の特殊性と一般性を確認することにしたい。

都市における死因統計（1877–1913年）

（人口10万人あたり）

呼吸器疾患[3)]（ジフテリア，百日咳，結核を除く）	胃腸カタル，吐瀉[4)]	吐瀉	天然痘	自殺	殺人・暴力・処刑	事故・変死[5)]	その他
303.5	137.5	113.7	0.6	30.1	2.1	41.0	1440.8
308.5	165.4	133.3	1.7	30.8	1.6	34.9	1442.0
267.5	88.4	114.8	0.6	28.0	1.6	33.7	1393.1
317.6	119.2	131.1	0.3	24.8	1.7	33.4	1235.7
253.1	139.6	161.3	0.1	25.1	1.9	32.6	1163.1
278.4	145.3	161.4	0.1	24.1	1.9	36.7	1145.2
251.7	282.5		0.0	25.9	2.1	37.0	947.9
203.4	152.0		0.0	26.3	2.0	35.4	833.5
178.4	122.0			29.0	2.3	38.9	807.3

（1913: 432–3）;（1915: 444–5）; *VSD*（1903: III, 173）より筆者作成。

⑵ 死因統計に現われる疾病の変化

本論に入る前に、帝政期からナチ期にかけてのドイツにおける死亡原因がどのように変化したかをおさえておこう。死に至る病だけが人びとの関心事ではなかったにしても、死因統計を通して、各時代に重大視された疾病が浮かび上がり、人びとの疾病に対する関心を知るための手がかりとなる。ただし、ドイツの死因統計には不備がある。ドイツ全国の死亡調査がおこなわれるようになったのは一八九七年からで（*MSM* 1904: 121）、しかも、全域をカバーするデータが得られるようになったのは一九二四年からである。これとは別に、一八七七年から二〇世紀初頭までは、人口一万五〇〇〇人以上の都市における死因統計があるが、この統計では都市人口の増加にともなって集計される地域が増加することになり、定点観測としての意味がない。このような問題があるが、これらの統計

表1　ドイツ国内人口1万5,000人以上の

	産褥熱	猩紅熱	麻疹・風疹	ジフテリア・クループ	百日咳	チフス[1]	発疹チフス	結核[2]
1877	15.4	61.3	30.0			45.8	1.6	372.1
1880	13.0	56.5	35.0	93.1		43.3	2.6	345.8
1885	10.7	32.5	33.4	122.7		25.2	0.4	344.7
1890	7.2	20.3	31.5	100.5		16.2	0.1	298.2
1895	5.4	19.8	15.2	54.0		10.5	0.1	251.2
1900	4.9	24.0	22.9	27.7		11.3	0.1	222.6
1905	5.2	13.8	16.8	22.4	21.5	6.4		222.6
1910	5.4	11.3	16.8	23.9	16.0	4.4		177.8
1913	5.6	10.4	14.3	21.8	11.8	3.4		156.5

註：1）　1900年以前は腸チフス。
2）　1900年以前は肺結核。
3）　1900年以前は百日咳を除く呼吸器疾患。
4）　1900年以前は吐瀉を除く，急性胃腸疾患。
5）　1900年以前は事故死。

出所：*SJD*（1887: 156–7）;（1897: 195–6）;（1903: 247–8）;（1908: 360–1）;

をつなぎ合わせることによって、長期間にわたる死因の変遷を概観することは可能である。

まず、表1を見てみよう。一八七七年からデータが残っている人口一万五〇〇〇人以上の都市における死因を示した。この統計で、死亡原因としてあげられている項目は、年代によって多少の変更はあるものの、産褥熱、猩紅熱、麻疹・風疹、ジフテリア・クループ、百日咳、腸チフス、発疹チフス、結核、急性呼吸器疾患（ジフテリア・クループ、百日咳、結核を除く）、急性消化器疾患、天然痘、自殺、殺害・暴力・刑死、事故死・変死、その他である。すなわち、疾病による死亡は、伝染病と呼吸器疾患しか項目がもうけられていない。これは、当時の衛生当局の関心が著しく偏っていたことを示している。ちなみに、人口一〇万人あたりの死亡率は、すべての項目で減少傾向にある。そのなかにあっても、ジフテリアの血清療法が開発された影

響で、ジフテリア・クループの死亡率が、一八九〇年代以降に激減していることがとくに目をひく。しかし、猩紅熱や結核などのように、治療法が開発されていなかった伝染病の死亡率も、この期間を通して減少していた。

つぎに示す表2は、一八九七年から始まった全国死因調査の結果である。ただし、帝政期に公表された統計の多くは、ヴァイマル期に公表された統計と整合性をもたない。たとえば、一九〇〇年（*MSM* 1904: 121–57）、一九〇五年（*MSM* 1908: 103–34）、一九一〇年（*MSM* 1913: 141–82）などの死因統計は、乳幼児死亡に対する強い関心のために、年齢別の死因が表で示されているのみで、ヴァイマル期以降のような全体像を示す統計は用意されておらず、本表の作成にあたって活用することができなかった。ここでは、ヴァイマル期に公表された資料をもとに一九一三年から一九三〇年までのデータを示した。

この調査では、表1で示した項目に加えて、死亡原因として虚弱・先天性障害、老衰、インフルエンザ、循環器疾患、脳卒中、他の神経疾患、胃腸疾患、その他の消化器疾患、盲腸、泌尿器・生殖器疾患、ガン、その他の新生物疾患が加えられた。ここに、はじめて成人病に関するデータが記載されるようになった。ちなみに、「一九〇四年版帝国衛生局医療統計報告」に掲載された一九〇〇年の死因報告のなかで、近年、高齢者における新生物疾患による死亡が無視できなくなってきていることが指摘されている（*MSM* 1904: 145）。また、一九〇五年には、別の文書で、大都市においてガン死亡率が高いことが明らかにされている（*VKG* 1905: 79）。

表2からは、一九一三年から一九三〇年のあいだにも、引き続き大半の伝染病による死亡率が減少していることがわかる。ただし、多くの伝染病は、第一次世界大戦中から大戦後にかけて、一時的に死亡

率が高まった。なお、本表には現われないが、いわゆるスペイン風邪の大流行によって、一九一八年にはインフルエンザによる死亡がはね上がった。その後も、しばらくはインフルエンザによる死亡は帝政期よりも高く推移した。同じく本表からは明らかにならないが、血清療法による治療が確立していたはずのジフテリアに関しては、第一次世界大戦後になって、とくに子どもを中心に増加傾向にあり、ヴァイマル期にはジフテリアの恐怖が一時的に再燃していた（*VSD* 1932: II, 4）。しかし、このような現象が現われつつも、全体として伝染病による死亡者が減少したのは明らかである。公衆衛生政策の成功によって大流行を絶ったコレラ、血清療法の成果が現われたジフテリアなどだけでなく、決定的な治療法がいまだ確立していなかった結核による死者も減少を続けていた。

これに対して、ガンについては、この期間を通じて死亡率が上昇を続けたことを読みとることができる。一九三〇年には、肺結核とその他の結核による死者の数よりも、ガン・新生物による死者の数が上回っている。また、循環器疾患による死亡もこの期間を通じてはっきりと増加傾向にあった。

ナチ期には、さらに詳細な死因調査がおこなわれ、これは第二次世界大戦後のドイツ連邦共和国に継承されたが、この統計は項目が多すぎるため、ここでは紹介できない。かわりに、表3では、第二次世界大戦後に公表された主たる死因に関する資料を示す。すでに一九三八年の時点で、典型的な成人病とされるガン・悪性腫瘍、脳卒中、心臓疾患による死亡が、いずれも結核による死亡を上回っていた。

以上の結果を総合すると、一八七〇年代から一九三〇年代中ごろまでのあいだに、ドイツ社会においては、成人病による死亡者数が、伝染病による死亡者数と逆転していたことがわかる。もちろん、ガンに対する関心の高まりや検査技術の高度化によって、それ以前には死因不明とされていたケースが、ガ

死因統計（1913-1930年）

（男女別，人口1万人あたり）

5		6		7		8		9		10a	
麻疹・風疹		ジフテリア・クループ		百日咳		チフス		動物媒介疾患		創傷丹毒	
m	w	m	w	m	w	m	w	m	w	m	w
1.8	1.6	1.9	1.8	1.7	1.8	0.3	0.3	0.0	0.0	0.3	0.3
1.9	1.7	3.7	3.3	1.8	1.9	1.8	0.4	0.0	0.0	0.4	0.3
0.6	0.5	1.4	1.2	1.1	1.1	0.4	0.5	0.0	0.0	0.4	0.2
1.2	1.0	0.5	0.4	1.0	1.0	0.2	0.3	0.0	0.0	0.3	0.3
0.5	0.4	0.9	0.8	0.6	0.6	0.1	0.1	0.0	0.0	0.5	0.4

13		14		15		16		17a		17b	
インフルエンザ		その他の伝染病		呼吸器疾患[1]		循環器疾患		脳卒中		その他の神経疾患	
m	w	m	w	m	w	m	w	m	w	m	w
0.7	0.8	0.4	0.3	8.8	7.3	15.6	16.5	6.0	6.2	7.8	6.1
0.9	1.0	2.0	0.5	9.7	7.8	16.5	16.5	6.2	6.2	8.2	6.1
9.5	9.7	1.5	1.3	7.3	6.0	16.2	17.3	5.6	5.9	7.0	5.3
2.2	2.3	0.7	0.5	5.1	4.0	17.3	17.9	6.4	6.7	5.3	4.2
1.2	1.2	0.5	0.4	4.7	3.6	19.5	20.0	6.2	6.5	4.4	3.6

20b		21a		21b		21c		22		23	
その他の新生物		自殺		殺人・暴力・刑死		事故・変死		その他		不明	
m	w	m	w	m	w	m	w	m	w	m	w
0.9	1.0	3.5	1.2	0.3	0.1	6.1	1.6	13.3	11.5	2.5	2.2
0.7	0.9	2.4	1.1	0.2	0.1	126.2	1.7	13.3	11.4	6.7	3.5
0.9	1.0	2.9	1.5	0.5	0.2	7.8	1.9	10.1	8.6	1.7	1.4
1.1	1.2	3.6	1.3	0.3	0.2	6.1	1.6	7.5	6.1	0.8	0.7
1.5	1.5	4.1	1.6	0.2	0.2	6.3	1.8	5.8	5.0	0.3	0.2

	1		2		3a		3b		4	
	虚弱・先天性障害（生後1年以内）		老　衰（60歳以上）		産褥熱		流産･その他の出産後の疾患		猩紅熱	
	m	w	m	w	m	w	m	w	m	w
1913	11.6	8.8	13.1	17.5		15.9		17.8	0.9	0.9
1915	8.6	6.6	15.2	19.9		19.1		19.5	2.1	2.1
1920	12.0	8.4	13.7	18.8		27.6		20.2	0.3	0.3
1925	8.7	6.2	10.8	14.6		25.0		23.0	0.1	0.1
1930	7.4	5.3	8.6	11.9		26.6		25.4	0.1	0.2

	10b		11a		11b		11c		12	
	その他の創傷感染		肺結核		その他の結核		粟粒結核		肺炎	
	m	w	m	w	m	w	m	w	m	w
1913	0.9	0.6	12.6	11.8	2.0	1.9	0.2	0.2	12.9	10.9
1915	1.7	0.6	13.4	12.2	1.9	1.8	0.2	0.2	13.9	10.9
1920	1.4	1.1	12.6	13.4	2.2	2.2	0.2	0.2	13.5	11.9
1925	1.3	0.9	9.0	8.9	1.6	1.5	0.2	0.2	10.2	8.6
1930	1.3	0.9	7.2	6.1	1.2	1.0	0.2	0.1	9.0	7.5

	18a		18b		18c		19		20a	
	胃腸疾患，吐瀉		その他の消化器疾患[2)]		虫垂炎		泌尿器・生殖器疾患[3)]		ガン	
	m	w	m	w	m	w	m	w	m	w
1913	14.3	11.5	4.7	4.4	0.7	0.5	3.5	2.8	7.4	8.9
1915	10.9	8.7	4.9	4.7	0.6	0.4	3.8	2.8	7.1	8.3
1920	8.0	6.6	4.4	4.6	0.6	0.4	3.4	2.7	7.9	9.5
1925	4.5	3.4	4.8	4.7	0.8	0.5	3.3	2.5	9.3	11.0
1930	2.6	2.0	4.9	4.5	1.0	0.7	4.0	2.9	11.0	12.8

註：1)　ジフテリア，百日咳，結核，肺炎，インフルエンザ，ガン・新生物を除く。
2)　結核，虫垂炎，ガン・新生物を除く。
3)　産褥熱，流産・その他出産後の疾患，ガン・新生物，性病を除く。
出所：*SJD*（1928: 48–51);（1932: 38–41）より筆者作成。

表3　ドイツ国内における主要な死因（1938–1960年）
（男女別，人口1万人あたり）

		1938	1950	1955	1960
結核全般	m	7.0	5.2	2.9	2.5
	w	5.5	2.9	1.2	0.8
呼吸器の結核	m	6.1	4.5	2.6	2.4
	w	4.6	2.2	1.0	0.7
他の器官の結核	m	0.9	0.7	0.3	0.1
	w	0.9	0.7	0.2	0.1
ガン・新生物	m	13.8	16.8	18.4	20.5
	w	15.5	17.1	17.7	18.8
脳卒中	m	9.8	11.6	14.2	13.9
	w	10.5	12.7	15.6	15.5
心臓疾患	m	15.0	17.5	23.3	25.7
	w	16.3	16.3	19.4	20.2
その他の循環器疾患	m	4.8	4.7	5.8	7.0
	w	4.7	4.8	5.7	7.5
肺炎	m	9.5	5.1	4.3	4.2
	w	7.3	4.4	3.5	3.5
先天性障害（生後1年以内）	m	7.1	7.0	5.7	
	w	5.0	4.6	3.9	
老衰	m	8.2	6.5	5.9	4.8
	w	11.5	8.5	7.6	6.5
自殺	m	4.0	2.7	2.6	2.6
	w	1.7	1.2	1.3	1.3
事故	m	7.5	6.9	8.5	8.1
	w	2.6	2.3	3.3	3.5
交通事故	m		2.1	4.0	4.3
	w		0.5	0.9	1.0

註：1938年はドイツ帝国の領域，1950年以降はドイツ連邦共和国領域。
出所：*SJB*（1956: 76）；（1957: 78）；（1962: 86）より筆者作成。

ンによる死亡と確定されるようになったという面もあり、実際にガンによる死亡が増加したかどうかは、にわかには確定しがたい（Proctor 1999: 52–3）。しかし、統計上のガン増加は、ガンの深刻さを同時代の人びとに印象づけることになったのである。

二　民間人によるホメオパシー治療と患者向けホメオパシー健康雑誌

本章の主たる課題は、帝政期からナチ期にかけての民間人向けホメオパシー健康雑誌に掲載された疾病記事の動向を明らかにすることによって、ホメオパシー患者の疾病に関する関心が、この時期を通してどのような変化をとげたのか、また、どのような特質があるのかを浮き彫りにすることである。そのための前提として、この時代のホメオパシー患者にとって、このような雑誌の記事がもつ意味を明らかにしておこう。

ホメオパシー患者の多くは、通常は医師による治療ではなく、治療資格のない民間人による治療を受けていたと考えられる。その理由は、ホメオパシー患者の数に比べて、ホメオパシー治療をおこなう医師（以下、「ホメオパシー医」と略記）の数が著しく少ないからである。

民間人がホメオパシー治療をおこなううえで重要な役割を果たしたのが、ホメオパシー民間人協会である。比較的早い時期に設立された西南ドイツ・ヴュルテンベルクの民間人組織「ハーネマニア」は、ホメオパシーの自己治療をおこなっていたシュトゥットガルトおよびその周辺に居住していた数人の有志による研究会を起源にもち、一八六八年に「ヴュルテンベルク王国・民間人ホメオパシー協会」として再発足したものである。ホメオパシーの考案者ハーネマンにちなんで「ハーネマニア」という愛称をもつこの協会は、民間人によって運営されており、発足以来のほとんどの理事は民間人であった。

この協会では、機関誌『ホメオパシー月報』を発行していたが、その創刊号に掲げられた趣旨説明では、ホメオパシーと自然療法を普及させ、ホメオパシー医による診察を受けられない民間人が、疾病のさいに、高価な治療費を払わずに、自分で家族を治療することを目指すと述べられていた（*HM* 1876: 二）。つまり、患者にホメオパシー治療の方法を教育することが同誌の重要な役割だったのである。そのため、さまざまな疾病について、専門家がホメオパシーでの治療方法を説明する記事が掲載された。

同協会の傘下の地域協会では、月例会において講演がおこなわれ、とくにホメオパシーの治療実践のために、身体に現われるいろいろな症状から疾病を説明し、この疾病に対する治療法を説いた。とりわけ、民間人である会員たちが実際に家庭で役立てることができるテーマとして、初期治療についての講演はたびたび繰り返された（服部　二〇〇五：五九）。このように、民間人協会は、ホメオパシー医療の実践的な知識と能力を学ぶ場であった。

会員は家庭において、講読雑誌やホメオパシー教本を指南書として、家庭内で病人が出たさいには治療を実践した。たとえば、後に有名なホメオパシー医となったリヒャルト・ヘールの母親は、家族や近隣の住人に対してホメオパシー治療をおこなっており、彼女の影響を受けたヘールも、少年時代からホメオパシー文献を読みあさって治療法を身につけた（服部　二〇〇五：五四）。

ホメオパシー患者向け雑誌は、このように家庭治療・自己治療をおこなおうとする人びとの指針となるものであり、雑誌に掲載された記事は、疾病の治療や予防という読者の実用的関心と結びついていた。この種の雑誌として代表的なものが『民衆雑誌』である。

同誌は、ライプツィヒに本拠を置いていたホメオパシー製薬会社・出版社の大手シュヴァーベ社によって発行されていた。その経営は、製薬業と出版業を組み合わせたことに特徴があった。すなわち、患者向けのホメオパシー指南書や雑誌を販売することによって、ホメオパシー治療薬の需要を掘り起こし、大量生産された家庭薬を読者層に販売するのである。同時に、薬局内にホメオパシー診療所を設けて、ホメオパシー医が治療にあたった（Willfahrt 1996: 280–4）。

『民衆雑誌』は、一八七〇年に『ホメオパシー民衆雑誌』の名称で創刊され、一八八六年から雑誌名に発行地の「ライプツィヒ」をつけ加え、一九四二年まで発行を続けた。編集者はつねに医師や薬剤師などの医療専門家があたっており、記事執筆者の多くはホメオパシー医であった。この点で、民間人による記事が多かった『ホメオパシー月報』よりも信頼性が高かった。

しかし、ドイツの医師職業集団である医師会議所に認知されることを目指して、ホメオパシー医師団体であるドイツ・ホメオパシー中央医師会は、一九二六年からは、民間人向け雑誌などに治療を指南する記事を執筆することを自粛するようになった（服部　二〇〇三：一五四〜五）。これ以降、しばらくは民間人による記事が中心となった。一九三〇年代になるとホメオパシー医による記事もふたたび増加したが、具体的な治療についての記事は掲載されなかった。一九二六年までは、主としてホメオパシー治療方法に関する記事が中心で、それ以外にも医療や衛生に関わる記事が掲載されていた。以後、具体的な治療法に関する記事が減少し、ホメオパシー医療に関する教養的読み物が多くなった。

また、同誌を機関誌とする全国各地のホメオパシー民間人協会の活動報告も掲載されていたが、協会の活動に関する記事は、早い時期から別冊に掲載されており、協会活動の記事の増大によって、医療に関する記事が削減されることはなかった。この点でも、民間人協会を中心とするロビー活動、社会運動、政治運動などに関する記事の掲載を優先して、疾病に関する記事が相対的に少なかった『ホメオパシー月報』よりも、健康雑誌として優れていたといえよう。

さらに、ドイツ各地のホメオパシー民間人協会が『民衆雑誌』を機関誌として採用しており、その購読者は全国に広がっていた。一八九〇年代にすでに購読者数が一万人に達しており、一九二六年には発行部数が三万部になっていた（Willfahrt 1996: 286）。西南ドイツ地方誌だった『ホメオパシー月報』と比べると、購読者数ははるかに多く、また、その流通地域は全国的な広がりをもっていた。

以上のように、安定して疾病記事を掲載し、ホメオパシー雑誌のなかでは多くの一般読者を獲得し、しかも、長期間にわたって発行され続けた『民衆雑誌』は、本章の分析にもっともふさわしいといえるだろう。以下では、同誌に掲載された疾病関係記事を分析していくが、そのさい、七〇年を越える長期間の変化を把握するために、数量的な分析をおこない、さらに記事の内容に関わる分析を加える。数量的分析にあたっては、同誌の西暦奇数年発行分から、記事の見出しに含まれる疾病名・器官・症状を抽出し、疾病の種類ごとに分類し、各項目ごとに、調査期間を通じて、掲載件数の変化を調べた。

見出しのなかには、現在の科学的医学で使われている疾病名ばかりとは限らず、歴史的な疾病名、さらには具体的な疾病名ではなく、高熱、鼻汁、発疹、下痢といった症状を表わす言葉もあるが、これらを含むものも疾病記事として数えた。川越修が本書の序章で指摘しているように、帝政期においては死因としてこのような症状を表わす言葉と、病因を表わす言葉が混在していた。今日では、このような混在は、医学の未成熟さを示していると考えられている。しかし、ホメオパシーの場合は、科学的に系統だった分類よりも、具体的に患者に現われている症状を重視する傾向が今日にいたるまで強く、このような症状を示すことは実際の治療現場においても意味があるといえよう。

また、見出しに臓器名がみられるものも疾病記事として数えた。その理由は、臓器に関する解剖学的、生理学的な記事の直後に、その臓器の疾患に関する記事が続いて掲載されるというケースが多く、臓器に関する記事も、各臓器の疾病への関心を読者に喚起しているのである。とくに、一九二六年以降、具体的な治療に関する情報を掲載することが難しくなり、このような記事は増加する傾向にあった。

しかし、薬品名や「食餌療法」のような治療方法を示した見出しは、疾病記事として数えなかった。ホメオパシー医学書では、疾病名・症状別に索引ができていて、それぞれの疾病に応じた薬品名と治療効果を説明するものと、薬品名別に検索ができていて、それぞれの薬品がいかなる症状に対して、どのような効果をもつかを説明するものとの二種類がある。雑誌の記事も、同様に、見出しに疾病名・症状を掲げて、その治療方法を説明するものと、見出しに薬品名を掲げて、その薬品が治療効果を発揮する疾病・症状を説明するものがある。その意味では、薬品名や治療法名も疾病記事の内容を知る手がかりとして、重要な要素である。しかしながら、ホメオパシー治療の場合は、ひとつの薬品が、さまざまな疾病・症状に治療効果を上げることが多く、分類のさいに混乱が生じることが懸念された。本章では、記事のなかで扱われる疾病が、時代ごとに数的にどのように変化したかを中心に分析するので、見出しに薬品名のみを掲げる記事は分析の対象からはずした。治療法だけを見出しに掲げた記事も同様である。

他方で、天然痘の予防法である種痘は、例外的に疾病記事に加えた。これは、天然痘と関連させたわけではない。一九世紀のホメオパシー信奉者たちは、激しい反種痘運動を展開したが、種痘が疾病の原因になると考え、種痘によって生じたさまざまな症状を治療する方法を考案していた（服部　一九九九七・第四章)。この意味で、種痘はひとつの疾病として扱われるべきである。

さらに、本章における疾病記事分類上の留意点について説明しておこう。ここでの疾病の分類は、伝統的に使われてきた疾病概念である症状や疾病の生じる器官と、現代の科学的医学で通常使われる病因が混在している。史料の歴史性と、ホメオパシー医療の特性ゆえに、このように複数の要素を並立させて分類しなければならない。一九世紀末時点では、科学的医学のなかでも、症状や異常箇所をひとつの疾病として把握する傾向が残っていた。さらに、ホメオパシーの場合は現代にいたるまで、科学的医学の病因論よりも、表面に現われる症状を重視する傾向にある。

その一方で、ドイツのホメオパシーは、一九世紀以来、科学的医学との学術的な対話を試みる伝統があり、疾病の分類に関しても、正統医学の用語を使って記述することは珍しくなかった。とりわけ、民間人向けの雑誌やパンフレットでは、一般に利用されている疾病概念を用いて説明する傾向もある。このため、記事の見出しでもさまざまな要素が混在していたのである。

したがって、本章では、じんましんは皮膚の疾患と免疫疾患の両方に分類される。コレラは消化器疾患と伝染病の両方に分類される。これは、『民衆雑誌』の記事見出しでは、じんましんに該当する疾病でも、記事の見出しでは「じんましん」「皮膚病」「アレルギー疾患」として表示される可能性があるからである。同じように、コレラも「コレラ」「胃腸の疾患」「伝染病」などと見出しに表示されるのである。このようにして、見出し上にみられる疾病表示の多様性に対応した。したがって、ひとつの疾病が複数の項目に含まれることが多く、分類項目ごとの合計は記事数を大きく上回る。

ところで、伝染病の項目に含まれるものは、いわゆる法定伝染病や学校伝染病のように感染性が強く、その病状が深刻であると同時代に認識されたものに限定した。たとえば、胃潰瘍の多くは今日ではピロリ菌に起因しているとされているが、通常は伝染性が認められない。また、日常的に起こるさまざまな炎症もここでは除外した。さらに、性病の場合は、法定伝染病であり、伝染性も認められるが、その感染は生活習慣ときわめて密着しているため、別項目とした。したがって、本章において「伝染病」と記すものは、右に記した伝染病に限定される。

このような条件のもとで、抽出した記事の見出しに含まれる疾病名・器官・症状によってを集計・分類して一〇年ごとにまとめたのが、次節で示す表4である。この表によって明確になってきた変化について、さらに記事の内容に現われる特質の検討を加えた。

三　『民衆雑誌』に掲載された疾病関連記事の変遷

⑴伝染病と消化器疾患・呼吸器疾患

それでは、『民衆雑誌』に掲載された疾病関連記事の特徴を明らかにしていこう。表4をご覧いただきたい。年代ごとに記事の見出しに現われた疾病名・器官名を分類してある。まず、一九世紀から二〇世紀初頭にかけて、もっとも深刻な疾病と考えられていた伝染病に関する記事をみてみよう。一八七〇年代には二五点、一八八〇年代には六四点、一八九〇年代には七六点と、疾病記事は一八七〇年代から一八九〇年代にかけて掲載数が増加している。疾病記事のなかで占める割合も、一八七〇年代の一三・

表 4 『ライプツィヒ・ホメオパシー民衆雑誌』掲載疾病記事

（1） 分類別

記事	1870年代		1880年代		1890年代		1900年代		1910年代		1920年代		1930年代	
	実数	%	実数	%	実数	%	実数	%	実数	%	実数	%	実数	%
外傷・火傷・凍傷	2	1.10	5	1.66	6	1.95	7	1.93	17	3.76	11	2.49	6	1.48
骨・筋肉	12	6.59	11	3.64	7	2.27	11	3.04	22	4.87	16	3.62	31	7.64
外科	0	0.00	10	3.31	0	0.00	1	0.28	5	1.11	9	2.04	1	0.25
消化器	24	13.19	44	14.57	42	13.64	46	12.71	43	9.51	30	6.79	55	13.55
呼吸器	27	14.84	43	14.24	29	9.42	35	9.67	42	9.29	31	7.01	24	5.91
循環器	7	3.85	10	3.31	13	4.22	22	6.08	29	6.42	30	6.79	38	9.36
肝臓・胆嚢	0	0.00	6	1.99	2	0.65	4	1.10	13	2.88	3	0.68	12	2.96
耳鼻咽喉	7	3.85	14	4.64	27	8.77	21	5.80	38	8.41	42	9.50	33	8.13
眼科	13	7.14	16	5.30	10	3.25	10	2.76	14	3.10	41	9.28	15	3.69
産科・婦人科	2	1.10	9	2.98	8	2.60	18	4.97	26	5.75	15	3.39	7	1.72
皮膚	19	10.44	29	9.60	26	8.44	31	8.56	48	10.62	44	9.95	40	9.85
泌尿器	3	1.65	6	1.99	9	2.92	14	3.87	20	4.42	12	2.71	11	2.71
生殖器	0	0.00	0	0.00	0	0.00	3	0.83	9	1.99	4	0.90	0	0.00
歯科・口腔	9	4.95	2	0.66	6	1.95	7	1.93	8	1.77	4	0.90	19	4.68
脳・神経	7	3.85	18	5.96	20	6.49	20	5.52	21	4.65	41	9.28	22	5.42
精神疾患	9	4.95	11	3.64	20	6.49	24	6.63	15	3.32	31	7.01	20	4.93
ホルモン	1	0.55	3	0.99	1	0.32	4	1.10	6	1.33	6	1.36	8	1.97
免疫	1	0.55	2	0.66	3	0.97	8	2.21	4	0.88	4	0.90	12	2.96
代謝	0	0.00	1	0.33	1	0.32	4	1.10	0	0.00	3	0.68	5	1.23
ガン・腫瘍	3	1.65	7	2.32	11	3.57	8	2.21	7	1.55	11	2.49	7	1.72
伝染病	25	13.74	64	21.19	76	24.68	49	13.54	60	13.27	56	12.67	30	7.39
性病	1	0.55	0	0.00	1	0.32	10	2.76	4	0.88	7	1.58	1	0.25
種痘	19	10.44	9	2.98	6	1.95	0	0.00	0	0.00	2	0.45	4	0.99
小児	5	2.75	4	1.32	10	3.25	15	4.14	17	3.76	11	2.49	16	3.94
痛み	8	4.40	10	3.31	10	3.25	15	4.14	25	5.53	21	4.75	16	3.94
熱	1	0.55	2	0.66	4	1.30	12	3.31	6	1.33	7	1.58	5	1.23

冷え	0	0.00	1	0.33	1	0.32	1	0.28	3	0.66	2	0.45	3	0.74
毒物・中毒	3	1.65	15	4.97	15	4.87	3	0.83	6	1.33	5	1.13	5	1.23
遺伝	0	0.00	3	0.99	1	0.32	0	0.00	0	0.00	0	0.00	4	0.99
記事数合計	182	100.00	302	100.00	308	100.00	362	100.00	452	100.00	442	100.00	406	100.00

(2) 疾患別

記事	1870年代		1880年代		1890年代		1900年代		1910年代		1920年代		1930年代	
	実数	%	実数	%	実数	%	実数	%	実数	%	実数	%	実数	%
ペスト	1	0.55	0	0.00	3	0.97	2	0.55	2	0.44	0	0.00	0	0.00
コレラ	6	3.30	11	3.64	12	3.90	4	1.10	1	0.22	1	0.23	0	0.00
ジフテリア	9	4.95	18	5.96	10	3.25	8	2.21	5	1.11	10	2.26	3	0.74
感冒・インフルエンザ	0	0.00	2	0.66	5	1.62	6	1.66	14	3.10	8	1.81	5	1.23
結核	2	1.10	18	5.96	15	4.87	11	3.04	12	2.65	18	4.07	3	0.74
梅毒	0	0.00	0	0.00	1	0.32	3	0.83	2	0.44	3	0.68	0	0.00
盲腸炎	0	0.00	0	0.00	1	0.32	7	1.93	0	0.00	6	1.36	6	1.48
ヘルニア	3	1.65	1	0.33	3	0.97	0	0.00	2	0.44	3	0.68	0	0.00
手術	0	0.00	8	2.65	1	0.32	1	0.28	1	0.22	7	1.58	0	0.00
アルコール依存	2	1.10	1	0.33	5	1.62	4	1.10	4	0.88	4	0.90	0	0.00
喫煙	2	1.10	2	0.66	1	0.32	0	0.00	4	0.88	4	0.90	4	0.99
神経症	0	0.00	1	0.33	4	1.30	7	1.93	4	0.88	3	0.68	5	1.23
睡眠・不眠	2	1.10	5	1.66	2	0.65	8	2.21	3	0.66	8	1.81	6	1.48
(偏) 頭痛	3	1.65	5	1.66	5	1.62	6	1.66	7	1.55	3	0.68	4	0.99
糖尿病	1	0.55	3	0.99	1	0.32	1	0.28	3	0.66	6	1.36	7	1.72
高血圧・動脈硬化・脳卒中	0	0.00	0	0.00	1	0.32	4	1.10	9	1.99	4	0.90	5	1.23
痛風	4	2.20	0	0.00	0	0.00	1	0.28	5	1.11	1	0.23	4	0.99
喘息	1	0.55	2	0.66	2	0.65	4	1.10	2	0.44	0	0.00	5	1.23
花粉症	0	0.00	0	0.00	0	0.00	2	0.55	1	0.22	2	0.45	3	0.74

筆者作成。

七四パーセントから一八九〇年代には二四・六八パーセントへと増加が確認できる。しかし、一八九〇年代がピークであり、伝染病に関する記事は、記事掲載数でも、疾病記事中に占める割合でも、その後はほぼ減少傾向にあった。

個別に伝染病をみてみると、コレラは一八七〇年代から一八九〇年代にかけて掲載件数が大きく増加している。しかし、二〇世紀に入るとコレラに関する記事は激減し、一九一〇年代以降はほとんど掲載されていない。一八九二年にハンブルクでコレラが大流行したことと、その後、急激に防疫対策がとられるようになり、コレラの流行がおさえられるようになったことが反映されていると考えられる。

ジフテリアに関する記事は、コレラの記事とは異なる動きをみせた。ジフテリアの記事は、一八七〇年代から一八八〇年代にかけては増加したが、コレラに先んじて一八九〇年代には減少した。これは、アドルフ・フォン・ベーリングによる血清療法の考案によって、ジフテリアに対する恐怖感が軽減されたためと考えられる。ところが、二〇世紀に入ってコレラの記事が激減したのに対して、ジフテリアの場合は一九二〇年代までは、比較的コンスタントに記事が掲載され続けた。とりわけ一九二〇年代には、記事の掲載件数でも比率でもいちどは増加に転じた。これは、先にみたように、一九二〇年代になってジフテリアによる死亡が増加したことと連動していると考えてよいであろう。

結核については、一八七〇年代から一八八〇年代にかけて、記事の掲載件数でも割合でもはっきりとした増加がみられた。その後、一九一〇年代にかけて記事の割合は緩やかに減少したが、一九二〇年代にはやはり一度は記事件数でも割合でも増加に転じ、一九三〇年代には一転して激減した。

伝染病と関係が深いと考えられる消化器疾患と呼吸器疾患に関する記事は、一八七〇年代から一八八〇年代にかけてはその割合が高いが、その後、しだいに減少傾向にあった。ただし、呼吸器疾患は一九三〇年代まで着実に減少していったのに対して、消化器疾患に関しては、一九三〇年代に掲載件数でも割合でも明確に増加に転じた。

その原因のひとつは、精神的な負担が消化器に悪影響を与えることによって生じる疾患が取り上げられるようになったことにある。一八九一年には「神経症的な胃弱」という記事（*LPZ* 1891: 32）が掲載されたほか、胃潰瘍の原因と考えられる胃酸過多に関する記事（ebd.: 31–2）がみられた。一八九九年には「神経症的な消化不良の治療」と題する記事（*LPZ* 1899: 105–6）が掲載された。一九二七年には「神経性」胃炎について（*LPZ* 1927: 449–50）、一九三一年には「神経性」下痢に関する記事（*LPZ* 1931: 427–8）がみられた。典型的な疾病は胃潰瘍であった。一九世紀にはこの疾病はまったく記事見出しにみられなかったが、一九〇一年以降にはしばしば取り上げられるようになった。一九一〇年代には胃潰瘍の記事は姿を消したが、一九一一年には胃酸過多に関する記事が掲載された。一九二一年には胃潰瘍と十二指腸潰瘍の記事が掲載された。一九三〇年代になると、胃潰瘍と十二指腸潰瘍を合わせて六つの記事が掲載された。胃潰瘍は精神的なストレスと結びつけられる疾病であった。一九三三年に掲載された「胃潰瘍――役人の疾患」という記事は（*LPZ* 1933: 27–9）、精神的ストレスが多い人に胃潰瘍が多発するという当時の人びとの意識を反映していた。もうひとつの新しいタイプの消化器疾患は、食欲に関する記事である。食欲不振（*LPZ* 1897: 216–7）、空腹と食欲（*LPZ* 1931: 308–9）、満腹（*LPZ* 1933: 86–7）、満腹感と空腹感（*LPZ* 1939: 17）などの記事が掲載された。以上のように、一九三〇年代に消化器疾患に関する記事が増加した理由は、神経性の疾患への関心と、食欲に関する関心が高まったことを示している。これには、複雑な社会システムと豊かな社会が投影されているといえる。

(2)成人病への関心

成人病的な疾患が多い循環器疾患と肝臓・胆嚢疾患は、世紀転換期ごろから増加が明確になってきた。一九二〇年代には一時的に循環器疾患が微減、肝臓・胆嚢疾患は激減したが、一九三〇年代にはふたたび明確な増加に転じた。そのなかには、糖尿病や痛風のように古くから知られた疾患で一八七〇年代から取り上げられていた疾患がある一方、高血圧、動脈硬化、脳卒中などのように世紀転換期から記事が掲載されるようになった疾患もある。

ガン・腫瘍に関する記事は、すでに一八七〇年代から現われていたが、一八八〇年代と一八九〇年代に増加した。しかし、ピークだった一八九〇年代でも、その割合は三・五七パーセントにすぎない。その後、ガン・腫瘍に関する記事は二パーセント前後で推移した。死因統計では二〇世紀になってガンによる死者が着実に増加傾向にあったが、『民衆雑誌』では、死者の増加に見合うだけの記事増加はみられなかったのである。

皮膚疾患は安定して取り上げられた記事であった。一八七〇年代に一〇・四四パーセントであったが、その後も八パーセント台から一〇パーセント台という高い割合で記事が掲載され続けた。皮膚に現われる疾患は、内臓、循環器、免疫疾患などの疾患に起因することが多く、表面的な治療では快癒することが不可能なことが多い。この分野は科学的医学の対応が遅れていたのに対して、ホメオパシーでは早くから治療法が開発されていた。

この時代には、まだ割合としては高くはないが、今日注目されている免疫疾患や代謝疾患もかなり早い時期から記事に現われていた。アレルギーに関する記事としてもっとも早くから掲載されていたのは喘息で、一八七〇年代から、掲載数は少ないものの、各年代で一～二点は掲載され続けていた。とくに一九三〇年代になると、好んで取り上げられた。花粉症に関する記事は、一九〇〇年代にはじめて現われて、一九二〇年代から一九三〇年代には微増を続けた。免疫疾患全体でみると、一九〇〇年代にいちど、記事掲載数が急激に増加し、その後一九一〇年代と一九二〇年代には記事が減少するものの、一九三〇年代になってふたたび掲載数が激増した。

代謝疾患もやはり一九〇〇年代に掲載記事数が増加し、一九一〇年代にいちどは減少するものの、一九二〇年代から一九三〇年代には増加傾向になった。そのなかで、肥満に関する記事の占める割合が高く、一九〇〇年代、一九二〇年代、一九三〇年代には比較的多く掲載された。

ホルモン疾患は一九〇〇年代から増加傾向にあり、一九三〇年代まで、掲載件数でも掲載割合でも増加していた。そのなかにあって、糖尿病は古くから知られた疾病であり、すでに一八七〇年代から記事の掲載がみられたが、とくに一九一〇年代からはっきりとした増加傾向を読みとることができる。

ハーネマンの時代からホメオパシーでは精神疾患の治療に積極的であったが、精神疾患は一八七〇年代から一九三〇年代にいたるまで、比較的コンスタントに取り上げられている。そのなかでも、とくに一八九〇年代から一九〇〇年代には集中的に取り上げられた。個別の疾患についてみてみると、アルコール依存症、神経衰弱症、不眠症などが、やはり一八九〇年代から二〇世紀初頭の時期に集中的に取り上げられている。これらの疾患に関する記事の割合は、その後やや低くなるが、一九三〇年代にはふたたび増加の傾向にあった。

アルコール依存に関する記事は、すでに一八七〇年代に掲載されていた。しかし、一八七〇年代から一八八〇年代にかけては記事は少なく、一八九〇年代に掲載数が急増した。その後の記事掲載数は横ばいで、一九三〇年代にはまったく掲載されなくなった。

喫煙に関する記事も、すでに一八七〇年代から掲載されていたが、とくに一九一〇年代から一九三〇年代にかけては比較的掲載数が多かった。一八七九年に掲載された「喫煙は有害か」と題する記事では、一方で、精神的リラックス効果など、ニコチンの有用性を認めながらも、ホメオパシーの立場から、その有毒性を明らかにした（*LPZ* 1879: 63–7）。同年に掲載された別の記事では、タバコによって聴覚障害が引き起こされることが指摘された（ebd.: 75）。

一九一三年に掲載された記事では、同時代の医師のあいだで、子どもの喫煙を禁じるべきであるという点で一致があるものの、成人の喫煙については意見が分かれていることを受けて、ニコチンの作用を検討した。この記事では、ニコチンによって循環器疾患が引き起こされると主張された。ニコチンの服用によって、動脈壁の組織が脂肪の付着によって破壊されたり硬化する。その結果、動脈壁の弾力性が失われ、器官への血液供給が減少する。そして、脳卒中、脳軟化、心臓弁膜症、心臓麻痺、水腫、呼吸困難などを引き起こすのである（*LPZ* 1913: 261）。これ以降の喫煙に関する記事では、成人病のリスクが高まるという議論が展開された。一九三〇年代になっても記事の内容には大きな変化はないが、呼吸器官への影響が強調されるようになった。また、口唇ガンとともに舌ガンや喉頭ガンなどのリスクが高まることが示された（*LPZ* 1937: 201–3）。しかし、喫煙のさいの有害物質として取り上げられるのはつねにニコチンであり、タールの有毒性については論じられなかった。また、今日では肺ガンこそが喫煙によって誘発される疾病の代表格として認識されているが、肺ガンと関連づけた記事はみられなかった。ドイツにおいて、タバコに含まれるタールが肺ガンの原因になることを指摘する論文が現われたのは一九三九年になってからであり、しかも、この研究は一部の専門家に知られていただけであった（Proctor 1999: 194–6）、ホメオパシー信奉者たちも、この最新の研究成果を知らなかったのである。

一般の伝染病とは異なり、人間の行動様式が疾病の広がりに強く影響するために、伝染病とは別に分類した性病についてみてみると、一九〇〇年代になって急に記事が増加している。しかし、一九一〇年代には減少し、一九二〇年代にやや増加した後、一九三〇年代には激減した。これに対して、男女生殖器の疾患は一九一〇年代に急増し、一九二〇年代には減少に転じて、一九三〇年代には姿を消した。性病の深刻化が「性」について語るタブーを崩し、生殖器の疾患への関心を誘発したとも考えられる。

(3) 外科的分野と種痘

ホメオパシーは薬物治療をおこなうが、外科的な分野に関する記事も『民衆雑誌』には掲載されていた。外傷・火傷・凍傷に関する記事は、掲載数こそ多くはないものの、コンスタントに取り上げられていた。大半は凍傷や擦り傷のような、日常生活で生じる傷の手当てについて述べたものであった。

一九一〇年代には一時的に掲載された記事数が増加した。その原因は第一次世界大戦であった。一九一五年には、第一次世界大戦に関連づけて、外傷を負ったさいに傷口からの感染を防ぐためのホメオパシー式応急手当ての方法を説明した（*LPZ* 1915: 59–61）。この記事が掲載された後、この治療法の有効性を証明するために合計九つの症例報告が、五回に分けて掲載された（ebd.: 94–7, 123–6, 149–52, 179–80, 207–9）。同年には、「現代の戦争外科の経験」と題する記事も掲載された（ebd.: 153–5）。その後、同年中には機械による負傷の手当てに関する記事も掲載された（ebd.: 293）。これらの記事は、必ずしもすべてが傷痍兵治療の方法を読者に伝えたものとはいえず、むしろ、日常的に生じるケガの治療方法を読者に再確認させたものといえるであろう。

骨・筋肉の疾患は、一八七〇年代と一九三〇年代に好んで掲載されたテーマであった。とくに一八七〇年代には、脱臼と痛風に関する記事が多く取り上げられたためである。一九三〇年代には、一九三一年に「骨、関節、筋肉についての一般論」と題する三回連載の記事が掲載され、骨格や筋肉について、解剖学的、生理学的、病理学的な見地から解説した（*LPZ* 1931: 161–3, 182–3, 207–9）ほか、一九三三年には、やはり三回にわたって「糖尿病、痛風、肥満」と題する記事が連載され、骨の疾病である痛風について論じられた（*LPZ* 1933: 41–5, 68–70, 88–92）。痛風やリューマチに関する記事もしばしば取り上げられた。この二つの疾患は、科学的医学では決定的な治療法を見いだすことができなかったのに対して、ホメオパシーでは早い時期から症状を緩和する方法が開発されていたとされている。

外科に関する記事とは、先述の外傷や骨・筋肉の疾患に関する記事を含まず、記事の見出しに「外科治療」、「外科」、「手術」という言葉が含まれていたものである。一八八〇年代に外科に関する記事は突然増加し、その後、長いあいだこの種の記事は少なかったが、一九一〇年代と一九二〇年代にはふたたび増加を示し、一九三〇年代には激減した。外科の記事のなかで比較的多いのが手術に関するもので、一八八〇年代に掲載された記事一一点のうち四点は手術の記事であった。

一八八五年に掲載された「乳ガンは手術によって治療可能なのか？」という記事では、ガン細胞を切除することによってはガンの再発を防ぐことはできないと主張した。ホメオパシー治療薬によっても完全な治療は不可能であるが、手術による治療の場合よりも、患者の苦痛を効果的に緩和することは可能であり、存命期間も長いと指摘している（*LPZ* 1885: 133）。また、一八八七年に掲載された「生命の危険をともなう手術を適時に回避」と題する記事では、危険な手術が必要であると考えられた肺炎・肋膜炎を患っていた少女を、ホメオパシー医が治療して手術を回避したさいの治療報告である（*LPZ* 1887: 169–70）。これらの記事では、ホメオパシーによる薬物治療が、手術による治療よりも低リスクで高い治療効果を得られることを示したものであった。

手術に関する記事は一八八〇年代と一九二〇年代に集中していたが、手術に関わる疾病はほかの時期にも掲載されている。虫垂（記事の多くは「盲腸」と記している）や虫垂炎に関する記事は、一九〇〇年代に突然増加し、一九一〇年代に減少した後、一九二〇年代から一九三〇年代にもふたたび取り上げられるようになった。虫垂炎は手術による治療が可能になった分野だが、手術を受けることに対する不安が患者のなかには広がっていたのである。一九〇九年には「虫垂摘出後の癒着部分の痛み」と題する記事が掲載されて（*LPZ* 1909: 88–9）、手術後の痛みをホメオパシー治療薬によって軽減する方法を示した。手術を受けることによって、新たな苦痛を患者が抱えこむことになったが、ホメオパシーの薬物療法は、このような不安を解消するものとして提示されたのである。

鼠径ヘルニアも、手術による治療が一般化した疾病である。数は多くはないが、一八七〇年代から一九二〇年代まで、ときどき取り上げられていた。一九二一年にはホメオパシー治療により、手術をせずにヘルニア治療をする方法が報告された（*LPZ* 1921: 102–3, 144–5, 165–6）。

以上のように、外科手術による治療が一般化した疾病を取り上げて、手術による治療の問題点を明らかにしたり、ホメオパシーによる治療方法を示す記事が少なからず掲載されていた。とくに、外科手術による治療が定着した一八八〇年代以降、こうした記事は増加した。外科手術の進歩はさまざまな科学技術の成果を臨床に取り入れた結果であり、治療困難な疾病を手術によって解決する外科は、科学的医学のなかでももっとも華やかな存在であった。『民衆雑誌』は、科学的医学が成果をおさめた分野でのオルタナティブを示していたのであり、そこからは、科学的医学に対する対抗心を読みとることができる。

科学的医学に対抗する意識が強く働いていたもうひとつの分野が種痘であった。一九世紀末まで、ホメオパシー信奉者は繰り返し種痘の有効性に疑問を投げかけ、法律による種痘の強制に反対した。『ホメオパシー月報』では一八七〇年代から一九世紀末までは、ほとんど毎号のように種痘に起因するさまざまな疾病の危険、それらの疾病の治療方法、反種痘運動の活動などに関する記事が掲載されていた（服部 一九九七：第四章）。

『民衆雑誌』においても、種痘に関する記事はしばしば掲載されたが、記事が集中したのは一八七〇年代であり、一八八〇年代から一九九〇年代にかけて掲載された記事の数は減少傾向にあり、二〇世紀に入ると種痘に関する記事はほとんど掲載されなくなった。

『民衆雑誌』において先天性異常や遺伝疾患の記事が非常に少なかったことは注目に値する。一八八〇年代には聾唖（*LPZ* 1887: 93）、先天性奇形（ebd.: 178–81）、色盲（*LPZ* 1889: 88）が、一八九〇年代には精神薄弱（*LPZ* 1893: 4–5）が、それぞれ一度ずつ取り上げられた。遺伝疾患への関心が高まっていた一九三〇年代になっても、言語障害（*LPZ* 1931: 51–7）、色盲（ebd.: 397–9）、血友病（*LPZ* 1939: 93–5）についてそれぞれ一回ずつ記事が掲載されたほか、メンデルの遺伝法則（*LPZ* 1935: 161–4）も一度取り上げられただけであった。

四　ホメオパシー患者の特質

(1)『健康小本』と『ガルテンラウベ』

最後に、『民衆雑誌』掲載記事の特質を明確に浮かび上がらせるための比較対象として、帝国衛生局が発行した『健康小本』と家庭雑誌『ガルテンラウベ』における疾病関連の記述をみてみよう。

まず、『健康小本』は、帝政期からナチ期にかけて、帝国衛生局が国民向けに発行した健康や衛生に関する啓蒙書である。一八九四年に発行された初版は、小本とはいうものの、本文二五四頁に及ぶ大きなもので、語句追加や修正を重ねながら、一九一七年に第一七版が発行されるにいたった。その後、二〇年以上新たに版を重ねることはなかったが、一九四〇年になって完全改訂版が出版された。

『健康小本』の大半は生理学、栄養学、公衆衛生に関する項目であり、伝染病を未然に防ぐための方策を講じていた。疾病に関する記述は比較的少ないが、その大半は伝染病に関する項目であった。個別の伝染病として、麻疹と風疹、猩紅熱、天然痘、発疹チフス、回帰熱、腸チフス、コレラ、赤痢、ジフテリア、百日咳、インフルエンザ、気管支炎、流行性脳炎、マラリア、黄熱病、ペスト、創傷感染、伝染性の眼病、狂犬病、炭疽病、梅毒、ハンセン病、結核などが取り上げられた。とくに天然痘に関しては種痘による予防が有効であり、罹病が減少していることが強調された（Kaiserliches Gesundheitsamt 1895a: 192–3）。また、コレラについては、ロベルト・コッホによって病原菌が発見されており、消毒その他の衛生対策を十分にとることで被害を防ぐことができることも指摘されている（ebd.: 198–200）。肺結核については、近年、大都市を中心に死亡率が高まっており、危機感を募らせていたが、早めに治療を施すことで、全快するか、病気の進行を止めることができるのであり、結核と思われる症状がある場合には医師の診断を受けることも促した（ebd.: 211–4）。

「その他の疾病」としては、当時問題視されていた神経・精神疾患、白血病、糖尿病、痛風、ガンなどについて解説しているが、ガンを除くと詳細な記述はみられなかった。

『健康小本』は一八版まで版を重ねることになるが、そのうち一七版までは一部の語句修正・追加にとどまっていた。修正箇所の多くは、医療や科学技術の進歩、条文の修正などに対応するものであり、本来の同書がもっていた性格を変えるものではなかった。たとえば、一八九五年出版の第四版と第七版とを比べると、後者では、近年の研究成果として、ベーリングによって発見された血清療法によってジフテリアの治療が可能になったことが書き加えられていた（Kaiserliches Gesundheitsamt 1895b: 201）。

『健康小本』の内容が劇的に変化したのは、一九四〇年発行の第一八版であった。この版ではナチ的な世界観が前面に出ており、「人種学」を独立した章として置いた（Reichsgesundheitsamt 1940: 50–68）。疾病他方で、二〇世紀に入ってからの医学がどのように展開したかを示す新しい項目が多数みられた。疾病に関する章では、その冒頭に「遺伝病」の節が置かれた。従来は記述されていなかった先天性精神薄弱、精神分裂、躁鬱病、遺伝性てんかん症、遺伝性舞踏病、遺伝性視覚障害、遺伝性聾、重度の奇形について、それぞれ詳しい説明が付された。従来から遺伝との関連が指摘されていたアルコール依存症についても、遺伝性疾患として詳しく論じられた。白血病や小児糖尿病なども遺伝性疾患として把握され、結核や梅毒のような場合でも遺伝的な体質が、疾病に影響をもつことが指摘された（ebd.: 168–74）。「伝染病」に関しては、依然として最大のスペースを割いていたが、コレラやジフテリアなどの項目が短縮された。その反面、新たに小児麻痺などが加えられたほか、性病が独立した項目となり、梅毒に加えて淋病と下疳についても説明している（ebd.: 202–3）。「その他の疾病」では、新たに血管の疾病という項目がもうけられ、動脈硬化症などについて記述された（ebd.: 208–9）ほか、代謝異常の項目も新設され、これまでにも記述のあった糖尿病や、新たに記述が加えられた肥満について説明された（ebd.: 210–1）。ガンに関しては、早期治療によって完治する可能性があるとして、身体の異常に注意をすることを促した（ebd.: 212）。

つぎに、一九世紀後半から二〇世紀前半の時期に、家庭雑誌として一般向けの医療関係記事を多数掲載したことで知られる『ガルテンラウベ』の記事を概観しよう。同誌はエルンスト・カイルによって、一八五三年にライプツィヒで創刊された。カイルは死去する一八七八年まで編集を続け、その死後は、彼の編集協力者たちによって発行され続けた。その後一八八四年には、シュトゥットガルトのアドルフ・クレーナーに売却され、さらに一九〇四年にベルリンのシャール出版に転売された（Wildmeister 1996: 14–6）。発行部数は、一八五三年の創刊当初は五〇〇〇部であったが、一八五五年には四万二〇〇〇部に増加した。帝政期に入って発行部数はさらに増加し、一八七六年には四六万部を数えている。しかし、カイルの死後は発行部数が減少し、一八八〇年代には二十数万部であった。シャールに売却後は一〇万部程度にまで落ち込み、一九三〇年代中ごろには八万三〇〇〇部であった。このように発行部数が落ち込み、一九四四年に廃刊された（Baumgärtner 2004: 4–6）。なお、これまでの研究によって、この雑誌が保守的な市民的価値観に立脚していたことが指摘されている（Seybold1986: 82–4; Otto 1990: 9–10）。

『ガルテンラウベ』に掲載された疾病に関する記事を『民衆雑誌』と同じ方法で集計したものが表5である。ただし、健康に関わる記事を専門的に扱った『民衆雑誌』に比べて、『ガルテンラウベ』に掲載された記事の数ははるかに少ないため、隔年ではなく、毎年の記事を集計した。それにもかかわらず、関連する記事の数が少ないため、『民衆雑誌』の場合のように時代による記事の変化を読みとることは難しい。とりわけ、シャールに転売後は、編集方針の変化のためか、疾病関連記事の数が激減しており、この前後での比較はあまり意味をなさなくなっている。

それでも表5から読みとることができる特徴のひとつは、帝政初期から一九三〇年代末までを通して、精神疾患に関する記事が多いことである。すでに一八七〇年代に精神疾患に関する記事が、疾病関連記事のなかで一〇パーセントを超えていたが、その後もその比率は上昇を続けた。一九一〇年代には、疾病関連記事が激減したために、その前の一〇年間に比べて、精神疾患に関する記事は二八件から一二件に激減したが、疾病関連記事のなかに占める精神疾患記事の比率は逆に上昇した。この時期には、疾病関連記事のうちの四分の一が精神疾患記事で占められていた。一九二〇年代から一九三〇年代には精神疾患記事の比率は減少を続けたが、『ガルテンラウベ』の疾病関連記事のなかでは高い比率を占め続けた。

精神疾患記事のなかで、当初頻繁に取り上げられたのは睡眠についてであった。睡眠に関する記事は一八七〇年代から一八八〇年代に多くみられ、その後は減少していったが、一九三〇年代にいたるまでしばしば取り上げられた。神経衰弱に関する記事も一八七〇年代に現われていたが、その後一九一〇年代まで増え続けた。ところが、一九二〇年代以降は、精神衰弱に関する記事はほとんど掲載されなくなった。アルコール依存症に関する記事は、一八八〇年代に現われて、一九〇〇年代まで、同誌にしばしば登場した。ただし、一九一〇年代にはまったく論じられなくなっていた。

一九〇三年には鬱病（*GL* 1903: 648–51）について取り上げられたのに続いて、一九〇八年には「精神病院の過去と現在」と題する二回連載の記事が掲載された（*GL* 1908: 160–3, 183–5）。青少年を対象とした精神病治療施設については、一九一二年にも取り上げられている（*GL* 1912: 860–2）。このなかで注目される記事として、第一次世界大戦勃発直前にあたる一九一四年には、「精神病犯罪者から社会を守る」（*GL* 1914: 227–30）という記事が掲載され、社会問題化している精神病が取り上げられたことを指摘しておこう。ここでは社会の敵としての精神病イメージが浮かび上がってきている。

『ガルテンラウベ』のもうひとつの特色として、先天性異常に関する記事が比較的多いことも指摘できる。とりわけ、一八七〇年代には多くの記事がみられた。この時期に、色盲に関する記事が再三掲載されたためである。また、一八七九年には「異常な子ども」という連載記事（*GL* 1879: 34–7, 49–51）が掲載され、視覚障害、聾唖、精神薄弱などについて論じられている。同年には、知恵遅れ・精神薄弱

表5 『ガルテンラウベ』掲載疾病記事

(1) 分類別

記事	1871–1880		1881–1890		1891–1900		1901–1910		1911–1920		1921–1930		1931–1940	
	実数	%	実数	%	実数	%	実数	%	実数	%	実数	%	実数	%
外傷・火傷・凍傷	0	0.00	2	1.87	2	1.94	6	4.35	9	18.75	2	3.64	3	2.56
骨・筋肉	1	1.45	2	1.87	0	0.00	1	0.72	0	0.00	0	0.00	4	3.42
外科	1	1.45	3	2.80	5	4.85	2	1.45	4	8.33	1	1.82	0	0.00
消化器	0	0.00	6	5.61	11	10.68	8	5.80	0	0.00	2	3.64	11	9.40
呼吸器	3	4.35	10	9.35	8	7.77	1	0.72	0	0.00	2	3.64	3	2.56
循環器	8	11.59	5	4.67	5	4.85	8	5.80	2	4.17	1	1.82	6	5.13
肝臓・胆嚢	0	0.00	0	0.00	0	0.00	0	0.00	0	0.00	0	0.00	1	0.85
耳鼻咽喉	3	4.35	4	3.74	4	3.88	6	4.35	1	2.08	0	0.00	6	5.13
眼科	12	17.39	9	8.41	10	9.71	18	13.04	1	2.08	3	5.45	7	5.98
産科・婦人科	0	0.00	0	0.00	0	0.00	0	0.00	1	2.08	1	1.82	2	1.71
皮膚	8	11.59	3	2.80	5	4.85	2	1.45	2	4.17	5	9.09	20	17.09
泌尿器	0	0.00	0	0.00	0	0.00	0	0.00	0	0.00	0	0.00	2	1.71
生殖器	0	0.00	0	0.00	0	0.00	0	0.00	0	0.00	0	0.00	0	0.00
歯科・口腔	3	4.35	2	1.87	5	4.85	5	3.62	1	2.08	2	3.64	2	1.71
脳・神経	3	4.35	5	4.67	6	5.83	6	4.35	3	6.25	0	0.00	3	2.56
精神疾患	7	10.14	17	15.89	13	12.62	28	20.29	12	25.00	14	25.45	17	14.53
ホルモン	0	0.00	2	1.87	0	0.00	1	0.72	0	0.00	0	0.00	5	4.27
免疫	0	0.00	0	0.00	0	0.00	1	0.72	0	0.00	1	1.82	3	2.56
代謝	0	0.00	2	1.87	2	1.94	2	1.45	0	0.00	1	1.82	3	2.56
ガン・腫瘍	0	0.00	1	0.93	0	0.00	1	0.72	1	2.08	0	0.00	0	0.00
伝染病	10	14.49	25	23.36	25	24.27	17	12.32	7	14.58	8	14.55	9	7.69
性病	0	0.00	0	0.00	0	0.00	0	0.00	0	0.00	0	0.00	0	0.00
種痘	0	0.00	0	0.00	0	0.00	2	1.45	1	2.08	0	0.00	0	0.00
小児	5	7.25	16	14.95	7	6.80	11	7.97	8	16.67	0	0.00	10	8.55
痛み	1	1.45	2	1.87	1	0.97	3	2.17	0	0.00	0	0.00	2	1.71
熱	0	0.00	1	0.93	2	1.94	6	4.35	1	2.08	1	1.82	0	0.00

冷え	0	0.00	0	0.00	0	0.00	0	0.00	0	0.00	0	0.00	0	0.00
毒物・中毒	6	8.70	3	2.80	6	5.83	4	2.90	2	4.17	3	5.45	2	1.71
遺伝	15	21.74	1	0.93	3	2.91	4	2.90	1	2.08	5	9.09	0	0.00
記事数合計	69	100.00	107	100.00	103	100.00	138	100.00	48	100.00	55	100.00	117	100.00

（2）疾患別

記事	1871–1880		1881–1890		1891–1900		1901–1910		1911–1920		1921–1930		1931–1940	
	実数	%	実数	%	実数	%	実数	%	実数	%	実数	%	実数	%
ペスト	4	5.80	0	0.00	1	0.97	0	0.00	1	2.08	1	1.82	0	0.00
コレラ	0	0.00	5	4.67	5	4.85	1	0.72	0	0.00	1	1.82	0	0.00
ジフテリア	1	1.45	0	0.00	3	2.91	0	0.00	0	0.00	1	1.82	0	0.00
感冒・インフルエンザ	1	1.45	1	0.93	2	1.94	0	0.00	0	0.00	0	0.00	2	1.71
結核	1	1.45	5	4.67	4	3.88	2	1.45	0	0.00	1	1.82	1	0.85
梅毒	0	0.00	0	0.00	0	0.00	0	0.00	0	0.00	0	0.00	0	0.00
盲腸炎	0	0.00	0	0.00	0	0.00	1	0.72	0	0.00	0	0.00	1	0.85
ヘルニア	0	0.00	0	0.00	0	0.00	0	0.00	0	0.00	0	0.00	0	0.00
手術	0	0.00	2	1.87	3	2.91	0	0.00	0	0.00	1	1.82	0	0.00
アルコール依存	0	0.00	5	4.67	3	2.91	4	2.90	0	0.00	1	1.82	0	0.00
喫煙	0	0.00	2	1.87	0	0.00	2	1.45	0	0.00	0	0.00	2	1.71
神経症	2	2.90	5	4.67	6	5.83	5	3.62	7	14.58	0	0.00	1	0.85
睡眠・不眠	4	5.80	8	7.48	3	2.91	3	2.17	0	0.00	3	5.45	1	0.85
（偏）頭痛	0	0.00	1	0.93	1	0.97	2	1.45	0	0.00	0	0.00	0	0.00
糖尿病	0	0.00	2	1.87	0	0.00	1	0.72	0	0.00	0	0.00	2	1.71
高血圧・動脈硬化・脳卒中	2	2.90	1	0.93	0	0.00	2	1.45	0	0.00	0	0.00	1	0.85
痛風	0	0.00	0	0.00	0	0.00	1	0.72	0	0.00	0	0.00	1	0.85
喘息	0	0.00	0	0.00	1	0.97	0	0.00	0	0.00	1	1.82	1	0.85
花粉症	0	0.00	0	0.00	1	0.97	1	0.72	0	0.00	0	0.00	1	0.85

筆者作成。

の収容施設に関する紹介記事（*GL* 1879: 576）も掲載されている。一八八〇年代以降は、このような記事の割合は減少するが、それでも遺伝に関する記事は好んで取り上げられた。

伝染病に関する記事は、一八八〇年代から一八九〇年代にピークに達し、その後、緩やかに減少していく傾向を読みとることができる。一八八三年にはコッホのエジプト調査のニュースを伝えた（*GL* 1883: 534–6）。コレラに関する報道は一八九〇年代まで続き、一八九二年のハンブルクでのコレラ大流行でピークに達した。結核に関する記事も一八八〇年代から一八九〇年代にかけて繰り返し掲載されている。結核の征圧は抗生物質の開発以降になるが、すでに一八九五年には結核患者減少を伝える記事（*GL* 1895: 467）が掲載されている。

一八八〇年代以降には、伝染病の危険性や被害についてだけではなく、伝染病制圧に向けた動きが伝えられるようになった。コレラ研究以外にも破傷風治療研究の記事（*GL* 1891: 26–8）、ベーリングによるジフテリア血清療法開発の記事（*GL* 1894: 755–6）、マラリア研究に関する報告（*GL* 1901: 346–7）などが掲載された。二〇世紀に入って、『ガルテンラウベ』における伝染病関係記事は減少傾向にあったが、第一次世界大戦中には伝染病流行の危険性を警告する記事が掲載された（*GL* 1917: 347–8）。

『ガルテンラウベ』の場合は、一八八〇年代から一八九〇年代をピークに消化器疾患と呼吸器疾患に関する記事の減少傾向は認められるものの、循環器疾患と肝臓・胆嚢疾患の増加傾向を読みとることは難しい。しかしながら、後者において循環器疾患に関しては軽視されていたとはいえない。すでに一八七八年に脳卒中に関する記事（*GL* 1878: 90）が掲載されていた。また、一八八五年以降、肥満に関する記事が取り上げられ、痩身のための療養施設や療法が紹介されたが、その理由は、肥満が心臓疾患の原因と考えられたからである（*GL* 1885: 262–3, 768–9）。世紀転換期ごろから関心をもたれはじめた動脈硬化に関しては、一九〇四年と一九〇八年に一回ずつ記事が掲載されていた（*GL* 1904: 511–3;1908: 542–6）。ただし、肝臓・胆嚢疾患についてはほとんど記事が掲載されなかった。また、この時代に社会問題と化し、『健康小本』においても『民衆雑誌』においても掲載されていた性病に関しては、『ガルテンラウベ』ではまったく取り上げられなかった。保守的な市民層にとっては、性の問題を家庭に持ち込むことがタブーだったことの表われと考えられる。

(2) ホメオパシー患者の特質

ホメオパシー患者向けの『民衆雑誌』には、内科に関わる疾患だけでなく、多岐にわたる記事が掲載され、彼らが多様な疾病に関心を示していたことがわかる。そのなかで、調査した期間を通じて安定して掲載されていたのは、耳鼻咽喉、眼、皮膚などの疾患に関する記事であった。

調査期間のあいだにはっきりと掲載記事数に変化がみられたのは、伝染病に関する記事と成人病に関する記事である。前者に関する記述が二〇世紀になってしだいに減少していったのに対して、後者に関する記述が一九世紀末ごろから増加していったことである。ただし、この二つの変化は、直線的に進んだわけではなかった。栄養不足や不衛生な環境などが反映される伝染病に関する記述は、一八八〇年代から一八九〇年代にかけてがピークであり、一八七〇年代から一八八〇年代には記事掲載数は大きく増加した。細菌学の研究が進んだことによって、伝染病への問題関心がいったんは高まり、その後、伝染病の克服が進むにつれて、人びとのあいだでの関心は薄れていったと考えられる。もっとも、個々の疾病についてみてみると、疾病ごとの独自の傾向があり、たとえばコレラは、一八九〇年代以降の公衆衛生の成果によって大流行がおさえられ、コレラの記事も二〇世紀に入って激減した。しかし、ジフテリアは、血清療法の開発にもかかわらず、一九二〇年代に再度流行し、ジフテリアの記事は一九二〇年代に増加した。

社会の豊かさが反映されていると考えられる成人病記事掲載件数も、直線的に高まったわけではない。個別疾病によって違いはあるが、多くの疾病は一八九〇年代から一九〇〇年代にいったんは記事が増加し、一時の停滞あるいは減少を経て、一九二〇年代から一九三〇年代にふたたび増加した。これらの疾患の問題性が目につきはじめたのが世紀転換期ごろであり、多くの人びとにとって身近な問題となってきたのが一九二〇年代から一九三〇年代だったと考えれば、死因統計のデータとも合致する。なお、社会の複雑化が反映されていると考えられる精神・神経疾患は、一八九〇年代に増加し、一時停滞した後、やはり一九二〇年代に再度増加に転じた。

そして、一九一〇年代は、全体的に時代の流れが逆行したことになる。その原因と考えられるのは第一次世界大戦である。戦争中から戦後にかけての社会混乱によって、衛生状態や栄養状態が悪化し、古いタイプの疾病がよびさまされたのである。

データが少ない帝国衛生局発行の『健康小本』の内容や家庭雑誌『ガルテンラウベ』掲載記事の分析からは、細かいニュアンスの変化を読みとることはできないが、伝染病から成人病への移行という傾向は『民衆雑誌』と類似しており、ホメオパシー患者の関心が、一般の人びとや政府の関心と同じ傾向を示していたことがわかる。ただし、この移行は、『民衆雑誌』のほうが『健康小本』よりも明確だった。

しかし、『民衆雑誌』からは、ホメオパシー患者の独自性も読みとることができる。たとえば、『健康小本』では、手術などによってガンを治療することが可能であるとしていたが、『民衆雑誌』においては、外科治療の有効性に疑いをもち、死を食い止めることはできないにしても、患者の苦痛を減らしたうえで、疾病の進行をある程度遅らせる治療を推奨した。ホメオパシー患者は、麻酔技術と滅菌技術が確立して、手術による苦痛とリスクが急激に軽減されても、手術による異常部位の切除という機械論的な疾病観にもとづく治療に抗しており、有機体としての身体全体の回復にこだわり続けたのである。

また、先天性異常・遺伝疾患への関心という点では、『民衆雑誌』と、『健康小本』および『ガルテンラウベ』のあいだで明確な違いがある。一九世紀末以降、一般には強い関心をもたれるようになったこの問題に関して、ホメオパシー患者は関心を示さなかった。彼らはもって生まれた身体機能は甘受したうえで、有機体としての身体の向上に努めることを理想とし、根本的な問題解決をはかろうとはしなかった。

さらに、『民衆雑誌』や『ガルテンラウベ』において、比較的早い時期から動脈硬化や高血圧に対する関心が高まっていたのに対して、『健康小本』ではこれらの疾患に関する記述はほとんどみられなかった。これらの疾患についての人びとの関心は、すでに二〇世紀への世紀転換期には高まってはいたが、科学的医学による「解決方法」が見つからなかったため、ガンや先天性異常・遺伝疾患の場合のようには、一般読者向きに具体的な記述をすることができなかったのであろう。

二〇世紀への世紀転換期に、人類は伝染病を克服しつつあったが、そこで、新しい種類の疾病に直面していた。そのなかで、帝国衛生局は先天性異常・遺伝疾患に強い関心を示しつつ、科学的医学が実績を上げはじめた伝染病のいっそうの克服を目指した。他方、ホメオパシー患者は成人病に関心を集中していった。一八八〇年代までは、『民衆雑誌』は、科学的医学と同じ分野で治療成果を上げていることを強調しようとしたが、一八九〇年代以降、「得意分野」である成人病へと関心分野を変えていったのである。

第6章　世紀転換期イギリスにおける「精神薄弱者問題」

上流・中流階級と「公」的管理

大谷　誠

一　世紀転換期イギリスにおける「精神薄弱者問題」とは

本章では、世紀転換期を中心に、近現代のイギリス[1]における、上流・中流階級に属する「精神薄弱者」（現在のイギリスでは「学習困難をもつ人びと」、日本では「知的障害者」と呼ばれている）のケアと「管理」について検討する。精神薄弱者とは、一九一三年の精神薄弱法によれば、誕生時もしくは幼少時から一八歳までに精神に障害をもつことになった者と定義されており、精神に障害をもつが、「正常」な状態に回復する場合もありうる「精神病者」（世紀転換期までは「狂人」と呼ばれていた）とは医学的には区別されていた[2]。

さて、世紀転換期における精神薄弱者の「歴史」を検討している一九八〇年代以前の研究では、「精神薄弱者問題」の構築における優生学の影響を過大に評価してきたという傾向がある。つまり、一八八九年から一九〇二年にかけての南アフリカ戦争での思わぬ苦戦も一因となって、「民族の退化」への懸念から、二〇世紀初頭のイギリスでは、「健康」への関心の高まりと同時に、「病気」を早期に「発見」し、駆除したいという願いが「国家（公）を代表する支配者層」を中心に広がったとする「文脈」のなかで、精神薄弱者に対して実行された処遇を検討するという試みであった。このような研究では、「民族の退化」は国民のなかに精神薄弱者が含まれているからだとする優生学者の「見解」に政治家らが説得されるということで、一九一三年に精神薄弱法が制定される運びとなったと考えられている（Simmons 1978; Barker 1983; Larson 1991）。

しかし、二一世紀を迎え、精神薄弱者史を分析するための「新たな枠組み」が創出されている。現在、この分野の研究者で第一人者と目されているマシュー・トムソンは、「精神薄弱者問題」は、優生学という限られた領域で捉えるべきではなく、より大きな時代的背景のなかで解釈されるべき事柄であると主張する。つまり、トムソンによれば、福祉国家が形づくられるなかで、また、選挙権が全英国民に拡大されようとしていた時代において、個々人がこれら制度の恩恵をこうむるにふさわしい「市民」であるのかどうか「選別」するねらいが、精神薄弱者への処遇が制度化される「時代的背景」にあったのである（Thomson 1998）。

ところが、知的障害者史の優れた研究業績をあげてきたトムソンでさえも、上流・中流階級の精神薄弱者への処遇については触れていない。このことは、トムソンが、労働者階級に属するすべての人びとまでもが福祉国家を構成する市民になるにいたった時代的背景のなかで、下層階級に属する精神薄弱者はソーシャル・レジデューム（「社会的くず」）と関連づけられることで市民にはふさわしくないと考えられたこと、つまり、福祉国家形成には当該階級の精神薄弱者は埒外の存在であるとする暗黙の前提が支配者層の側にはあったことに分析の焦点をおくあまり、国家形成のつねに陣頭的役割を担った、支配者層自身が所属する上流・中流階級の精神薄弱者については、彼の前提とする「時代的背景」から抜け落ちていることに理由があると考えられる。けれども、本章で明らかにしていくとおり、世紀転換期のイギリスでは、上流・中流階級の精神薄弱者のケアと管理に関する議論が精力的におこなわれ、いわば、「精神薄弱者問題」の一翼を担っていったのであった。

だが、上流・中流階級の精神薄弱者への対策における支配者層の言説は、労働者階級の場合とは異なっていることに注意しなければならない。つまり、前者のケースでは、支配者層は当事者本人への処遇以上に、彼を取り巻く家、家庭、または家族への対応に多大な関心を寄せていたということである。実際、世紀転換期において、上流・中流階級の家庭には知的障害者のケアと管理をおこなうだけの「自助能力」が備わっているのかどうか、または、施設などの活用にさいしては家族の「自発性」に委ねるべきかどうかといった議論が、支配者層のあいだで繰り広げられていた。いわば、施設設備への、このような「自発的」な関与は、今日、福祉国家を検討するうえでの重要な概念としての「福祉の混合形態」を想起させるものであり、これこそが本章のテーマを考えていくうえでの分析軸になると思われる(3)。

いうまでもなく、上流・中流階級に属する精神に障害をもつ「患者」の施設収容への家族側からの申し出願いが、世紀転換期において唐突に始まったわけではない。デヴィッド・ライトや鈴木晃仁らが指摘しているように、すでに一九世紀半ばには、家族は精神病、精神薄弱を患う家族の一員から家の財産、もしくは家庭の「平穏」を維持するために、「みずからの意志」で病人である家族を施設へと移したのである(Wright 2001; Suzuki 2006)。当時、精神病施設(アサイラム)が数多く建設され、それに加えて、精神病者に関する法的制度の整備が進められていたが、その一方で、アサイラムの利用の有無は、上流・中流階級の場合にはあくまで家族側に決定権が委ねられていたのであった。このような状況をみるにつけ、ヴィクトリア朝のイギリスでは、社会的上層における精神病者のケアと管理については、中央、地方行政機関の役割は制限されていたと捉えてよい。だが、世紀転換期という時代の固有性を本章のテーマとの関連から示せば、すでに「制度化済み」のはずの事柄に対して、一九世紀後半以降、精神病との違いが明らかにされはじめた精神薄弱という新たな「病」を軸にして、上流・中流階級の精神薄弱者への対応のあり方に対して再検討の余地があるとの声が、支配者層側から浮き出てきたことにある。「精神薄弱」という「慢性疾患」は階級の区別なく「蔓延」する傾向にあるということ、その「病気」に対応する「力」が社会的上層の家庭にさえも宿っていないとの認識が一部の支配者層のあいだでは共有されていたことからも、上流・中流階級における精神薄弱者への処遇に公的機関が関与すべきかどうかが問われたのであり、いわば、福祉国家形成期における上流・中流階級への公権力の介入の是非をも議論されたのである。

さて、先ほどから「精神薄弱者問題」を構築した主体の呼称を「支配者層」と記してきたが、本章では、「支配者層」の内実にも深く切り込むつもりである。つまり、どのような人びと、または組織が、どのような各々の立場から「問題」の構築に関与しようとしたのか、そして、「問題」の最終的な形成にあたり生じることになった意見の相克について検討することで、精神薄弱者のケアと管理をおこなおうとする主体の実情について明らかにしたい。具体的には、精神薄弱法案のための議会審議（一九一二〜一三年）（Thomson 1998: ch. 1）に先立って、一九〇四年から一九〇八年にかけて開催された「精神薄弱者のケアと管理に関する王立委員会」(Royal Commission on the Care and Control of the Feeble-Minded〔以下、Roy. Com. と略記〕1908a, b, c, d)を取り上げる。詳細な検討は第三節でおこなうことになるが、この委員会には、精神薄弱者のケアと管理に関する「専門家」と称される者がイギリス中から一同に会し、「問題」対策への方向づけをおこなったのである。さまざまな分野の専門家たちによって議論され、そして答申された「王立委員会」の中味が議会審議のゆくえに大きな影響を与えたことからも、委員会にて専門家のあいだで繰り広げられた議論は「政策」を決定するうえでの重要な鍵となったといえよう。

精神薄弱法案の審議に加わったヨシア・ウェッジウッド自由党議員が、「専門家、医師、または優生学者が、何がしは社会にとって危険であり、監禁すべきである、と言えば、素人がその根拠を批判することは可能ではない」(House of Commons 1912: 649)と警告しているように、王立委員会での専門家による話し合いは、議会よりもはるかに重要な政策論争の場であったとみなしても過言ではない。本章では、上流・中流階級の精神薄弱者への処遇に関して、従来の研究にみられる優生学者の活動に焦点をおくのではなく、どのような立場の専門家の考えが、いかなる立場の専門家の発言を封じ込めることで、委員会の結論、つまり「精神薄弱者問題」の解決法の作成に大きく寄与したのかについて吟味したい。もう少し踏み込んでいえば、「私的領域」にて活動する専門家集団が、「公的領域」における専門家集団と、どのような交渉をおこなったのかについて明らかにしたい。「精神薄弱者問題」において、世紀転換期までは、前者が問題解決に率先して行動していたが、一九一三年法が施行後は、後者に吸収されながらも、その実、政策運営のなかで重要な任務を課せられていたとの歴史的推移については、トムソンがすでに明らかにしているが（Thomson 1998: ch. 4）、こと上流・中流階級の精神薄弱者への対策について焦点を絞って、両領域の専門家集団の関係性について分析している研究はいまだ存在しない。

分析手段としては、「王立委員会」において、一九〇四～六年と一九〇六～七年にかけての二度にわたり実施された『参考人質疑』（Roy. Com. 1908a, b, c）、さらに、一九〇八年に作成された委員会『報告書』（Roy. Com. 1908d）を史料として取り上げる。実際、トムソンなどの先行研究では、委員会の結論として提示された箇所に分析の焦点を置くあまり、結論が導かれるまでの議論の過程である部分が見過ごされてきた感がある。上流・中流階級の精神薄弱者に関する議論は、相対的数量としては下層階級の「問題」に及びはしないが、とくに「参考人質疑」では、質疑参加者の専門家の関心を引くテーマとなっているので、その部分に大いに注目したいと考える。

なお、本章において、「精神薄弱者」や「狂人」など、現代では不適切な表現をいくつか使用しているが、過去の状況を考察する目的で用いており、この点についてのご了解をお願いしたい。

二　ヴィクトリア朝における上流・中流階級の狂人、精神薄弱者への処遇

⑴上流・中流階級の狂人、精神薄弱者が収容されていた施設について

一九世紀のイギリスにおいて、社会的上層に属する狂人、精神薄弱者の収容施設には、シングル・ハウス、私立アサイラム、チャリティ・アサイラムの三つの形態があった。シングル・ハウスとは、一人

の狂人、精神薄弱者が収容されている施設のことを意味し、医師がその経営に関与することもあった。その一方、私立アサイラムもシングル・ハウスと同じく医師などの運営によって成り立っている施設であるが、二人以上の狂人、精神薄弱者を入所させているところに前者との違いがある。[4] また、双方とも、施設の財政基盤は患者の家族からの利用費によって賄われていた。もっとも有名な精神薄弱者専用の私立アサイラムだったノーマンズフィールド・アサイラムでは、テムズ川沿いの緑豊かな庭園の敷地に建立された上流風の建物に一二〇人の知的障害者が「生活」しており、さらには劇場も完備されていた（Barrett 1987: 72–3; ワード　二〇〇六：七八～一二四）。

チャリティ・アサイラムも私立アサイラムと同じく、二人以上の狂人、精神薄弱者を収容している施設のことを意味するが、後者がその資金源を患者の入所費に全面的に依存していたのに対して、前者は、それを入所費だけではなく、多くの篤志家による寄付金にも頼っていたことに、両者の違いがある。それゆえ、収容されていた狂人や精神薄弱者は上流階級から貧困階級にわたる出身者で構成されていた。よく知られた精神薄弱者専用のチャリティ・アサイラムのひとつに、アールズウッド・アサイラムがある。デヴィッド・ライトの研究によれば、一八六一年から一八八一年のあいだに入所していた全精神薄弱児四一二名のうち、扶養者が利用費を全額支払っていた児童は二六四名である。額としては年額五〇ポンドが普通であるが、より良いサービスを受けるにあたり、最高で年額二五〇ポンドを支払った親もいた（Wright 2001: 79）。この五〇ポンドという額は、私立のティシュハースト・アサイラムにおいて入院に必要な最低額と定められていたことからも、この費用を払えるのか否かが中流階級と下層階級――彼らは無料であった（ibid.: 79）――との分岐点であったと思われる。アールズウッド・アサイラムの入所費用を全額支払った親の職種は、外科医、事務弁護士、商人、製造業者などであった（ibid.: 69–76）。

その一方で、一九世紀のイギリスでは、下層階級向けの施設としてカウンティ・アサイラムが数多く建設されていた。一八〇八年のカウンティ・アサイラム法が施行されて以降、各地方行政庁（各教区）の財政的支援のもとに公立アサイラムの建設が求められたのである。この政策は一八三四年の救貧法改革と連動しており、精神病、精神薄弱の「病的症状」をもつ者をワークハウスから施設に移動させ、ワークハウスを懲罰的性格の濃い収容所に変容させることで、貧困層に属する「健常者」のワークハウスへの頻繁なる使用を思いとどまらせるねらいがあった。一八六七年には、ロンドン市を区分けしていた救貧教区が合併して、各区域の施設運営を一手に引き受けた首都アサイラム委員会が設立され、カタハム、リーベスデン、ダレンスの三つの、各々二〇〇〇人もの狂人、精神薄弱者を収容する巨大な公立アサイラムが開設されたのであった（Scull 1993: 267–93, 303–74; Wright 2001: 179）。

以上、一九世紀イギリスにおける上流・中流階級の狂人、精神薄弱者用の施設の形態について大まかにみてきたが、注意しなければならないことは、彼らのアサイラム収容において行政機関が関与した形跡は、次項にて言及する当事者からの家の財産保護にまつわる諸問題への「干渉」を除いて、ほとんどないに等しいということである。むろん、それ以外にも、公的機関による介入がまったくゼロだったということではなく、一七七四年に狂気ハウス法が施行されて以降、ロンドン地区の限定ではあるが、私立施設に内科医委員会所属の監察官による査察がおこなわれ、開設が「認可」された施設にはライセンスが交付されることになったように、行政機関がまったく私立アサイラムなどの運営を野放しにしていたのではない。しかし、すでに指摘されているとおり、この法律の実効性は非常に乏しく、少なくとも一九世紀の三分の二期までは、私立施設、とくにシングル・ハウス内での状況については不透明であるとの印象が世間にはあった（Hervey 1985: 98–103; Mackenzie 1992: 193–5)。そのうえ、ライトが主張しているように、一九世紀半ばにおいて、上流・中流階級の精神薄弱者が施設に収容される場合、その入所決定に対して主導権を握るのは家族の側である。アールズウッド・アサイラムの利用を家族に決定づけさせたものは、当時、ジョン・コノリー医師などによって宣伝されていた精神薄弱児に対しての「教育的効果」であった（Wright 2001: 74–5)。また、鈴木が説明しているところでは、同時代、社会的上層に属する狂人、精神薄弱者の多くが彼らの家にて対処されており、とくにロンドン地区では、家族が監視人——私立施設で勤務経験のある精神医療に関する知識をもった者——を雇用して患者のケアと管理に当たらせていた（Suzuki 2006: ch. 4)。したがって、ライトや鈴木が明らかにしているとおり、公的機関による下層階級の「患者」のカウンティ・アサイラムへの収容が着々と進行していた一九世紀半ば以降（Scull 1993: 267–93, 303–74; Bartlett 1999: chs. 2, 3)、上流・中流階級の狂人、精神薄弱者の施設収容は家族の「自主性」に委ねられていたと推測されるのである。

(2) 狂人、精神薄弱者を処遇する公的機関と専門職団体

この項では、一九世紀イギリスにおける狂人や精神薄弱者への対策にあたって、特定の専門職団体の活動だけを取り上げることのないように心がけつつ、どのような組織集団が「公的領域」における活動に関与していたのかについて検討したい。このことは本章の分析課題である世紀転換期の「精神薄弱者

問題」を考慮するうえで、これまでの研究がとかく偏重しがちであった優生学者の活動状況に精神薄弱者への処遇をリンクして考えるという解釈のあり方からの脱却を目指すねらいがある。さらに、上流・中流階級の狂人などへの対応に焦点を当てながら、「私的領域」とされていた当該者のケアと管理に対して公的機関がどのように関わろうとしたのかについて明らかにしたい。具体的には、「狂気」委員会、医師団体（王立内科医協会、精神医療協会）、狂気担当主事、民間扶助団体（慈善組織協会、全国精神薄弱者福祉向上協会）の順に考察していく。

まず、狂気委員会とは一八四五年に成立した狂気法の施行にともない設立された公的機関であるが、その前身は、一七七四年に設立された内科医委員会にさかのぼり、王立内科医協会所属の医師によって構成されていた。王立内科医協会とは、内科医免許資格を付与する医師団体であり、一五一八年の国王特許状にて公認された機関である。内科医委員会が発足した当初は、右に触れたようにロンドン地区に限定した私立施設の監察などを主たる業務としていたが、一八二八年に狂気ハウス法が成立し、その名称を首都委員会に変更して以降、担当地域をイングランドにまで拡大しようともくろんだ。また、一八〇八年、一八四五年にカウンティ・アサイラム開設についての一連の法律が施行されると、各地方の公立アサイラムの統轄を担うことになった。狂気委員会は内務省の管轄にあり、三人の医師と三人の法廷弁護士の委員（有給）、さらには五人の名誉委員（無給）――一八四五年当時で五人中、四人が国会議員――で構成されていた。

すでに明らかにされているように、設立直後の狂気委員会には大きく二つの「使命」が課せられていた。ひとつめが、ワークハウスなどに収監されており、非専門家の監視のもとにあった貧困狂人をすみやかに、精神科医師が医務官を勤める公立アサイラムへ移動させることである。この点は、本章の課題と異なるので詳しくは述べないが、ピーター・バートレットによると、狂人への監督責任をめぐっての狂気委員会と救貧法行政官とのあいだに紛争が起きていたのである（Bartlett 1999）。

そして、二つめが本テーマと大きく関わりのある点であり、私立アサイラム、シングル・ハウスなどにて処置されている狂人を行政機関の「支配下」に置く役割である。一七七四年に内科医委員会による私立施設への管理監督が取り決められた後も、その法的効果は甚だ不十分であったことはすでに示唆したが、一八五〇年代になると、庶民院の部局委員会において、私立施設などでの狂人への処遇の「実態」を解明しようとする試みがあった。部局委員会では、私立アサイラム、シングル・ハウスなどに収容されている狂人は、医師、監視人または家族によって「不当に監禁」されたのではないかとする「疑念」が議論され、私立施設での狂人の「収監」を抑制する主旨の声明が提出された。この委員会の動向に大きな発言力をもった人物が、狂気委員会委員の名誉委員であり、トーリー党議員の第七代シャフツベリー伯爵であった。彼は、私立施設は、患者の入所費用で経営が成り立っていることから、運営に関わる医師は被収容者をできる限り長い期間にわたって「拘束」したいと考え、そのこと自体が「不当な監禁」を生み出す温床になっている、との持論を展開している（Jones 1960: 13–6）。シャフツベリーは、一八三四年から一八八五年までの長きにわたって狂気委員会議長という要職に就いていたことからも推測されるように、狂気委員会の進むべき道に影響力を行使したと考えられる。実際、一八五九年の部局委員会による『報告書』の発行を受けて、狂気委員会はシングル・ハウスなど、「私的空間」において狂人を収容することの法的制限を求めていくことになった。

つぎに、医師団体（王立内科医協会、精神医療協会）の活動状況を取り上げる。一八五九年、部局委員会の『報告書』を受けて、医師のあいだでも「私的空間」における狂人への処遇が大きく問題視されるようになり、一八七〇年代から一八八〇年代にかけて、医学雑誌『ランセット』（*Lancet*）や『イギリス医学ジャーナル』（*British Medical Journal*）においては、私立アサイラムなどにおける不当な監禁に対して改善を求める記事がいくつも掲載されていた。このような記事によれば、そもそもアサイラムには精神科医師が不在な場合が多く、その原因として、他の医師と比較して彼らの相対的な社会的地位が低いためになり手が少ないとのことであった（Mackenzie 1992: 195–6）。精神医療を専門とする医師も彼らの境遇の悪さにただ手をこまねくのではなく、一八六五年には精神医療協会を立ち上げたが、その機関誌『精神科学ジャーナル』（*Journal of Mental Science*）のなかでも、私立施設の運営禁止を認める論評が掲載されている（ibid.: 198）。

しかし、シャーロット・マッケンジーが指摘しているとおり、精神医療協会を構成する医師による私立アサイラムなどの「改良」への主張は必ずしも「一枚岩」ではなかった。つまり、公立アサイラムなどに勤務する医師が、私立施設などの「撲滅」を求めるうえでの狂気法の一部見直し（私立施設の運営禁止）を求めたのに対して、私立アサイラムなどの運営に関与する医師は、このような狂気法改正への気運に対して反対の立場をとり、議会にてロビー活動を展開している。さらに、狂気法改正に対して慎重な姿勢を示した医師のなかには、後の一八九二年から狂気委員会委員を務めることになったフレドリック・ニードハムも含まれている（Mackenzie 1992: 198–203）。したがって、先に、狂気委員会は「私的空間」にて狂人を処遇することへの法的制限を求めていると述べたが、ニードハムが委員に選出された事実から想像されるように、狂気委員会も固い結束力を保っていたのではない。一七七四年に狂気ハウス法が施行された後、私立施設への公的機関による監察などの実施が進まない状況については先述したが、このことは、そもそも、狂気委員会前身の内科医委員会に所属する私立施設と関係のある医師と、当該施設に勤務する医師によるサボタージュによって生み出されたのである（Hervey1985: 98–103; Mackenzie 1992: 194）。そのうえ、王立内科医協会も狂気法の改正には反対の立場を表明しており（Mackenzie 1992: 201）、上流・中流階級の狂人を行政機関の「管理下」に置くことへの制度づくりは険しい道のりにあった。

結果的には、一八九〇年に狂気法は改正されることになり、シングル・ハウス、私立アサイラムなどはすべて認可制となり、これ以上の私立施設の認可を認めないことが決定された。だが、公立アサイラム所属の医師などの視点が完全に盛り込まれたわけではなく、私立アサイラムなどに狂人が収容されることは引き続き認められ、運営停止という最悪の事態からはまぬがれた（Mackenzie 1992: 203–5）。そして、この件に関する公立と私立施設関係者とのあいだでの「争い」は、狂気から精神薄弱へと対象とする「症状」を移して、二〇世紀初頭まで継続することになるのであった。

それでは、三つめの機関として、狂気担当主事の役割について言及しよう。一九世紀まで、上流・中流階級の狂人が公の機関の「監督下」に置かれる場合、それは往々にして、「家」の財産（遺産）の保護をめぐる家族側からの申し出によって実行された。つまり、一家の経済的安定を破壊した、もしくは、そうしかねない精神に疾患をもつ家族の一員から「家」を守りたいと願う家族が、国の機構に家族の一員の法的処置（禁治産処分）を要請することであった。この事例について、鈴木が詳細なる分析を通じて主張しているように、狂人などの施設収容はあくまでも家族という「私的領域」からの発動を通じて、「公的機関」が応じ、そして双方の「交渉」のもとで物事が進行するという力関係の上に成り立っていたのである（Suzuki 2006: ch. 4）。

富裕階級の狂人の財産管理を取り仕切る公的機関は、右にあげた狂気担当主事であり、その設立は遠く一四世紀にまでさかのぼる。中世の時代、国王が、狂人と思われる者の土地の管理に対する国王大権を有しており、直接統治を実行する代わりに、その権限を司法官最高位にある大法官に委託した。一五四〇年、狂人の財産を保護する目的で後見裁判所が設立され、狂気担当主事は富裕階級の家族の要請に応じて、精神的に疾患をもつ家族一員の法的手続きをおこなうようになる。一六六〇年以降、後見裁判所の機能は大法官裁判所へと移ったが、一八世紀を通じて裁判所は「腐敗」の温床となり、狂気担当主事が依頼人から不正な額の金銭を受け取っていたことがたびたび明るみに出されるようになる。このような狂気担当主事をめぐる「スキャンダル」が暴露されたことを受けて、一九世紀になると国家による組織の諸改革が実行されるにいたった。一八五三年には、これまでの名誉職的傾向の強かった職種の体質を改めて、二人の常勤の狂気担当主事（法廷弁護士）を任命し、専門職であることを明確化した。一八六二年の修正では、法的訴訟手続きにかかる莫大なる費用を削減し、顧客の社会的階層の偏りを是正しようとした（Suzuki 2006: 19–20）。このような諸改革の結果、一八六〇年代から一八七〇年代にかけて、狂気担当主事が受け持つ「患者数」は飛躍的に増加したのである（ibid.: 22–3, Figs. 1, 2を参照）。

しかし、一八八〇年以降、「患者数」は減少に転ずるようになる（Suzuki 2006: 22–3, Figs. 1, 2を参照）。狂気委員会議長シャフツベリーや精神医療協会などの尽力により、一八九〇年に改正された狂気法において、狂気担当主事による法的手続きの効力は引き続き維持される一方で、狂人や精神薄弱者を抱える上流・中流階級の家族にとって、狂気担当主事の利用を回避できる「画期的な」方法が成立していたことが、「患者数」の減少を生み出す理由であったと考えられる。法改正以前においては、依頼人が家庭内の狂人などから家の財産を法的な保護のもとに置くためには、狂気担当主事による「審問」を利用しなければならず、「審問」の結果、当事者が禁治産であることが宣告された場合には、彼または彼女は市民権をも奪われることになった。また、狂人という「認定」が裁判官の命令で下された後、アサイラムなどに収容されていたとしても、当事者の精神的疾患に原因があると思われる「放蕩的行為」に対して、家族が法的処置をおこなう場合には、「審問」を受ける必要があった。だが、一八九〇年成立の狂気法の第一一六節Cにおいて、精神病である家族一員を抱える社会的上層の一家にとって、狂気担当主事の「審問」によって提供される「保護」と同様のものが、裁判官からの「認定」を「当事者に受けさせるだけで獲得できるようになった」のである（ibid.: 20–1）。これによって、私立アサイラムなどに入れられている狂人の「監察」を業務としてきた狂気委員会にとっては、「財産管理」の理由で収容された狂人の件――この業務はこれまで狂気担当主事が関わってきた――をも引き受けることが可能となり、みずからの勢力を拡大する好機をえた。その一方で、財産保全を法的訴訟手続きなしにおこなうことが可能になったわけだが、当然のこととして、世紀転換期の王立委員会では狂気担当主事の機能そのものが問われはじめた。

最後に、民間扶助団体（慈善組織協会、全国精神薄弱者福祉向上協会）の取り組みについてみてみよう。一九世紀の一〇〇年間も四分の三を過ぎるころまで、以上に列挙した各専門職団体が対象とした

「症状」は精神病および精神薄弱であり、両者の違いを明確に視野に入れながら各々に異なる対応を講じることはなかった。まして、本章のテーマである精神薄弱はつねに狂気の陰に隠れる「病」であり、狂気委員会の『年鑑報告書』などでも議題のトップに位置することはなかった。これは、一八八六年に「白痴」法（白痴とは一八八〇年代における精神薄弱の呼称のひとつ）が制定されて以降、ようやく精神薄弱者への公的機関による対策が始められたのであり、それまではまったく国家（公）から関心すら抱かれていなかった実情に由来する（Wright 2001: ch. 1）。先述のアールズウッド・アサイラムなど、一部のチャリティ施設や私立アサイラムが精神薄弱者のケアと管理を細々とおこなっていたにすぎなかった。しかし、世紀転換期において、精神病のなかでもっともクローズアップされることになった「症状」が精神薄弱なのであった。

さて、この「疾患」にいち早く着目してきた専門職団体が慈善組織協会であった。この団体の活動実態は、これまで多くの研究者によって詳細に検討されてきた経緯もあるので、ここでは簡単な説明にとどめたい。慈善組織協会は一八六九年に設立された民間扶助団体で、「健常者」による救貧法救済への「たかり」を極力、警戒することをモットーとしていた。この理念は一八三四年に改正された救貧法の主たる目的と合致し、慈善組織協会の役割はまさに改正救貧法の実戦部隊とみなすことができる。また、一八七五年から一九一二年までの長期にわたって慈善組織協会の書記を務めたチャールズ・スチュワート・ロッホは、「貧困問題」の予防を「科学的」に解明するためにも、予防的フィランスロピーの必要性を訴え続けた。そして、慈善組織協会は一八七〇年以降、「貧困層」を代表とする「社会的欠陥者」は、そもそも精神薄弱者である場合が多いとの推論から、「貧困問題」「社会問題」の解決には学童期に精神薄弱児をいち早く「発見」する必要があるとの『報告書』を、二度にわたり提出していた（Wright 2001: 181–4）。その一方で、一八九五年には、精神薄弱者への処遇を専門的におこなう全国精神薄弱者福祉向上協会が発足し、この分野でのエキスパート集団としての地位を高める一方で、慈善組織協会との連携を強めた（ibid.: 185–7）。

慈善組織協会は一八七七年に、精神薄弱児への対策に関する『報告書』を出版した。従来、研究者はこの『報告書』を分析するにあたり、貧窮に喘ぐ精神薄弱者を救済するために行政機関の介入が必要であると言及した箇所に、焦点を当てる傾向にあった（Wright 2001: 182–3）。しかし『報告書』は、貧困問題を「予防」するとの観点から、慈善組織協会は中流階級、とくに下層中流階級の家庭に所属する精神薄弱者のケアと管理に対して政府当局の関与がある程度は必要である、との立場も示している。慈善組織協会が指摘するところでは、下層中流階級向けの施設、いわばチャリティ施設が不足しており、それらの家庭のなかには入所費用を払い続けるなかで「貧困化」するケースもあった。したがって『報告書』は、中央、地方行政機関がチャリティ施設の支援に全力を傾けるように要請したのである（Charity Organisation Society 1877: 50–1）。

さらに、一八九三年に、慈善組織協会はロンドン市域の精神薄弱児の「実態」に関する調査の『報告書』を公表したが、これにおいても、階級の違いを超えて、各学校には精神薄弱児が存在していることを訴えていた（Charity Organisation Society 1893: 43）。また、慈善組織協会は、中流階級向けの施設不足は依然として続いているとの認識を抱いてはいたが、貧困階級の場合のように、彼ら向けの公立施設の導入を図るとの考えが台頭してきたことを紹介している（ibid.: 41）。このことからも、下層階級向けへの対策では施設建設に行政庁の全面支援がぜひとも必要であると慈善組織協会は判断していたが、中流階級に対しても同様の政策が実施されることを、同協会は強く望んでいたと考えられる。そして、この要望の実現は次の世紀に持ち越されることになった。

三　「精神薄弱者のケアと管理に関する王立委員会」（一九〇四〜八年）

(1)王立委員会について（概観）

「精神薄弱者のケアと管理に関する王立委員会」は、一九〇四年に内務省の管轄のもとに設置された。王立委員会設置の主たる目的とは、精神薄弱を狂気と等しく括って対応する従来のやり方とは異なり、個別の「慢性疾患」として認識したうえでの新たな対策を編み出すことである。王立委員会を開催するにあたり一二名の人びとが委員に任命されたが、第二節で言及した公的機関や専門職団体からは、つぎのような人びとが委員として名前を連ねていた。狂気委員会委員のフレドリック・ニードハム医師。庶民院所属の自由党員で、全国精神薄弱者福祉向上協会の事務官の座にもあったウィロビー・ハイエットト・ディキンソン。チャールズ・スチュワート・ロッホ慈善組織協会書記官と、とくに貧困階級の精神薄弱者への対策に従事してきた、全国精神薄弱者福祉向上協会書記のエレン・ピンセント。司法分野からは、一九〇八年に狂気委員会委員に就任するヘンリー・デイビッド・グリーン。そのうえ、精神科医師で、王立内科医協会の特別会員であるホレイショー・ブライアン・ドンキンなどであった。なお、狂気担当主事所属の者は委員として選ばれていない（Roy. Com. 1908d: iii–iv）。

王立委員会の運営手順としては、まず、一九〇四年から一九〇六年にわたり精神薄弱者の処遇に関係してきた参考人を招集し、彼らに委員会出席以前に提出させた「報告書」をたたき台にしながら、委員と参考人とのあいだでの質疑応答が繰り広げられた。参考人は、特殊学校、刑務所、ワークハウス、アルコール中毒教護院、癲癇病患者施設、アサイラムに所属する医務官、教師、看護士、もしくは、それら施設の運営、またはコミュニティにおける精神薄弱者のケアと管理に携わってきた慈善家、そして、地域の救貧法行為の管理責任者である行政官、狂人の法的訴訟手続きに関与している弁護士、といった職種の人びとで構成されていた（Roy. Com. 1908a: xii–xv; Roy. Com. 1908b: xv–xx）。質疑応答された内容は、知的障害の原因は遺伝であるのか環境であるのか、精神薄弱者の人数、各施設の運営状況——具体的には、アフター・ケアの取り組み、施設の規模、スタッフの人数、運営費用、入所料金——、放蕩者の財産管理、特殊学校の状況、家庭での対応、狂気委員会に代わる新たな公的機関のあり方など、多数項目にわたった。

さらに、王立委員会では、一九〇六年から翌年まで、狂気委員会と、狂気担当主事の業務に大いに関与してきた大法官監察官との合併の是非をめぐっての討議がおこなわれ、各分野の代表者、ならびに部外者の参考人が召集された（Roy. Com. 1908c: xii–xiv）。協議内容については後の項のなかで詳しく述べるが、狂気委員会による大法官監察官の「吸収合併」であった。

そして一九〇八年には、以上の参考人質疑の中味をふまえたうえで、王立委員会としての「精神薄弱者問題」解決の方法論がまとめられ、その内容は『報告書』として刊行されるにいたった（Roy. Com.

1908d)。この『報告書』のなかで述べられている九六項目にも及ぶ委員会勧告は、一九一三年に成立した精神薄弱法の骨格となった。そこで、次項では、参考人質疑ならびに『報告書』において、上流・中流階級における精神薄弱者について討議された箇所を詳しく検討する。

(2) 上流・中流階級の精神薄弱者の施設収容をめぐって

参考人質疑では、上流・中流階級の精神薄弱者については、施設の効用性を認めつつも、彼らの施設収容を「強制的」におこなうべきではないとの考えに立つ者がいた。そして、このような意見を提出した参考人のなかには王立内科医協会に所属する者が含まれていた。たとえば、王立内科医協会の特別会員であり、同協会を代表して会議に出席したチャールズ・メルシエ医師は、上流・中流階級の精神薄弱児が実家から離れた場所で、「適切」な人のケアと管理のもとに置かれ、「よき」食事を与えられ、「よき」訓練を施された場合には、彼らの障害が大いに改善したことを指摘しており、彼らのアサイラム収容にはある程度の効果を認めている（Roy. Com. 1908a: 370）。だが、その一方で、彼は、上流・中流階級の親の「自発性」にも着目しており、当該階級の児童は「親権」のもとにあるゆえに、親はみずからが好む施設に児童を入れることが可能であることからも、貧困階級の家庭のように、行政機関による施設入所の強要は当該階級にはなじまないことを主張している（ibid.: 374）。

また、チャリティ・アサイラムや私立アサイラムで医務官として勤務している者からも、上流・中流階級の精神薄弱者の施設収容を強制的に実施することには否定的な意見が出されている。チャリティ・アサイラムで長年にわたって務めた後に、私立アサイラムで働くジョージ・シャトルワース医師は、上流・中流階級（「高い社会的階層」）向けの施設は数が満たされており、ロンドン周辺でも六施設もある、と語っている。彼の主張するところでは、「高い社会的階層」の精神薄弱者に関しては、幼少期から性格に適した特殊施設が両親を通じて提供されており、さらに、ケアと管理は成人期にも継続的に、満足のいく範囲で実施されているとのことであった（Roy. Com. 1908a: 577）。そして、右に触れたノーマンズフィールド・アサイラムに勤務するR・L・ラングドン・ダウン医師は、上流・中流階級の精神薄弱者は家庭にて適切に対応されており、必要があれば施設を使用すればよいとの意見を述べている[5]（ibid.: 541）。

その一方で、上流・中流階級の精神薄弱者といえども、施設収容を積極的におこなうべきであるとの見解を示している参考人もいた。マンチェスターでの貧困問題の解決に取り組んでおり、慈善組織協会の活動内容と同じく、貧困予防の目的のために精神薄弱者のケアと管理に携わっていたマンチェスター教育委員会委員で、サンドルブリッジ・コロニー校長のメアリー・デンディは、社会的上層の知的障害者をも行政機関が責任をもって対策に当たるべし、との見解を示している。彼女が考えるところでは、当該階級の精神薄弱児は、将来にわたって、社会階層から沈下することを防ぐ「力」を退化させており、やがては貧困層へと沈んでいくのであった。「一例」として、牧師の娘であった精神薄弱児が、いまでは慈善施設の厄介になっているように、下層の精神薄弱者のなかには、もともと貧しさとは無縁だった者を見いだすことが頻繁である、と彼女は力説している（Roy. Com. 1908a: 45）。

そして、デンディは、ある家が相当な地位にあったとしても、知的障害者に対して「適切」な処遇をおこなっているとはいえない、との趣旨の発言をおこなっている。彼女によると、上流・中流階級の人びとは、貧困階級の人びとの場合と同じく、精神薄弱である家族の一員に対しての世話を怠り、彼らへの「行きすぎた管理」をおこなう傾向にあり、家族としての「責任」に欠けているのであった。彼女が述べるには、児童は「障害」ゆえに椅子に数時間にもわたって革紐によって結びつけられ、その結果、窮屈な姿勢をとり続けたために、体が歪んでしまっていた。父親は一五年間ものあいだ、児童の顔を見ることもなく放置したままで、また、母親に対して児童を施設に入所させるように説得しても聞いてもらえない、とのことであった。彼女は、このようなケースが上流・中流階級における他の家庭のなかでも存在すると推測する一方で、その「状況」に恐れを抱いており、当該階級も貧困階級と同じく施設へ入れたほうがよい、と主張しているのである（Roy. Com. 1908a: 48）。

さらに、首都アサイラム委員会のJ・T・ヘルビーも、デンディと同様に富裕階級の精神薄弱者の施設収容を推進しており、児童を施設に送りたいと欲する上流・中流階級の家庭にも、行政の権限が伸びるべきであるとの考えを表明している。ヘルビーは、彼らは往々にして子息、子女の入所施設を見つけることができずに苦労しているとの考えをもっており、彼らを支援するためにも、本来は下層階級出身者の対策に取り組んできた首都アサイラム委員会の役割を全階級に拡大するべきである、と訴えていた（Roy. Com. 1908a: 296）。

さて、王立委員会の『報告書』は以上の参考人質疑の討論の結果をふまえて、上流・中流階級がもっと施設を、それも新しい形態の施設である「コロニー」を利用することを推奨している。「現在において、コロニーのような適格なる施設が富裕階級に開かれているにもかかわらず、彼らが入所することはほとんどない。富裕階級の一般的感情なるものが施設を認め、利用することを促さなかったのである。

しかし、今後……コロニーは、全階級が異なる方法で、同じホームを利用するという意味からも、承諾される治療の方法になるかもしれないし、きっと、なるであろう」（Roy. Com. 1908d: 94）。「コロニー」とは、前述したデンディが精神薄弱者を終生にわたって収容するうえでの「最適」な環境にあるとの「宣伝」が功を奏し、世紀転換期から戦間期にかけて開設された、従来のアサイラムが採用していた一戸のビル建築様式ではなく、一戸建てのハウスが集まってできたヴィラ・コミュニティ形式の新型施設のことを意味する。デンディがコロニーを精神薄弱者のケアと管理に導入したことで一躍脚光を浴びることになる経緯についての説明は、マーク・ジャクソンが詳細におこなっているので（Jackson 2000: ch. 3）、ここでは簡単に言及するが、彼女はマンチェスターにおけるコロニー型施設による実践がもたらした「成果」を評価されて、精神薄弱者対策を専門的におこなう公的機関である管理庁が一九一三年に立ち上げられるさいに、委員に就任したのであった。

また、このコロニー形式が『報告書』で支持され、その後の行政機関による「精神薄弱者問題」解決の切り札となったことについては、トムソンが解説しているように、精神医療に携わってきた医師がこの施設形態に大いに共鳴したことに由来する。つまり、施設を退所した精神薄弱者の日常生活への「不適応ぶり」の報告を受け、既存のアサイラムへの「批判」が世紀転換期において噴出してくるなかで、精神科医師はなかば「自信」を失っていたといわれている。その一方で、公立施設は、医師のなかで相対的に「地位」の低かった精神科医師にとって、かけがえのない就職先でもあった。そのような風潮のなかで、終生にわたる知的障害者の「監督教育」を掲げたコロニーは、統率者としての医師の職場確保につながったとされている（Thomson 1998: 123–5）。

ただし、注意しなければならない点は、右に引用した『報告書』でのコロニー活用の推奨文において、「全階級が異なる方法で」施設を利用すればよいと言及していることである。これは、王立委員会が、貧困階級の精神薄弱者に関しては施設への収容を強く求めていたと見なすことが可能なのに対して、上流・中流階級については、その方策を適用すべきであるとは考えていなかったと推察される。参考人質疑では、マンチェスター教育委員会にて精神薄弱児のケアと管理に取り組んでいたデンディ[6]、さらに公立施設を管轄する首都アサイラム委員会所属のヘルビーは、富裕階級の知的障害者といえども施設を利用することが望ましいとの立場をとっており、彼らを家から連れ出すことには肯定的であった。これに対して、王立内科医協会や私立アサイラム所属の参考人は、上流・中流階級向けの施設はある程度は確保されていることや、精神薄弱者を抱える上流・中流階級の家族には責任能力を保持していることから、施設への入所の決定権は彼らに委ねてもよいとする考えを述べていた。

そして、『報告書』に記載されている内容から推量する限り、王立委員会は具体的な見解を述べることを避けて、両陣営の意見に配慮しつつ、曖昧な解答を提示することにとどまっている。『報告書』において、当該階級に施設を利用してもらいたいとする王立委員会の意図を汲みとることは充分に可能だが、家族らの意思に反してまで知的障害者を施設、それも公立施設に収容すると明記されてはいない。委員のメンバーに狂気委員会委員で、狂気法改正において私立アサイラムなどの存続を求めたニードハムの名前が含まれていることからも、『報告書』作成において彼の関与があったのかもしれないが、史料的制約上、ことの真相を知ることは残念ながら不可能である。だが、確実なことは、上流・中流階級の精神薄弱者への対策は貧困階級とは異なる道をたどることになり、前者はあくまでも設備環境の整備をしたうえで、それを利用するかどうかは家族の「自主的な判断」に任せることにしているのであった。

ここまで王立委員会における富裕階級の施設収容をめぐる議論についてみてきたが、まだ考慮すべき点がもうひとつ残っている。それは、上流・中流階級という、いわば大きな社会的階層の枠のなかで下位に属する中流階級、とくに労働者階級に隣接する下層中流階級の精神薄弱者の施設収容が議論されたということである。この件に関しては、慈善組織協会も一八七七年と一八九三年の『報告書』のなかで取り上げてきた事柄ではあるが、二〇世紀初頭における専門者会議のなかでふたたび論議の対象となったのである。

参考人質疑では、中流階級については下位に属する労働者階級と同じく施設に「強制的」に収容すべきであるとの意見が、下層階級の精神薄弱者への処遇に従事してきた専門家から提案されている。公立施設であるウエスト・ライディング・アサイラムの医療主事であったW・ベヴァン・ルイスは、家庭よりも施設での訓練効果を評価したうえで、中流階級の精神薄弱児に関しては、親にその利用費を負担させはするが、下層階級と同じ施設に隔離すべきであるとの強硬な意見を述べていた（Roy. Com. 1908b: 20)。その一方で、地方行政機関のノッティンガム教育委員会所属医務官であるE・パウエルは、ルイスと異なり、下層中流階級が入所する施設の「質」への配慮などについて提言している。彼によれば、中流階級のなかでもとくに所得の低い下層中流階級の家庭にとって、富裕階級が利用するような私立施設に知的障害をもつ家族を入所させるだけの財政的余裕もなく、往々にして、貧困階級出身者の精神薄弱者と同じく、救貧法保護委員の管轄下に入るとのことであった。保護委員は下層中流階級にとって「適格」な行政機関ではなく、同じ施設に入る場合でも、貧困層出身の居住空間とのあいだにブロックを造る必要性がある、とパウエルは述べている（ibid.: 161）。

中流階級の精神薄弱者への対策について、王立委員会の『報告書』は参考人質疑での議論内容におおむね賛同している。つまり、『報告書』は、精神薄弱児への対応にかかる費用は莫大であり、その出費は中流階級といえども重荷であることから、場合によっては、この状況は彼らの階級的墜落を生み出し、救貧法の処遇を受けざるをえない状態へと導く、と記されている（Roy. Com. 1908d: 53–4）。そして、王立委員会は、この「解決策」として、当事者である家族のサービス、維持、ケア、治療、教育、訓練などに要する費用の支払いゆえに、救貧法の支援を受託した場合でも、選挙権などの権利が剝奪されないことを、勧告第九二において要求している（ibid.: 359）。

一八九三年の慈善組織協会による『報告書』では、中流階級向けの公立施設開設が求められており、参考人質疑においても、地方行政機関に所属するパウエルは、とくに下層中流階級の精神薄弱者を収容する施設建設の必要性を提案していた。このような議論を受けて、王立委員会は勧告第二八において、カウンティ・アサイラム内に入所費用が必要で、下層階級の施設と雑居、もしくは分離した富裕者向けの設備建設を要望している（Roy. Com. 1908d: 332–3）。さらに、王立委員会は、精神薄弱者を抱える中流階級の家族が、施設を利用する面で発生しかねない家もしくは家族の崩壊危機を防ぐことを主旨とした勧告第九二を出すことで、公立アサイラムに勤務するルイスが主張したような、「強制的」ではないにしろ、彼らの「積極的」な施設利用への道を開けようとしたのであった。慈善組織協会書記のロッホが王立委員会委員であることはすでに触れたが、中流階級への行政介入を求める『報告書』の内容は、慈善組織協会の一八七七年と一八九三年の『報告書』の内容に合致するものであり、そのことは彼の委員会への参加と充分に関連性があると推測される。

(3) 「監督責任機関」としてのヘゲモニーの争奪

第二節で言及したように、一八四五年以降、狂気委員会は私立アサイラムなどの撲滅に奔走し、上流・中流階級における「患者」への監視を強めた。そして、一八九〇年の狂気法改正において、狂気担当主事が長期にわたり独占的に担当してきた、狂人から家の財産を保全するという法的手続きが簡略化され、当機関にとっては非常に厳しい運営状況に追い込まれることになる。このような情勢を受けて、二〇世紀初頭の王立委員会では、当該階級に属する、新たな部類である精神薄弱者の「管轄権」をめぐり、狂気委員会と狂気担当主事とのあいだで「紛争」がおこなわれることになった。

なお、精神薄弱者が狂気担当主事による法的処置の対象になるのは、世紀転換期が最初ではなく、狂人と同じく中世以来の長きにわたる。だが、二〇世紀初頭において、精神科医師や慈善家などが、「健常者」との「境界線」を接すると見なされた「軽度の精神薄弱者」(the Feeble-Minded) というもっとも新しい部類は[7]、コミュニティにとって「危険」であるとの認識を抱き、その部類を「取り締まる」ことに奔走していた (Jackson 2000)。本章の主たる対象である「精神薄弱者のケアと管理に関する王立委員会」における「精神薄弱者」の原文が "the Feeble-Minded" であることからも、とりわけ「軽度の精神薄弱者」が全部類の精神薄弱者のなかでとくに問題視されたことが理解できよう。そして、そのような状況のなかで、両公的機関がこの「新しい患者」の監督責任をめぐって争ったのである。

一九〇四年の王立委員会では、参考人質疑に出席した事務弁護士から、放蕩の原因は「軽度の精神薄弱」であるとの意見が出されていた。事務弁護士は、精神に疾病をもつ家族の一員から家の財産保護をおこなううえでの「相談」を当家から受ける立場にあったが、彼ら専門家から上流・中流階級の「軽度の精神薄弱者」の「問題化」がなされたのである。たとえば、ロー・ソサイエティ（事務弁護士によって構成された専門職団体であり、一八三一年に国王特許状によって公認された）前総裁のトーマス・ロールフは、意志の薄弱さゆえに生じる「浪費癖」が彼らの家族を危険にさらす、と主張している。彼の提示している「実例」によれば、富裕な父親から一〇万ポンドの財産を受け継いだ二〇歳未満の息子は、少年時代から浪費の傾向があったが、放蕩の限りを尽くした結果、二一歳時点ですでに財産の半分を失ってしまっていた。ロールフが危惧していることは、彼がこの調子で多額のお金を使い込めば、やがては一文無しになり、一族に依存せざるをえないということである。この息子の放蕩癖は彼の家族や近親者を傷つける恐れが充分にある、とロールフは断言している（Roy. Com. 1908b: 370）。

そして、富裕階級の「軽度の精神薄弱者」への法的処置については、狂気担当主事によっておこなわれるべきであるとの見解が、狂気担当主事の代表者であるトーマス・H・フィッシャー（法廷弁護士）から提出されていた。彼によれば、該当者の処遇にあたり、その初動は家族と事務弁護士との連携によっておこなわれており、その当事者の取り締まりは狂気担当主事の配下にある大法官監察官によっておこなわれてきた、と言い切っている（Roy. Com. 1908a: 157, 163）。大法官監察官とはそもそも、狂気担当主事と業務を連携しながら、禁治産者であると宣告された狂人の監察などを実施する機関として一八三三年に設置され、二人の医師と一人の法廷弁護士で構成されていた。

フィッシャーによると、狂気担当主事が「軽度の精神薄弱者」を取り締まるための「根拠」は、一八九〇年に改正された狂気法第一一六節Dにあった。このD部類の対象となる人物は、「監禁されておらず、また、審問により狂人であると認められてはいないが、病気または老齢で起こる精神病弱が原因で物事を管理する能力がないと狂気担当裁判官の満足のいくように証明されているすべての者」（Roy. Com. 1908d: 258）とされていた。「認定」と「審問」のいずれの処置の適用者からもはずれてはいるが、「病気または老齢で起こる精神病弱が原因で」財産管理を必要な人物であると明記されているように、このD部類は広範囲な精神疾患をもつ者を包み込む法的性格を有するものであると、彼は解釈していた。そして、フィッシャーは、この部類の対象者に「軽度の精神薄弱者」は含まれ、D部類の監察は、狂気委員会ではなくて大法官監察官によっておこなわれてきている、と発言していた（Roy. Com. 1908a: 155–7）。たとえ、「審問」数は減少傾向にあっても、狂気担当主事としての活動は上流・中流階級の「軽度の精神薄弱者」の財産管理に拡張されることで、その活動は存続されるべきであるというのが、彼の考えだったのである。参考人質疑において、ロールフと同じく、放蕩者は「軽度の精神薄弱者」であると主張していたロー・ソサイエティ総裁のチャールズ・M・バーカーも、狂気担当主事によって彼らを取り締まるべきだとの所見を述べており、フィッシャーの見解に同意していた（Roy. Com. 1908b: 358–9）。

その一方で、狂気委員会は、高い社会階層に属する精神薄弱者への監督責任性を維持したいと考える狂気担当主事の主張を受け入ようとはせず、むしろ、「審問」数の減少を理由に、大法官監察官の狂気委員会への「吸収合併」をもくろんでいた。事実、一九〇六年から翌年にかけての参考人質疑では、狂気委員会を代表とする参考人が「合併案」に対して賛同していた。その一方で、「合併」される側の大法官監察官ならびに、その機関と協力体制にあった狂気担当主事の参考人は、狂気委員会の「計画」に対して批判的な意見を述べていた。この件に関してもフィッシャーは、狂気委員会の業務は、狂気担当主事のものとは異なる階級の狂人を対象にしており、大法官監察官の活動は上手くおこなわれていることからも、「合併案」には反対との立場を表明している（Roy. Com. 1908c: 186）。また、「審問」の開廷は当事者の市民権をも奪う法的処置に道を開くことを意味したが、「審問」に関して王立委員会委員からの質問が及ぶと、彼は、この訴訟手続きの実施はあくまで家族の「自主的」な判断に依存しており、「強制的」におこなわれているのではない、と断言した（ibid.: 190）。さらに、大法官監察官で医師のサー・ジェイムズ・クリシュトン・ブラウンも、下層の狂人と狂気担当主事が担当する狂人とでは、施設への収容の「重大さ」においてまったく異なるとの見解を示している。彼の説明では、前者をアサイラムに閉じ込めることに関しては誰も文句を言わないが、後者の場合、家族の財産の保全に関わることだけに、慎重な監督行為を要求するとのことであった。狂気委員会にはこの仕事をなしとげるだけの能力がなく、その反面、狂気担当主事は司法当局との密なるつながりを所有しているとの理由から、クリシュトン・ブラウンは合併には反対であった（ibid.: 164–5）。

王立委員会が『報告書』のなかで提示した勧告は、狂気委員会の提案に同調するものであり、大法官監察官を狂気委員会へ「吸収合併」させることで、狂気担当主事を骨抜きの状態にすることをねらうものであった（Roy. Com. 1908d: 331）。また、上流・中流階級の家庭の財産管理を目的とした狂人の「認定」は、裁判的事項を除いて、狂気委員会を母体として新たに設立されることになった管理庁が引き続き担当することが望まれた（ibid.: 277–8）。さらに、『報告書』では、一八九〇年の狂気法によって狂人に適用されていた「節」は、すべて精神薄弱者にも当てはまることが期待されている（ibid.: 328）。このことは、王立委員会には、上流・中流階級の家族が精神薄弱である家族の一員に「審問」を受けさせることなく、つまり、市民権の停止という社会的スティグマに苦しめさせることなく、「それよりも軽い認定制度を受けさせて」、施設への入所など、精神薄弱者向けの「サービスの受給者になってもらいたい」、というねらいが見え隠れする。

実際、『報告書』では、狂気担当主事が担当する「審問」の数が著しく減少しているデータが提示されている一方で、狂気委員会が関わる「認定」の件数（狂気法第一一六節C）が上昇傾向にあることが強調されており（Roy. Com. 1908d: 260, 263）、王立委員会は新制度をつくる必要性を訴えていた。そのうえ、フィッシャーが狂気担当主事存続の「根拠」としていた、狂気法第一一六節Dにおける精神疾患者への大法官監察官による取り組みについては、この部類に「軽度の精神薄弱者」が含まれていることを認めつつも（ibid.: 189）、彼らの多くが当該機関によって訪問されていないとの委員会としての意向を明らかにし、フィッシャーの考えを退けている（ibid.: 259）。このように、『報告書』では、狂気担当主事が主に関わってきた業務の「解体」が求められていることからも、王立委員会は、狂気委員会には上流・中流階級の精神薄弱者の「監督業務」を一手に引き受けることの可能な能力が整っているという見方をもっていた、と考えられるのである。

それでは、狂気委員会、または王立委員会が大法官監察官を「合併」しようとした「動機」とは何だったのであろうか。一九〇六年の参考人質疑において、狂気委員会委員のマリオット・クーク医師は、大法官監察官との合併後、委員に占める医師と弁護士との割合は六対三にすべきである、と主張していた（Roy. Com. 1908c: 36）。これに対して、狂気委員会名誉委員（保守党議員）で、四季裁判所の裁判官にも着任していたサー・ジョン・ドリングトンは、委員における弁護士の役割を大いに評価しつつも、狂気委員会の法律委員は委員内の医師数が二名（大法官監察官の部分）増加することに反対はしないであろう、と法律委員の消極的な姿勢になかば呆れ果てている（ibid.: 24）。事実、法律部門の狂気委員会委員であるG・H・アームソンは、医師の数が弁護士のそれを上回ることに賛成であり、その理由は、医学的知識を必要とする問い合わせが増大しているが、法律家ではその件に関して対応できないとのことであった（ibid.: 52）。

このような参考人らの発言から、狂気委員会における医師、それも精神医療の専門家への期待度が、当委員内で高まりをみせていたと見なすことが可能であろう。実際、狂気委員会と意を体にする王立委員会は、『報告書』において、「状況」把握のために、上流・中流階級の精神薄弱者といえども、医師による彼らの所在の「通知」が必要であると考えていた。王立委員会の説明では、「通知」なしには、公的機関が「私的空間」に見え隠れする知的障害者の「人数」を充分に理解することは不可能であり、これを明らかにすることは、必要な施設設備やコロニーを整えるうえで不可欠であった（Roy. Com. 1908d: 91–4）。

狂気担当主事の役割を擁護する弁護士バーカーは、「軽度の精神薄弱者」の「特徴」の見きわめは彼らの「品行」であると述べているが（Roy. Com. 1908b: 360）、「トラブル」が起きてからでは遅すぎるというのが王立委員会の立場だったと見なすことが妥当であろう。一九〇四年の参考人質疑で、先述のシャトルワースは上流・中流階級の児童に医師による「通知」を強要することには反対であり（Roy.

Com. 1908a: 578)、両階級の施設収容を求めていたデンディさえも当該階級への「調査」は困難であるとの見方から、具体的な提案をおこなっておらず (ibid.: 58)、委員会自身、これまで繰り返し言及してきた、上流・中流階級への「控えめな対応」から想像されるとおり、社会的上層への医師による「通知」を実施するうえでの「実現可能な方策」を提示するにはいたっていない。だが、『報告書』におけるこの提案そのものが、「医学的知識、それも精神医療に関する知識」にもとづく、早期における「問題」駆逐をなしとげようとすることへの委員会の「自信」の表われと読みとることが可能であり、この気迫が医師集団主導による大法官監察官の吸収合併につながったと考えられるのである。

四　上流・中流階級の「精神薄弱者問題」のゆくえ

一九一三年に精神薄弱法が成立してから大戦間期にかけて、「精神薄弱者問題」への対応は着々と進行した。狂気委員会を改組して誕生した管理庁には、イギリス中の公立、私立機関による精神薄弱者への対策を管轄する新たな部署が設けられ、その方面で活躍してきた専門家が委員として政策実行の陣頭指揮を執ることになり、デンディ以外にも、ディキンソンとピンセントが委員に選出された。また、ニードハムやクークら、狂気委員会委員は引き続き管理庁委員のポストを獲得した。さらに、一九二〇、三〇年代の経済的不況に苦しむイギリスにおいて、当該問題はいわば「社会問題」、「貧困問題」の根源であるとする一九世紀後半の社会改良家などの言説を受け継ぐ政策担当者や専門家の後押しもあり、この事項を解決することは国と地方にとって引き続き重要な課題であった（Thomson 1998: chs. 1–7）。

それでは、本章のテーマである上流・中流階級の場合において、王立委員会の『報告書』の主旨は生かされ続けていたのであろうか。まず、「私的領域」における精神薄弱者を含む狂人のケアと管理は、一八九〇年の狂気法と一九一三年の精神薄弱法の施行により、法的に制限されることになった。営利目的の私立施設に対して、公的機関である狂気委員会、一九一三年以降は管理庁から、ライセンスの発行は禁止されることになった。その一方で、管理庁は各地方行政庁に公立施設の建設を要請し、実際、その数は増加傾向になった（Thomson 1998: 129）。その結果、精神薄弱者が費用を払って入所する私立アサイラムの数は減少を続け、一九二二年時点で一一施設だったものが、一九三七年には四施設にまで落ち込んでいた（The Board of Control 1923: 164–5; 1937: 595）。いわば、一八四五年に狂気委員会が設立されて以降、懸案とされていた上流・中流階級の狂人（精神薄弱者）の「私的空間」から「公的空間」への移動を増大させたのである。また、当該階級の狂人、精神薄弱者への対策のなかで、とくに率先して手を打つ必要があると見なされていた「放蕩者」の処遇については、第三節で述べたように、管理庁にその取り組みの権限が集中することになった。一九〇八年と一九二二年の法改正により、狂気担当主事の役割は軽減させられ、審問数も著しく減少していくこととなる（Suzuki 2006: 21）。家族の一員である精神薄弱者からの家の財産保護は、管理庁を通じて「簡単に」実行できるようになり、このことは、何度も繰り返し述べるとおり、富裕階級の家庭が当該者を精神薄弱であると「認定してもらいやすい環境」をつくりだせたと推測される。

ところが、一九一三年に精神薄弱法が成立して以降、上流・中流階級の精神薄弱者のケアと管理に公的機関が乗り出すべきだとする議論の「熱」は冷めたと感じられる現象も見受けられる。慈善組織協会や精神福祉中央協会（旧名は全国精神薄弱者福祉向上協会）の機関誌（『慈善組織批評』〔*Charity Organisation Review*〕、『慈善組織季刊誌』〔*Charity Organisation Quarterly*〕、『精神薄弱研究』〔*Studies in Mental Deficiency*〕、『精神福祉』〔*Mental Welfare*〕）が、中流階級の精神薄弱者への処遇のことをほとんど取り上げない一方で、一九二九年に公表された、管理庁主導による精神薄弱者の「実状」を調査した『ウッド報告書』では、「精神薄弱者問題」は主として貧困問題などと関連づけられながら解説されている（Mental Deficiency Committee 1929: 38–9）。優生学を信奉する専門家、政治家らの「問題」解決への働きが強くなり、下層階級の精神薄弱者への強制的断種・不妊化措置をおこなうのか否かが、管理庁主催の委員会などで活発に議論されることになったのである（Thomson 1998: ch. 5）。

だが、このような状況をみるにつけ、上流・中流階級の精神薄弱者のケアと管理に対する「熱」がまったく冷めてしまったと捉えることは早計であろう。つまり、当該階級の場合、下層階級とは異なり、ある程度の制度が整えば、あとは精神薄弱者を抱える家族の「自助」に任せればよいとする判断が、管理庁にあったと思われる。現に、家族が提起した家庭内の「問題者」を「知的障害者と認定しやすい法律的枠組み」は制定されていたのである。また、参考人質疑において、彼らの施設環境についてはある程度整備されているとの意見が、私立アサイラム関係者から提出されていたことも思い起こさねばならない。たしかに、私立施設数は減少したが、すでに記したように、一九〇八年王立委員会の『報告書』は、公立アサイラムに対して、富裕者の知的障害者が「入所しやすい空間」の提供を求めており、さらには、大戦間期において、財政的理由や精神薄弱者数の「増加」などの「状況の変化も幸いして」、当該階級の患者が利用してきたチャリティ施設が公的設備として認可されるなど（Thomson 1998: 130）、彼らにとって「利用しやすい場所が確保され続けた」のであった。

これまでみてきたように、世紀転換期から大戦間期における富裕階級の精神薄弱者へ採られた対策は、下層階級の事情とはまったく異質であった。下層階級の場合、とにかく家庭から施設へと知的障害者を「強制的」に連れ出すことに全力が傾けられていたのに対して、上流・中流階級では、家族の「主体性」を尊重しつつも、公的機関によるケアと管理を利用しやすい環境をつくりだすことであった。社会的上層に対するこうした政策は、なにも二〇世紀初頭に始まったのではなく、狂気担当主事の例にみられるように、少なくとも一九世紀半ば以来からの「連続性」が存する。だが、王立委員会が『報告書』において、コロニー施設の利用の推奨や医師による「通知」の必要性を求めていたことに表われているように、当該階級の狂人、そして精神薄弱者への処遇に対しては少しずつではあるが公権力の介入が増加した。そして、その動きを積極的に推進していた専門家が、狂人や精神薄弱者への対策に携わってきた医師、それも精神科医師や慈善家などだったのである。

註　記

（1）本章において「イギリス」と記す場合、それは「イングランド・ウェールズ」のことを意味する。世紀転換期のスコットランドでは独自の「精神薄弱者」政策が実施されていた（Thomson 1983: 233–40）。

（2）一九一三年に成立した精神薄弱法によれば、精神薄弱者は以下のように分類化されている。まず、「白痴者」とは、誕生時もしくは幼少時から精神に重度の障害をもち、みずからを日常の身体的危険から守ることのできない人物である。つぎに、「痴愚者」とは、誕生時もしくは幼少時から、白痴者ほどではないが、精神に障害をもち、自己もしくは日常の事柄を管理できず、子どもの時分に自己管理するように教えることが不可能な人物のことを意味する。最後に、「軽度の精神薄弱者」とは、誕生時もしくは幼少時から、痴愚者ほどではないが、精神に障害をもち、みずからの保護もしくは他人の保護のために、ケア、監督教育、管理を必要とし、さらに、子どもの時分に、そのような障害ゆえに、普通学校の授業からでは適格な恩恵を享受することが終生できそうにない人物のことを指す（Great Britain 1913: ch. i）。

（3）「福祉の混合形態」とは、福祉国家形成について検討するにあたり、従来、着目されてきたような国家（公的領域）の取り組みにのみ着目するのではなく、民間扶助団体、企業、家族などの私的領域における福祉活動にも研究の焦点を合わせようとする試みである。一九八〇年代における、サッチャー政権下での福祉国家予算の切り捨てと、「福祉の私事化」の流れを受けて、研究者のあいだにて取り沙汰されはじめた概念である（Katz and Sachbe 1996）。

（4）一八世紀から一九世紀にかけての私立アサイラムの運営状況を分析した研究書は、同じ時期の公立アサイラムやチャリティ施設に関するものよりも、きわめて少ないのが現状である（Parry-Jones 1972; Mackenzie 1992）。

（5）その一方、シャトルワースは、下層階級の精神薄弱者に対しては施設収容など公的機関による「援助」の必要性を述べている（Roy. Com. 1908a: 578）。また、王立内科医協会特別会員のヘンリー・アシュビー医師や同協会正式会員のエドウィン・スティーヴン・パスモア医師も、シャトルワースと同じく、富裕階級と下層階級との精神薄弱者に対しては採るべき政策が異なることを指摘していた（Roy. Com. 1908a: 584, 586; Roy. Com. 1908b: 539–40）。

（6）王立委員会の『報告書』をもとに作成された精神薄弱法案の審議において、ヨシア・ウェッジウッド自由党議員は、この法律のねらいは下層階級の精神薄弱者を施設に隔離することである、と述べている（House of Commons 1913: 242）。

（7）一九一三年の精神薄弱法における「軽度の精神薄弱者」の定義については、本章の註（2）を参照のこと。

第7章 「危険な年齢」

ドイツにおける「更年期」をめぐるポリティクス

原　葉子

一　「更年期」の現代的位相

現代社会において、「更年期」は「閉経」をはさんでその前後にのびる、女性のエイジングにおけるひとつのステージとして捉えられている。この「更年期」という概念の本質的な部分は、「更年期障害」というこの時期特有であるとされているさまざまな症状である（山本　一九九七）。「更年期障害」とは、ほてり、発汗などの身体症状や、イライラ、不安感といった精神症状などの集積で、「更年期不定愁訴症候群」と呼ばれるものである。だが最近では、こうした不定愁訴だけでなく、女性ホルモンが低下することによって発生するという疾患（骨粗鬆症、高脂血症、動脈硬化、アルツハイマー病など）に対しても注目が集まっている。これらの比較的新しい「問題」は、「更年期」という限定された期間だけに該当するのではなく、女性ホルモンの分泌量が減っていく「更年期」以降の人生局面全体にわたるものである。

これらの症状や疾患の「予防手段」として使われているのが「ホルモン補充療法」である。「ホルモン」という概念は、二〇世紀の初めにイギリスの生理学者アーネスト・H・スターリングによって導入されたものだが、婦人科医のあいだでは一八七〇年代からおこなわれるようになっていた卵巣摘出手術の経験から、卵巣と関連する化学的な物質があることがすでに認識されていた。そして、その正確な機能については明確にならないまま、世紀転換期には早くも卵巣物質を用いた治療がおこなわれるようになり、卵胞ホルモンの人工的な合成が可能となった一九三〇年代には製薬会社での大量生産が始まっている(Oudshoorn 1990)。

その後、エストロゲン(卵胞ホルモン)の使用がアメリカで爆発的に普及するようになるのは一九六〇年代のことである。そこで決定的な役割を果たしたのがロバート・A・ウィルソンによる「ホルモン欠乏症」という「更年期」[1]の再定義であった(McCrea 1983: 112)。「更年期」は女性ホルモンが欠乏した「病気」の状態である以上、症状を消すためだけでなく、症状のない女性でもホルモン補充療法を受けるべきだというのがウィルソンの主張であった。そうすることによって加齢が「予防」され、「女性性の喪失」を免れるのである(ウィルソン 一九六七)。ウィルソンはさらに、エストロゲンが「更年期」や加齢にともなう疾患を「予防」すると主張し、エストロゲンの長期的使用の先鞭をつけることになった(McCrea 1983: 112)。これ以降、ホルモン補充療法は、不定愁訴症候群の治療法としてだけでなく、閉経後女性の心疾患、骨粗鬆症、アルツハイマー病などの予防法としても注目されていく。

しかし、ホルモン補充療法は、それ自体が副作用の「リスク」をもったものでもある。エストロゲンの処方量は、一九七〇年代前半にはアメリカ国内で上位五位内に入っていたが、一九七五年にエストロゲン補充療法が子宮内膜ガンの「リスク」を上昇させるという研究発表がなされたことで、激減する（Lock 1993: 336–7）。その後、エストロゲンに加えプロゲステロン（黄体ホルモン）を同時投与することで子宮内膜ガンが抑制されると考えられてきたが、二〇〇二年にはＷＨＯ（世界保健機関）によって、こんどはエストロゲンとプロゲステロンの併用が乳ガンの相対危険度を高めるという報告がなされ、ふたたびホルモン補充療法の施行率を下げることになっている（野崎　二〇〇五：一四～五）。また、骨粗鬆症や、心血管系疾患、アルツハイマー病などに関して、予防効果そのものがないという否定的な見解（Meyer 2001; Barrett-Connor 2002）が出る一方で、社会の経済的な負担を軽減する目的で、「閉経」とそれに続く慢性疾患をホルモン補充療法による予防ケアプログラムの対象としようという提言がなされるなど、「更年期」はさまざまな思惑の交錯する場となっている（Murtagh and Hepworth 2005: 278）。

こうした状況にあって、「更年期」を迎えた女性は「リスク」の種類をみずから選択することを迫られることになる。しかし、バーバラ・ドゥーデンによれば、こうした「リスク」を個人が選択しうるという考え方自体がまやかしである。「Ｘパーセントのリスク」という蓋然性を示す統計的数値は、個々の女性にとっては意味がないにもかかわらず、何もしないことすら「リスク」を高める無責任な選択と解釈されうるという（Duden 2004: 230–2）。また、パトリシア・Ａ・カウファートとマーガレット・ロックは、健康状態に自己責任が付随し、加齢するに従って、健康でいるということが女性にとっての新たな「徳」となってくると指摘している（Kaufert and Lock1997: 86）。すなわち、更年期およびそれ以降の女性には、健康のために自分で責任ある選択、行動をしていくことが求められているのであり、それに無関心でいることは許されないのである。こうした状況について、ドゥーデンは同時に、「情報を得て自己決定するという意識を広めた責任は、一九七〇年代の女性運動にあったのかもしれない」とも言及している（Duden 2004: 235）。

本章では、こうした「更年期」をめぐる現状をふまえたうえで、ウルリヒ・ベックの「リスク社会」論に依拠しながら、ドイツ二〇世紀初頭に出された家庭用医学書および女性向け助言書における「更年期」をめぐる言説を素材に、二〇世紀初頭のドイツ社会の位相についての考察を試みる。ベックによれば、伝統や慣習などのいわゆる前近代的、非合理的なものからの近代化である「単純な近代化」のあと、それとは異なる次元の「再帰的な近代化」もしくは「自省的な近代化」という段階が始まる。再帰的、あるいは自省的な近代化とは、単純な近代化が完了し、近代化が近代の前提や原理そのものに直面することを指している。そして、再帰的近代化によって、それまでの枠組みでは対処できない問題にさらされる社会が「リスク社会」であり、安定した準拠枠から個々人がバラバラの単位となって解放されるとともに、新たな制度に拘束されることが「個人化」という言葉で捉えられている。こうしたベックの議論に照らした場合、二〇世紀初頭の「更年期」をめぐる言説、およびドイツ社会はどのように位置づけ、解釈することが可能だろうか。そしてそれは、現代の状況とどのような位置関係にあるのだろうか。

ドイツでは、一九世紀後半から医学がめざましい発展をとげ、ドイツ医学は近代医学を牽引する位置にあった。そのドイツ医学のなかで現在の「更年期」に近い概念が確立していくのは一九世紀最後の四半世紀のことである（原　二〇〇七）。次節ではまずそうした二〇世紀初頭のドイツが、「更年期」をめぐる問題にとってどのような舞台であったのかについて、諸状況を検討しておきたい。

二 「更年期」をめぐる二〇世紀初頭のドイツ社会

(1) 「生」モデルの変容

前述のように「更年期」という概念が近代医学のなかで確立していくのは、一九世紀末近くのことである。一九世紀のドイツにおいては、医学が人間の生を区分けし意味づける力をもつ学問領域のひとつであった。一九世紀初頭から半ばにかけての百科事典をのぞくと、「子ども期」、「青年期」、「成人期」、「老年期」などの時期が医学の用語で説明され、特徴づけられている。このなかで女性の「老年期」は「閉経」をもって始まるものとされ、「閉経」が「成人期」と「老年期」を区切る境界線の役割を負っていた(原 二〇〇三)。しかし一九世紀後半から末にかけて、こうした人生区分の分類は徐々に姿を消しはじめ、二〇世紀初頭になるとそれに代わって「加齢」(Altern)という項目が登場するようになる。[2]

一方で、一八七〇年ごろから「更年期」という概念がかたちを現わしはじめる。ドイツ語で「閉経」や「更年期」を表わす用語[3]が事典や医学書に現われるようになるのは一九世紀半ば以降であり、それまでそうした事象は「月経の終了」などというかたちで表現されていた。他方、現在ドイツの医学用語で「更年期」を表わす"Klimakterium"とは、「段梯子」を意味するギリシャ語を語源とし、もともと男女両性の人生の各節目にあって生命の危険をもともなう「厄年」に似た意味をもつ言葉であった。しかしその語義は一九世紀初頭に転換しはじめ、一九世紀後半になって「閉経」の前後を指す女性特有の時期として定着する。

医学による人生区分分類の消滅と「更年期」概念の形成とがほぼ同時期に起こってくるのは、決して偶然ではない。「更年期」概念の成立を促したファクターのひとつには、外科、内科、産科などの一部だった婦人科医学が、一九世紀半ば以降に専門領域化していったこと（Schmersahl 1998: 196）があげられよう。しかしそれと同時に、人間の生の連続性／プロセスに対する関心の増大、「老年期」として一括されていた人生後半を再構成しようとする機運なども推進力として働いていたと考えられる（原　二〇〇七）。つまり、それまで不可視だった中間プロセスが前景化したことで、従来女性の「老年期」を規定してきた「閉経」が「老年期」から分離してひとつの人生局面をなすとともに、その時期における女性の身体、精神の総体が医学の射程に入ってきたと考えられるのである。

また、そこには人口動態も要因として数え入れる必要があろう。平均寿命は一八七〇～八〇年の男性三六歳、女性三八歳から、一九〇一～一〇年のそれぞれ四五歳、四八歳へと飛躍的に伸びている。この伸びは乳幼児死亡率の低下によってもたらされた部分が大きいとはいえ、一五歳時点での平均余命をみても、男性で一八七〇～八〇年の四二・四年から一九〇〇～二九年の四六・七年へ、女性で四四・二年から四九・〇年へと上昇したことが認められる（桜井　二〇〇一：九五）。さらに、女性の他のライフイベントにおいても、いくつかの項目で変化がみられる。アルトゥール・イムホーフの計算によると、ひとりの女性が産む子どもの数は、一八七〇～八〇年の六・八人から、一九〇〇～二九年の五・九人へと減少している。また、「閉経」を迎える年齢に大きな変化はないが、末子出産から「閉経」までの年数は、五・四年から九・五年へと大きく伸びている。これは初婚年齢の低下と子ども数の減少によって、末子出産の年齢が低下していることによる。また、「閉経」から死までの期間も、二〇・八年から二二・九年へと伸びている（Imhof 1981: 165）。これをみると、再生産活動の終了から「閉経」までの期間と、「閉経」してから平均的な死亡年齢までの期間とがともに延びていることになり、「閉経」をめぐる諸要素の位置関係が変化していることが認められる。これが具体的にどのような影響をもたらしたのかについては別途考察を要するが、少なくともこうした変化が、人生後半へのまなざしを変容させた要因の一部であったと考えられる。

こうした「生」モデルの変容は、「閉経／更年期」の位置づけにも変化を与えた。一九世紀において老年期のメルクマールとされていた「閉経」は、二〇世紀初頭には「更年期」に包摂され、むしろ中年期の問題として立ち現われるようになる。一九一〇年に出されたデンマークの作家カリン・ミヒャエリス（一八七二～一九五〇年）の小説『危険な年齢』（*Das gefährliche Alter*）は、四十代の女性が裕福な夫のもとから出奔し、人里はなれた家で年下の男性への思慕や自省などに揺れる心情を主人公の日記と手紙の文面によって綴ったもので（Michaëlis［1910］2005）、同年ドイツ語に翻訳されると一〇〇万部を超えるベストセラーになるが、同時にその内容についての激しい議論も巻き起こした。この「危険な年齢」というタイトルは、もともとKlimakteriumがもっていた「生命の危険」という意味を含んだ「危機的な年」（kritische Jahre）という表現を想起させるものであり、主人公の女性が「更年期」であることを明示する役割も担っている。なお、この小説の刊行以降、「危険な年齢」という言葉は、「更年期」にある女性の精神的な不安定さと年齢に不釣合いな性欲の上昇をいくぶん揶揄気味に言及するときのキーワードとしても使われるようになっていく。

しかし、他方で「更年期」に対して積極的な評価を与えようとする傾向も始まっている。一九世紀において、女性は男性よりも老いが早いものとされ、閉経した女性に与えられる評価は人生の盛りを過ぎたものとしての否定的なものがほとんどであった。医学者の手になる諸文献において、「閉経」後の女性は身体の内外が醜く退行し、女性のもつ「美徳」を失った存在として描かれている（原　二〇〇三）。しかし、二〇世紀初頭には、「閉経」を迎えた女性はまだ生の途上にあり、みずからもその当事者である女性医師らによって「〔閉経を迎えても〕男性より早く老け込む必要はない」（Fischer-Dückelmann 1902: 48）と位置づけなおされている。また、「閉経」や「老い」の主体である女性の生活や内面性に焦点が当てられるようになってくるのも、世紀転換期以降の傾向だといってよい。「更年期」は、こうしたいくつかの特徴を有する期間として再定義されていくのである。

(2) 女性への「知」の開放

また、二〇世紀初頭のドイツでは、多くの家庭向け医学書が発行されている。家庭用医学書の需要は、都市への移住者増大による、経験に根ざした伝統的な医療知識からの断絶、社会衛生とその拠点としての家庭への関心の増大、などに起因しよう。先に述べたように、ドイツの人口動態は一九世紀末から二〇世紀初頭にかけて大きく転換した。一九世紀末に人口成長率は史上最高を記録、それに国内移動の増加があいまって都市人口が増大し、全人口に占める都市人口比は、一八七一年の三六パーセントから、一九一〇年には六〇パーセントにまで上昇している（桜井　二〇〇一：五二～六四）。このようななかで中間層と呼ばれる都市居住ホワイトカラー層が増大し、ひとつの階層を形成するようになる。また、二〇世紀に入ると、都市部を中心に出生率の持続的低下が始まり、中間層に続いて、労働者のあいだでも家族計画が実施されるようになっていった。その結果、ヴァイマル期には子ども数二人が標準的な家族形態となる（桜井　二〇〇一：六四〜七七、フレーフェルト　一九九〇：一七二）。こうした都市型の小家族は、社会の医療化の拠点として捉えられ、主婦／母親は家族の健康管理者として位置づけなされていく（Bleker 1993: 67）。女性を情報の受け取り手として想定していた二〇世紀初頭の家庭用医学書や女性向け助言書などは、こうした需要に合致するものであった。

しかし、女性をめぐる医学情報の動きにひときわ大きく作用していたファクターは、女性に対する「知」の開放であったと考えられる。ドイツでは一九世紀半ばより、大学医学部を卒業した者のみに限定される医師資格制度の確立と、医師の専門職としての地位形成がなされたが（服部　一九九五）、女性に対しては大学の門戸自体が閉ざされていた。しかし、一九世紀末になるといち早く女性の入学を許可したスイスなどの大学で博士号を取得し、ドイツ国内で開業する女性たちが現われる。世紀転換期には、そうした女性医師たちが、一般の女性たちに向けて簡明な医学書を出すようになっていたのである。女性に関する議論は一九世紀後半から政治的、学問的関心の対象となっていたとはいえ、市民女性にとってはまだタブーの領域にあり、そのような話題は医師‐患者間の会話に限られていた（フレーフェルト　一九九〇：一一九〜二五、一七五）。女性医師らは、それまで女性が無知であるのがよいとされていた女性自身の身体について、女性たちに向けて情報を発信する。ここには、医師という専門職の女性への開放と、医学的知識の一般女性への開放という、二重の「知」の開放をみることができる。これに、人生後半への関心の高まりも重なって、「閉経」や「更年期」に関する知識は公然と家庭に入り込むことになった。一九世紀までの医学書において月経、妊娠、出産、授乳など、生殖に積極的に関わる事項に重点が偏っていたのとは異なり、二〇世紀の医学書では「更年期」が必ず立てられる項目となっていく。

(3) 女性医師の社会的位置

ほかの西欧諸国が一八六〇〜七〇年代に大学の門戸を女性に対して開きはじめたのに対し、ドイツでは大学当局の抵抗が強く、一九〇〇年にバーデン州で最初の大学入学許可が出されるまで女性は聴講生の身分に留め置かれていた。これは、すでに供給過剰であったアカデミックな職業をめぐる競争が女性の参入によってさらに激化することへの怖れと、新興の商工業ブルジョワジーや知的エリートなどの登場による教養市民層の相対的な身分低下が加速されることへの怖れが根底にあったためだという（田村一九九九：二〇七〜一〇）。

一方、医師の国家資格試験は、大学の入学許可よりわずかに早い一八九九年に女性に対して開放された（Huerkampf 1996: 231）。それ以降、ドイツ国内の女性医師の数は急増し、一九〇九年の八二人に対し、一九三三年には約四〇〇〇人を数えるまでになっている（Usborne 2002: 75）。総数に対する女性医師の割合は約八パーセントにすぎなかったが、それでも注目すべき数字だといえる。女性にとって医師という職業は、男性社会のなかで平等なチャンスを得られるものであったのと同時に、「導き、世話をするという母としての天分」をもつ女性ならではの使命感を感じさせるものでもあったという。とくに、男性医師によってはほとんど顧みられることのない女性側の需要や羞恥心に対応するという役割を、女性医師はみずからに任じていた（ebd.: 75）。二〇世紀初頭におけるそうした執筆者のひとり、アンナ・

フィッシャー－デュッケルマンはつぎのように述べている。「女性の性的生活に真の洞察を得る人がいるとすれば、それは、〔患者が〕親密な告白を委ねることのできる女性医師である。女性医師だけが、女性の性がどのような状態であるのか述べることができる」(Fischer-Dückelmann 1911: 45–6)。

しかし、女性医師の立場は不安定なものだった。女性医師への偏見から、専門医になるための研修場所も少なく、病院のポストも男性優先であった。また、女性比率のもっとも高かった小児科は他科に比べて収入が低いなど、社会的な地位としても収入の面でも、男性医師より不利な条件下にあったという(Huerkampf 1996: 243–9)。こうした環境のなかで、女性医師はみずからの存在意義を示していく必要があった。一九世紀後半に確固たる地歩を固めた医師という専門職集団の営みは、女性身体を客体化し、女性のライフコースを医学の言葉で定義してみずからの守備範囲と定めることであった。それに対し、女性医師らは、女性たちの先達を自負し、女性自身を主体化し、自己管理、自助努力を推進しようとする立場にあった。

だが、このような「女性独自の視点」と、医療専門職としての女性医師の立場とは、ときに相克をもたらすものでもあった。たとえば、第一次世界大戦後、女性の視点からの社会衛生運動を進める目的で「ドイツ女性医師連合」(Bund deutscher Ärztinnen)が結成されている。そこでは女性に備わっているという「母性」の強調とならんで、多くの女性医師が堕胎罪の改正を求めるというラディカルな立場を表明していたが、同時に女性の自己決定権を制限しかねない優生学や、堕胎をおこなうもぐり医者の禁止など、その時期医療専門職にとって大きなテーマであった問題に対しては、男性医師と同じ「賛成」のモラル立場をとっていたという(Usborne 2002: 77)。すなわち、女性医師は、医療専門職の一員としてのモラルへの恭順を示しながら、女性医師として男性医師からの差異化を目指すという、複雑なポジションに立っていたのである。

三　「更年期」をめぐる医学言説——フィッシャー＝デュッケルマンの著作を中心に

⑴医学専門書に見る「更年期」のかたち

それでは、二〇世紀初頭に「更年期」はどのようなものとして捉えられていたのか、まず医学専門書における記述からみていきたい。前述のように、「更年期」という概念は一九世紀後半、とくに一八七〇～八〇年代から世紀末にかけて確立されていったと考えられる。一九〇三年に出されたオイレンブルク医学事典の補遺版によると、「更年期」(Klimax)は排卵と月経の停止によって特徴づけられる、生殖器官の機能活動が停止する時期のことであるとされ、これが女性身体の秩序(Oekonomie)の基本部分をずらしてしまうために、物質代謝に重大な変化をもたらし、神経や生殖器官にさまざまな症状を引き起こす、と説明されている(Eulenburg［1903］1993: 124–5)。「更年期」の症状は、代謝や消化の障害のほか、「しばしば胸部狭窄感、呼吸困難、動悸、めまい、耳鳴りなどをともなうのぼせ、それに続く大量の発汗」、それに心疾患、軽い精神障害などであった(ebd.: 132–3)。さらに、そのほかの多くの専門書では皮膚病、抑鬱のほか、子宮の腫瘍、動脈硬化、高血圧などもあげられている。

「更年期」をめぐる身体の変化については、「乳房が崩れて萎びるのとともに、身体全体が少しずつ老人の風貌を帯びる」(Veit 1898: 49)、「卵巣機能の停止は男性の容姿への接近をもたらす。声はしわがれ、ひげが生える」(Stoeckel *et al.* 1924: 213) などとして、外見から女性性が失われていくことが強調され、身体内部の変化については「卵巣は固くごつごつとして小さくなる」、「子宮は骨盤深くに沈み、小さくなり、子宮内壁は薄くなって萎び、筋肉繊維は消失し、結合組織が増殖する」(Veit 1898: 49) と、生殖器官の退行の様相が羅列されている。「更年期」の症状や障害に対処する手段としては、刺激物を避けるなどの食餌療法や、入浴、洗浄、あるいは伝統的な治療法である瀉血などとならんで、「卵巣物質」を試すことも推奨されている (Hofmeier 1901: 126; Penzoldt und Stinzing 1912: 380–1)。ただし、一九〇〇〜二〇年代の時点では、このように卵巣物質を薦める教本と、その効果に対して、「内分泌の停止を補うという卵巣物質などは疑問」(Meyer-Rüegg 1917: 31)、「卵巣エキスによる治療の効果は、いわゆる脱落症状と呼ばれる軽い血管障害、神経障害にしか効果がない」(Aschner 1927: 66) などと留保をつける懐疑的な言及とが入り混じっていた。

(2) アンナ・フィッシャー＝デュッケルマンによる家庭用医学書

一方、家庭用および女性向けに書かれた文献でも、大枠については医学専門書と同じような「更年期」像を共有していた。しかし、いくつかの部分においては、独自の記述の仕方がとられている。家庭用医学書や女性向けの助言書は、女性読者に対して簡明に情報を提供しようとする女性医師の手になるものが比較的多かったが、ここではそのような著者のひとり、前出のフィッシャー＝デュッケルマンの著作に焦点を当てて考察していきたい。

アンナ・フィッシャー゠デュッケルマン（一八五六〜一九一七年）は、一八五六年、オーストリア東部の町に、オーストリア゠ハンガリー帝国軍医大尉の娘として生まれた。しかし、帰属する階層の贅沢さや軟弱さを嫌悪して、親の認めない結婚をした後、一八八〇年ごろドイツのフランクフルトへ移り、しばらく雑誌『人民の幸福』（*Volkswohl*）の編集や、『新しい調理法』（*Neue Küchenlehren*, 1888）の出版といった文筆活動をしている。一八九〇年に医学を志してスイスのチューリッヒ大学に入学し、一八九六年に博士号を取得。その後、ドイツに戻り、自然療法の主導的な地位にあったハインリヒ・ラーマン（一八六〇〜一九〇五年）がサナトリウムを運営していたドレスデンのロシュヴィッツ地区（Dresden-Loschwitz）で、婦人科医として開業した（Bleker 1993: 75–7）。

ラーマンのおこなっていた自然療法とは、おもに食餌療法によって人間の身体バランスを整えるものだったが、彼はコルセットなどを批判し衣料の改革にも取り組んでいる（服部　二〇〇四：六二）。また、自然療法自体は長い歴史をもつものだが、一九世紀後半から急成長しており、近代社会へのアンチテーゼとして知識人を中心に世紀転換期に盛り上がっていた、さまざまな生改革運動のひとつのかたちと位置づけることができる（竹中　二〇〇四：一九九〜二〇五）。フィッシャー゠デュッケルマンがラーマンとどのような協力体制をつくっていたのかは不明だが、彼女自身の著作も自然療法的な考え方に影響を受けたものであり、みずから考案した改良服も紹介されている。

またフィッシャー゠デュッケルマンは、無知な妻がすべてを夫から与えてもらうような伝統的な結婚に批判的で、女性が自分の精神世界、自分自身の職業、経済的な自立性、法的な平等などをもつならば、そうした従属状態から逃れられるとし、そのためには若年での結婚を避け、また子どもの数も制限するべきだとしていた（Bleker 1993: 77–8）。ドイツでは世紀転換期を境に出生率が低下していくが、一九〇〇年ごろにはまだ、避妊具などを用いた産児制限に手が届くのは市民層に限られていた。労働者層の女性はいまだたび重なる妊娠、出産、堕胎などによる肉体的な消耗と、育児や子沢山による貧困などからくる精神的な疲弊に直面していた（姫岡　一九九三：八七〜九一）。フィッシャー＝デュッケルマンは、そのような状況の解消が、女性の自立や精神の涵養には不可欠とみていたのである。

彼女が女性読者に向けて書いた本は専門職内部では物議を醸し、男性医師からは「いんちき行為」であるとの批判も投げかけられたというが、大衆には非常に広く受け容れられた。一九〇一年に出版された『家庭医としての女性』（*Die Frau als Hausärztin*）は版数を重ね、一九一七年に一〇〇万部記念版が出ているほか、一三カ国語に翻訳されている。[5] さらに、一九八一年には六度目の改訂版が刊行されている（Meyer 2006: 147, 178）。

フィッシャー＝デュッケルマンをはじめとして、家庭用医学書、助言書の著者らの主たる目的は、簡明な言葉で医学知識を付与することを通じて、女性を啓蒙することにあった。『家庭医としての女性』の初版へのまえがきで、フィッシャー＝デュッケルマンはつぎのように述べている。

この本の目的は、しばしば非常に苦難に満ちた人生の途上にある女性たちに、身体的・精神的な健康を維持したり取り戻したりするためのたくさんの実践的な助言や生活規則、注意を与えてあげることです。難しい理論や、分かりにくく見づらい図版や、ごく稀にしか起こらない病気の説明など、女性にとってたいして役に立たないようなものはできるだけなくし、言葉や図をさまざまな生活の要求に適したものにするように心がけました。（Fischer-Dückelmann［1901］1923: Vorwort）

ここで彼女は、女性読者の実際の生活に即した内容を、平易に説明するという基本方針を強調しているが、そこには専門的な内容に走りがちな既存の医療への批判も含まれていた。とくに、チューリッヒ大学医学部の産科病棟で、時に過剰で不必要な男性医師らによる医療的介入を見聞きした経験から、フィッシャー＝デュッケルマンは、「正統医療」（Schulmedizin）には十分な臨床的実践的教育が欠けているという認識をもっていた。また、「男性医師が女性の心理を完全に理解することはない」と考える彼女は、女性医師の重要性を指摘する。

〔……〕われわれ女性はそろそろ、男性がとっくの昔に当然のこととして要求していることを、求める勇気をもつべきでしょう。つまり、女性の先達や助言者による医学的な指導や精神的な相談のことです。性的な問題のために女性医師のところへ行く男性はいないでしょう。ところが、何千人もの女性が男性医師のところへ行かざるをえず、肝心なところは結局話さないで終わってしまうのです。（Fischer-Dückelmann 1911: 11）

二〇世紀初頭には、ドイツの各所に結婚や性の問題についての「相談所」が設けられている。これらの「相談所」は「『国民の健康の増進』、および医師を担い手とした『身体の合理的コントロール』（治療と予防）を二本の柱とする一つの社会システムを機能させる前線基地の役割を担っていた」（川越一九九五：二一二〜六）という。すなわち「相談」という形式は、医師という専門職集団による大衆のソフトな管理の手段としての側面をもっていたのである。そして、大衆が医師を担い手とするケア施設や相談窓口を訪れるという行為は、大衆の側からの専門的な「知」に対する合意と参加の象徴（川越二〇〇四：六二）であった。女性医師らが女性読者に向けて執筆した医学書は、こうした親密な「相談」の場というイメージを提供している。女性読者は、家庭用医学書や助言書をことあるたびに開くことで「健康の増進」に積極的に参加し、女性医師からの親密な助言を受けることができるのである。

フィッシャー＝デュッケルマンは、それまでの既存医療のなかでは、患者側が適切な教育を受けていないために、無用な恐怖感や健康上の障害を抱えてしまうという認識をもっていた。それゆえ、既存の医療が改革される必要があると同時に、一般の女性に自分や家族の身体についての知識を与えることが必要だと考えていた（Meyer 2006: 154–6）。そうした目的のためには、生理学や解剖学の図版を著作に載せておくことが不可欠であった。著作のなかで「自助」（Selbsthilfe）の教示や、多くの裸体の図が載っていることに対する批判を想定して、フィッシャー＝デュッケルマンはつぎのような前置きをしている。

私たちの時代には、生命や健康を統制する古いタイプの医師の権威からの解放が始まろうとしているのです。大衆は自分の力でなんとかやりたいと欲しはじめており、同業者の利益よりも、人類の重要事のために活動しようという分別のある医師なら、この努力を幸先のよい進歩だと喜び、それに対して自分の力をささげることでしょう。（Fischer-Dückelmann［1901］1923: Vorwort）

他方で、読者の行きすぎた自己判断に対して釘を刺しておくことも忘れない。彼女の主張は近代医療そのものの否定にあるというよりは、病気を名づけ、治療するだけの既存の医療のあり方を変えることに重点がおかれていた。目指すべきは、ますます細分化されていく人体各部の処置ではなく、個人の総合的な健康状態を改善することである（Meyer 2006: 161）。それゆえ、医師という専門職は不要なのではない。そうではなくて、それまでの病人の治療のみを自分の守備範囲と心得ていた医者のあり方から一歩踏み出し、健康管理と病気予防を推進、監視するという、より積極的な役回りをみずからの職業領域に取り込むべきなのである。

医師が、このような支援によってみずからの仕事をなくしてしまうのではないかという考えもまた誤りです。なぜなら、まずこのことは医師の活動の種類が変わるにすぎないからです。つまり、医師はこれまでのようにもっぱら病気の同胞の不幸から利益を得るのではなく、健康の監視人として、より多く活動することになるわけです。また、今日のような悲しむべき健康状態のもとで、学問的および実践的に養成された医師は、素人が自助をしたとしても決して不必要にはなりません。素人が自分の能力を過信するのを避けるため、私は必要に思えるところではいつも必ず自己治療の危険に言及し、つねに専門の医師にかかるべきことを強調しております。（Fischer-Dückelmann［1901］1923: Vorwort）

(3) フィッシャー＝デュッケルマンの描く「更年期」

こうした執筆方針のもと、フィッシャー＝デュッケルマンの提示する「更年期」像は、以下のようなものであった。まず、「更年期」の定義については、「中老期（Matronenalter）への移行、生殖能力の喪失と月経の終了」のことであるとし、通常であれば四六歳から五二歳のあいだに始まり（Fischer-Dückelmann［1901］1923: 255）、解剖学的、生理学的には生殖腺の退化によって特徴づけられるという（Fischer-Dückelmann 1911: 19）。その症状は、つぎのようなものである。

更年期の通常の症状は、頭部への充血、のぼせ（fliegende Hitze）、不眠、涙もろいこと、腰痛、動悸、イライラした気分などで、個人の性質や、すでにある慢性的な不調、たとえば便秘、心臓虚弱、貧血、神経質、肥満、などによって、いくつかの症状がなかったり強まったりします。このような小さな障害は、オーガニズムが少しずつ退行し、生殖器への血液の流れがゆっくり止まるまで、何カ月か、あるいは多かれ少なかれ何年か続くことがあります。（Fischer-Dückelmann 1911: 27）

「更年期」は、月経の終了のほか、こうした諸々の不調、身体の変化といったものの集積からなる、ゆるやかではあるがまとまりのある時間／概念として捉えられており、枠組みとしては専門書のものとあまり変わらない。しかし、「更年期」という枠組みがこのようなかたちで家庭用医学書に現われたことの意義は、これが「更年期」を経験する当事者である女性読者へ向けて発信されたという点にある。女性たちのあいだに、「閉経」前後の身体変化について伝統的な情報が多少なりとも行き交っていたらしいことは、さまざまな医学文献の行間から読み取れる。しかし、「閉経」後に起こる雑多な現象が

「更年期」というはっきりした輪郭のなかで医学知識として与えられたことの意味は、また別のものとして捉えねばならないだろう。後述するように、このことが「予防」というコンセプトを浮上させる決定的な契機なのである。

「更年期」の症状に対してフィッシャー＝デュッケルマンの薦める処置は、日常生活の改善や水浴などに限定されており、「何度も同じ症状が続くときは、遅れないうちに医者の診察を受けること」(Fischer-Dückelmann 1911: 28) として、具体的な治療方法は示されていない。たとえば、「よく起こりがちなのぼせ」の場合、「精神的な緊張や、興奮、衣服によるとくに身体中央部の締めつけ、足の冷えなどを避け、全身温かい服装をすれば、症状は緩和されます。それでも不快な状態が続くときは、医者の診察を早めに受けましょう。なぜなら、のぼせは深刻な原因をもっている可能性があるからです」(Fischer-Dückelmann［1901］1923: 258) という内容になっている。

このような姿勢はフィッシャー＝デュッケルマンだけに特有のものではなく、ほかの家庭用医学書においても、多くは「刺激のない食事」(Cornelius 1903: 43)、「ベッドで安静にする、温浴、湿布、マッサージ、ぬるま湯による洗浄」(ebd.: 46–8)、「日光浴」(Thilo 1904: 160) などの食餌療法や衛生などへの助言のほか、適度な運動をし、身体を冷やさないように留意し、「乗馬、自転車、夜会、コンサートなどは避ける」(Boeckh 1916: 100–2) といったことに重点がおかれている。また、いずれにおいても、自己判断を戒め、必ず医者を受診することを勧めるという点で共通している。こうした治療法は、専門書に比べてより患者の生活全体を射程に入れたものとなっているが、医学専門書が推奨する方法とそれほど大きく乖離しているわけではない。卵巣物質のような化学的な方法に言及するものも少数ながらあった（Stratz 1907: 287; Ruhemann 1908: 134）。

それに対し、家庭用医学書の際立った特徴は、「予防」の強調であった。フィッシャー＝デュッケルマンは、まずは規律正しく節度をもって生活することが、「更年期」に起こるさまざまな不調を避けることであると主張している。

つねにすばやく消化し、全身が同じように温かく、良い体格だが太ったり肥満体であるわけではなく、十分に動いている女性は、更年期の重い病気を心配する必要はほどんどありません。物質代謝がよく、抵抗力があり、出血が不規則だったり過剰になったりすればアルコールやコーヒーを断ち、食事もほどほどであるような人は、目眩や頭痛、腰痛、抑鬱などの小さな諸症状もありません。（Fischer-Dückelmann［1901］1923: 259）

こうした自律的な生活管理を通じた「予防」の重視は、女性を客体としてのみ捉える専門書においては顧みられていなかった点である。このような「予防」の重要性は、「更年期」や「老年期」についての意義が積極的に語られるほどに高まることになる。

女性は五〇歳でおばあさん［Matrone］になる必要はありません。男性が五〇歳でまだ生殖能力をもつのであれば、女性もそうであることができるし、そうでなくてはなりません。女性が早く成熟し、早く萎れるのは、ひとえに教育の結果なのです。〔……〕早すぎる結婚は、女性の若さと美しさの墓場です！　おばあさんになってからも美しく力強くありたいと思うならば、完全に成熟してから、二三歳とか二五歳になってから結婚すべきですし、子どもはあまりたくさん、立て続けに産まないほうがよいのです。それから、精神は身体に影響するので、自分自身の精神生活に気を配るべきです。（Fischer-Dückelmann［1901］1923: 256–7）

ここには、女性のエイジングに新しい定義を与えようとする試みが現われている。一般の医学専門書における老いのジェンダー差に関わる記述は、二〇世紀に入ってからもなお、「〔女性は〕早いときには四〇代の半ばで卵巣と、性組織全体の機能的活動が消えるが、それは男性においてはまだ生殖器官の最高の機能活動を誇っている年齢である」（Eulenburg［1903］1993: 123）などとして、女性の早い身体的衰退を強調するものであった。そのため、新しいエイジング像を打ち出すにあたっては、まず「早く老いる女性」というイメージに反駁することが必要であった。

それだけでなく、フィッシャー－デュッケルマンは、一九一一年に出した『健康な女性』（*Gesunde Frauen*）のなかで、「男性の更年期」についての章を設けている（Fischer-Dückelmann 1911: 31–6）。「男性にも更年期がある」ということについては、一九一〇年にクルト・メンデル（一八七四～一九四六年）が神経学専門誌に論文を発表したばかりであったが（Mendel 1910）[6]、フィッシャー－デュッケルマンはすかさずその内容を自著で紹介し、男性にも女性と同じような性的能力の低下や心身の不調があること、そして女性のエイジングが男性に比べてとくに不利だというわけではないことを主張するひとつの根拠としたのである。

さらに、ここでは新しいエイジング観が、巧みにバースコントロール（産児制限）と結びつけられていることが注目される。フィッシャー＝デュッケルマンの議論は、当時のドイツ社会で注目されていた女性をめぐるさまざまな問題が、最終的に「更年期」や「エイジング」の良し悪しに流れ着くという構図をとっており、そのことがライフコース全体についての彼女の主張を正当化することにつながっている。

また、ここから、ドイツ社会に対するペシミスティックな診断にも結びついていく。

女性の早い老いは、ドイツ国民のあいだでよく見受けられますが、これにはドイツ女性の精神的な不活発さが大きく影響しているのです。精神的な活発さや、自立した精神的な職業をもつことは、若さを維持します。自立せず、人に従属していたり、気を抜きすぎて無関心だったり、身体に過剰な緊張があったりすると、魅力のない退屈な醜い女性になります。フランス女性をごらんなさい。五〇歳にしてなお機知に富み、魅力的ではありませんか。オーストリアの女性も、活発さと上品さ、自然な優美さをいつまでも保っております。(Fischer-Dückelmann 1902: 47–8)

こうした言及は、フランスやオーストリアといった隣国を対置することによって、ドイツ社会を負のかたちで浮かび上がらせる。これによって、隣国の実情はどうあれ、ドイツ人女性のあり方が変革を要するということに対する理解と奮起が促されているのである。しかし、ここでフィッシャー＝デュッケルマンが求めている女性の「美」とは、容貌やスタイルのことではなく、また「年齢の自然な境界線を超える」（Fischer-Dückelmann 1911: 15）ことでもない。「美しさ」は内面の自立性や精神性から自然に外側に溢れ出してくるものなのであり、目指すべきなのは「女性のより高次の成長と深く結びついている新たな美のかたち」（ebd.: 15）であった。よって、年配者の「美しさ」とは、若いころからの内面的な研鑽によって、ようやく獲得されるものである。そのため、逆にどのような人生を送ってきたのかということが、「更年期」やエイジングの大きな鍵となる。「予防」のための生活管理の範囲はどんどん前倒しになり、よい結婚生活、よい思春期、あるいはよい子ども期を送ることが「更年期」の危険を遠ざけるとされ、人生前半の「予防化」、生全体の規律化へ進んでいく。母乳育児の「健康さ」の強調は、その傾向を極限まで押し進めたものだといえる。

母の乳房のかわりに哺乳瓶を与えられた、つまり自然な母乳の代わりに重い動物の乳や人工的な栄養で育った一四歳の貧血気味の子どもは、骨も薄く、気質も弱く、続けて仕事をすることができず、体の弱い母親をもち、突然心拍があがり、気分の変動が激しく、興奮しやすく、頭痛を訴えます。〔……〕そのような人間はどうなるでしょうか？　たび重なる貧血によって花開くことができず、悲劇的な心の状態の青白い少女は、結婚を恐れ、意志も希望ももたないまま年をとり、中途半端で自分にとっても他人にとっても重荷となります。〔……〕更年期についても同じで、四五年間のあいださまざまな慢性の病気を溜め込んできた女性は、更年期が重く、五〇歳になる前に亡くなることもあります。（Fischer-Dückelmann 1911: 22–4）

母乳育児の推奨はすでに市民階級においては一世紀前から始まっているが、一九世紀末にはとくに労働者層における高い乳幼児死亡率と、出生率低下を背景に、そのトーンが強まっていた。そこで批判の対象となっていたのは、労働者層の不衛生な生活状況であり、非合理的な育児であった（川越　一九九五：二九～三三）。フィッシャー＝デュッケルマンの非難の先にも、母乳で育てようとしない富裕層の母親とならび、労働者層の女性の無知や無策ぶりがある。労働者層の知識不足、計画不足は性的生活の失敗を招き、それが病的な「更年期」へとつながっていくのである。フィッシャー＝デュッケルマンは「戒めの例」として、彼女の診療に疲れ果てた様子でやってきた、背が低く痩せた若い女性について言及している。その女性は一七歳で結婚したあと、立て続けに四人の子どもを出産しており、貧血や神経衰弱、生殖器の不調を抱えていたうえ、さらに五人目を妊娠中であった。この「ひどく軽率な」女性は、フィッシャー＝デュッケルマンの診断では「きっと四〇歳で衰弱し、醜くなり、おそらく重い『更年期』を耐え抜かねばならない」だろうと思われた。「もっとも、彼女がこれ〔更年期〕を生き延びることができればの話ですが」（Fischer-Dückelmann［1901］1923: 257）。

他方、労働者階級の状況とは対極の、文明に毒された市民階層の贅沢な日々の暮らしもまた、不健康な老年期を招く原因であった。

退行（Rückbildung）の時期に屋外でよく運動をし、粗食を楽しみ、アルコールや肉をできるだけ遠ざける生活をしている女性や男性は、家にこもり座りっぱなしで、さまざまなアルコール（ビール、ワイン、リキュール、ラム酒など）のほか蛋白質の多い食事（多量の肉）を摂っている人とは、見た目がまったく違います。その〔後者の〕ような人びとは、主としてヨーロッパの都市でよく見られる、年配の女性や男性にありがちな現代的なタイプです。そのようなものは自然の必然性ではなく、本当の老年期（Alter）に向けてもっとよい条件を得るためには、あらゆる手立てをもって克服されなくてはならないものです。（Fischer-Dückelmann 1911: 19–20）

このような、生活の規律化、健康管理が強調されることによって、因果応報的な考え方はよりはっきりと焦点化されることになる。そして、以下のようにみずからの健康状態に対する自己責任が強調されていく。

とくに長年にわたって鬱血、便秘、いろいろな代謝障害を放置していた場合には、更年期に、〔ここに〕挙げたような病気が現われやすくなります。そのような女性は、月経が来たり去ったりして、内面的な闘いが続いている間に、突然別の病気の犠牲になったり、心臓発作で亡くなったりします。四〇代の終わり、あるいは五〇代の初めに死亡する例を、非常によく目にします。それ自体は自然で、それゆえ当たり前な「更年期」の危険がそのような悲しい現象の原因なのではありません。そうではなくて、オーガニズムの抵抗力喪失、生命力の欠如、あるいは誤った生活態度のために蓄積した自家中毒のためなのです。いったいどれほどの死亡例をまえもって防ぐことができたことでしょうか！　しかし、大多数の女性は健康問題にまったく無理解のまま過ごしており、身体がついに耐え切れなくなるまで、病気の原因に原因を重ねているのです。自業自得というものです！

（Fischer-Dückelmann［1901］1923: 258）

フィッシャー－デュッケルマンによれば、「自分を害から守るのは大部分、個人の手にかかっている」のであり、たとえ病弱な人であっても「状態を維持し、病気から身を守るためにたくさんできることがある」（Fischer-Dückelmann［1901］1923: 260）以上は、悪い結果の原因は、規律化が不十分であったり、無為であったりすることにあった。

彼女は、『危険な年齢』の四〇代の主人公を、夫の経済力や地位によって暮らし、自分自身の人生の目的をもたない、心身の不健康な女性であると評している。だがその一方で、彼女のような人間は現代社会にありがちなタイプであるとも述べている（Fischer-Dückelmann 1911: 63, 80）。つまり、『危険な年齢』の主人公の暮らし方、心身のあり方は、フィッシャー－デュッケルマンが批判する退廃した文明社会の姿とも重なっているのである。しかし、「危険な年齢」の苦悩は「人工的に作られたものであって、自然の必然ではな」く（ebd.: 66）、本来ならば身体や精神を適切な状態に保つことなどによって乗り越えることができるのである。そうならなかった場合の責任は、自分自身で引き受けなくてはならない。

四　更年期の「個人化」

⑴女性医師のねじれたポジション

近代医療が男性によって排他的に担われていた一九世紀後半、女性はその観察や治療の対象として他者化されていた。しかし二〇世紀初頭、正統医療の専門知識をもつ女性が「まなざす」側へ入ってくることによって、それまでの秩序は攪乱されることになった。フィッシャー＝デュッケルマンは著書のなかで女性医師の存在意義を説くとともに、男性医師による既存の医療のあり方や、都市生活をする人びとの心身の脆弱さに対して苦言を呈している。彼女によれば、男性医師は女性の本質的な部分を理解することはできないし、その医学的介入はしばしば無意味である。また、そうした男性医師によって牽引されてきた近代医療に代表されるような文明社会は、人間本来のあり方を見失っているのである。

このような近代的な文明への批判自体は、この時代にあっては特別なものではない。デートレフ・ポイカートは、一九世紀から二〇世紀への転換期を境に、ドイツ社会の空気が楽観的な進歩礼賛から、文化ペシミズムへと重心を少しずつ移していったと述べている。人びとは、工業化、都市化にともなって出現した大衆社会や、さまざまな社会政策を通じた国家権力の増大を目の当たりにして、豊かになった生活を実感しつつも、不安や息苦しさを抱いていたのである（ポイカート　一九九四：一〇四〜一一一）。こうした悲観論は、近代文明批判をともなうさまざまな生改革運動にも結実していった（竹中　二〇〇四)。また、一九世紀末から二〇世紀初頭にかけて大きな流れとなっていた母性主義フェミニズムも、近代文明を男性原理として捉え、それによってもたらされたモラルの退廃などを女性性によって回復するという理念を抱いていた(姫岡 一九九三:三八〜四〇)。フィッシャー-デュッケルマンによる近代医療批判も、こうした時代の大きな流れのなかに現われたものであり、「自省的な近代化」のプロセスのひとつとして位置づけられるものだろう。

しかし他方で、女性医師は男性医師との差異化を目指しながらも、医療専門職として「更年期」という概念とそれにまつわるさまざまな症状についての認識を共有していた。フィッシャー-デュッケルマンは自然療法を信奉していたとはいえ、その内容は必ずしも近代医療と対立するものではない。患者の自己診断を戒め、あくまでも医師のコントロール下で健康管理がおこなわれることを主張する姿勢や、栄養バランスや衛生への気遣い、適度な運動などを通した身体管理への視線は、読者である女性たちの意味世界を医学的知識の付与によって啓蒙しようという志によるもので、ほかの家庭用医学書や助言書だけでなく、医療専門職にも共有されているものであった。

こうした、フィッシャー-デュッケルマンの立ち位置から見えてくるものは、女性がそれまで排除されてきた医師という専門職集団のなかへ統合されつつも、同時にその内部で周縁化されていくという、相反する流れのせめぎ合いである。女性に対する大学入学や医師資格試験の開放などに代表されるように、一九世紀から二〇世紀への世紀転換期には女性をめぐる社会的な状況が急激な変化をみせていた。医師という医療専門職への女性の統合は、一九世紀に自明とされてきた市民社会的ジェンダー秩序における二元的な男性-女性の関係がゆらぎ、変容していく、その再編の過程で社会的に要請されたものだといえるだろう。そして、女性医師が、それまで近代医療の対象として客体化されてきた女性患者の主体化を促したことによって、従来の医師－患者間の秩序もまたゆらぐことになった。すなわち、医学的知識を独占する医師が客体としての患者を治療するという図式は、患者が自分の生を主体的に管理する義務をもち、医師がそれをコントロールするというかたちに変容していくのである。しかしその一方で、女性医師は近代医療の言語を習得した者として、あくまでも専門職内部に立脚点をもつ。そこには文明や既存医療への批判とともに、科学に対する信頼もまた同居しているのである。このように、一方で女性ならではの需要をすくい上げ、女性への知識付与、主体化を目指しつつ、他方で専門職として医療化を促進するという、女性医師の置かれたねじれた立場は、二〇世紀初頭のドイツ社会が有していた医療のあり方やジェンダーの布置関係の反映であったといえる。

⑵更年期女性へのまなざし

フィッシャー－デュッケルマンが重視した女性の「主体化」というテーマは、カリン・ミヒャエリスの『危険な年齢』においても出現している。この小説では「閉経／更年期」の老年期から中年期への位置移動が見られ、一九世紀的な「生」モデルの変容が現われているが、焦点となるのはそれ以上に、女性が女性を「まなざす」という行為によって中年女性のセクシュアリティというものが新たに表出された点であった。

『危険な年齢』はドイツ語に翻訳されベストセラーになると同時に、その「不健全」な内容が激しい批判の的となった。しかし、フィッシャー－デュッケルマンは主人公に対してこそ批判的であったが、その一方で男性批評家たちの論評も的外れであると切り捨て、この小説の意義を年配女性の性を扱っているところに見いだしている。

彼女によれば、実際には女性も男性と同じような性的感情をもつにもかかわらず、従来の女性観のなかで女性はみずからのセクシュアリティを語ることも許されない存在であったという。つまり、フィッシャー=デュッケルマンにとっては、小説『危険な年齢』は、近代社会のなかでその基盤をなしてきたジェンダー秩序が、女性に男性と対極の受動性を分配し、本質においてセクシュアリティをもたない存在と規定してきたことに対するアンチテーゼの役割を果たすものであった。ミヒャエリスが『危険な年齢』のなかで生殖期を過ぎた女性のセクシュアリティにスポットを当てたことは、中年期女性の脱客体化が試みられたという点において、フィッシャー=デュッケルマン自身の主張と重なるものであった。両者はともに女性として女性をまなざすことによって、それまでのジェンダーのルールには収まらない女性像を呈示したのである。同時にそれは、二〇世紀初頭における「更年期」へのまなざし、そしてジェンダー秩序のゆらぎを反映したものだったといえるだろう。

(3) エイジングの「個人化」

さらに、フィッシャー=デュッケルマンは女性を主体化することによって、「更年期」の「予防」に力点を移したが、その論理は、それまで規範どおりに受け容れるものであった「閉経」や「老い」を、主体化した個人の努力や心がけに帰すものであった。一九世紀半ばまでの医学的な認識においては、閉経した女性は身体の内外に老いを刻みこんだ「老女」であった。フィッシャー=デュッケルマンは「更年期」や「加齢」を個人の健康管理に結びつけることで、閉経した女性の生に積極的な意味づけをすると同時に、老いの様相や次元が人それぞれであることを主張したのである。ここではいったん伝統的な年齢や人生区分における定めや規範といった枠組みが取り払われ、エイジングが「個人化」されたということができるだろう。女性読者には断片的ながら医学的知識を習得および実践することが求められ、「更年期」という「生命リスク」をみずからの健康管理によって「予防」することが要請される。しかしこれは、古い規範からの解放であると同時に、新たな価値規範による抑圧の出現でもあった。

ベックによると、「個人化」とは既存の社会形態や社会的結びつきからの解放、伝統的な確実性の喪失、新たな社会的拘束、からなる三重のプロセスであるという（ベック　一九九八：二五三～四）。ベックの理論を援用するならば、いちど伝統的な制約から解き放たれた「老い／加齢」は、それまでの確実性を喪失した後、ふたたび新しい規範によって拘束されることになる。つまり、旧来の拘束から解放されることは、必ずしも「自由」を意味しないのである。

女性が構築する側に加わることによって「健康な更年期」や「美しいエイジング」が規範的なものになると、個人はそれを達成する義務を負う。そこには日常の生活様式全体に対する規律化が含まれ、その射程はライフコース全体に及ぶ。理想的な「更年期」やエイジングが達成できなかった場合には、その責任は自分に引き受けなければならない。ここでは、女性医師らの志向した当事者の主体化が、結果的に「失敗」を個人の責任として負わせる枠組みをもたらしているといえる。

以上にみてきた、二〇世紀初頭の家庭用医学書および女性向け助言書における「更年期」の言説には、二〇世紀初頭のドイツ社会の近代化プロセスが色濃く反映されていたといえる。再帰的近代化が、既存の価値観が確実性を喪失しては新たに造形されていくプロセスだとすれば、「更年期」というテーマが捉えた、二〇世紀初頭のドイツ社会が抱え込んでいたアンビバレンスは、一九世紀的な医療のあり方や人生区分モデル、男女二元論的ジェンダー秩序といったものが不安定化し、それをゆり動かす再帰的な近代化の動きとのあいだに起こる絶え間ない葛藤の表われであったといえるだろう。

「個人化」されたエイジングは、人生後半における健康や美といった新たな価値規範を浮上させ、それを喪失したり、達成できなかったりする「リスク」を措定し、それに対して「予防」を投入しようとする。この「リスク」は、その実態があるかないかにかかわらず、「予防」の掛け声とともに膨張していく。二〇世紀初頭において、家庭用医学書は女性に医学的知を付与し、自己管理およびその結果への自己責任を問うたが、現在では「女性性」や「健康」といったものを賭け金に、「生命リスク」を自己責任において選択することが求められている。そして、このような枠組みは、いずれも自己決定権によって女性の生全体を自覚的に捉えようとしてきたベクトルの行き着く先にあった。現在の状況は、女性の主体化を求めてきた近代の歴史の帰結でもある。二〇世紀初頭における言説レベルでの「予防」の強力な推進は、こうした動きを先取りしていたと言えよう。

現在おこなわれているホルモン補充療法をめぐる議論は、二〇世紀初頭にそれ自体としては受け容れられていた「閉経」や「加齢」そのものを「個人化」する段階にあるといえる。再帰的な近代化プロセスの途上で、たえず問いなおしを迫られてきた、「更年期」や女性の「エイジング」をめぐる定義や意味づけは、二一世紀の現在、より大きな葛藤を抱えた問題領域となって立ち現われてきているように思われる。

註　記

（1）原語の"menopause"とは、厳密には日本語の「閉経」に対応する用語であるが、英語では日本語の「更年期」に近い意味でも使用されている。ここでは文脈上、「更年期」と訳出した。

（2）ブロックハウス百科事典における"Altern"（加齢／老いること）の初出は一九二八年に刊行された第一五版である（Brockhaus 1928: 344）。

（3）ドイツ語では"Menopause"が日本語の「閉経」に対応し、"Klimakterium""Wechseljahre"などが「更年期」を指す。

（4）自然療法とは、薬剤を使わず、冷水、食餌療法、大気浴や日光浴などによって、人間の身体に本来備わっている生命力に働きかけて回復を目指すもので、一九世紀後半から二〇世紀初頭にかけて大都市を中心に多くの賛同者を集めていた。なかでも、ドレスデンのあるザクセン地方はその中心地であったという（竹中　二〇〇四：二〇一～五、服部　二〇〇四：五三～六二）。

（5）一九一一年発行の *Gesunde Frauen* は、日本語にも翻訳されている（フィッシャア・デュッケルマン著／西澤富則・菅谷晴一訳『文学上及醫学上より観たる中年の女』二舎書房、一九一四年）。

（6）「男性の更年期」については一八一三年にイギリスのヘンリー・ハルフォードが論じているが、その後ほぼ一世紀のあいだ大きく取り上げられることがなかった。なお、メンデルの論文と相前後して、フランスとアメリカでも「男性の更年期」についての論文が出されている（Schulthesis *et al.* 2002）。

第8章　誰が「生きている」のか

痴呆・認知症・心神喪失

柿本　昭人

一　地ならし——「痴呆」を「精神障害」とりわけ「触法精神障害者」から引き離す

二〇〇四年四月一九日、「痴呆問題の今とこれから」という題目で座談会が開かれた。厚生労働省老健局計画課痴呆対策推進室長大島一博が司会を務めた。参加メンバーは、当時の坂口力厚生労働大臣、東京と大府それに仙台のそれぞれの高齢者痴呆介護研究センター・研修センター長である長谷川和夫、柴山漠人、長嶋紀一、そして国立長寿センター総長大島伸一であった。

まず、司会の大島一博から「高齢者の痴呆問題をめぐる状況」について説明がおこなわれる。二〇〇〇年四月にスタートした介護保険制度のもと、要介護認定が実施され、それによって以下の「痴呆性高齢者の実態が明らかに」なったという。①要介護または要支援と認定された高齢者の半数に「痴呆の症状」があった。②介護保険施設入所者の八割に「痴呆の症状」があった。③介護を必要とする「痴呆性高齢者」が一五〇万人いる。④二〇一五年には、「痴呆性高齢者」は二五〇万人を超える見込みである。

厚生労働省に「痴呆対策推進室」が二〇〇四年四月一日に設置されたのも、「高齢者介護の主役に痴呆性高齢者がなってしまった」現状に対処するためだと説明された（坂口ほか　二〇〇四：五）。

この分析に対応するように、長嶋紀一が「介護保険制度が始まって、在宅での生活を中心にした介護保険の精神がどのくらい達成されるか大変関心を持っていた」と述べる。坂口力も「グループホームや介護保険施設のメリットは大変感じますけれども、やはり究極は在宅介護ということであると思います」という。介護保険の制度設計は、介護の場を施設から在宅に移動させることにその重心があった。長谷川が「二一世紀は痴呆のお年寄りが在宅でどんどん増えていく時代です」というのは、「予想」ではなく政策の既定路線だった（坂口ほか　二〇〇四：七、八、一一）。

「アルツハイマー型痴呆の方は何も分からないのではないか」「不安を持たないのではないか」「ボーっとしていて、その日その日を楽しく暮らしているのではないか」と思われていたのですが、何も考えていないというのは大間違いだと分かってきました。（坂口ほか　二〇〇四：六）

臨床からの報告でもそれは明らかであり、そうした認識をそこで確認しなければならなかったことのほうが、むしろ問題であろう。

それ自体は真っ当な臨床上の議論も、クリスティーン・ブライデン(1)の「私たちが不安を持っていることを知ってください」という発言も、長谷川らに引かれるときには、在宅介護への誘導線となる。介護を受ける側の「不安」を緩和し、「生活感のあるケア」をおこなうならば、精神病院の痴呆病棟よりも従来の特別養護老人ホームが、従来の特別養護老人ホームよりもユニット・ケアを取り入れる特別養護老人ホームが、それよりもグループホームが、さらにそれよりも生活の場そのものである在宅が妥当であろう、と誘導される。

この座談会の最後に、座談会に先立って、長谷川和夫、柴山漠人、長嶋紀一の三名から坂口に「痴呆」という名称の変更の申し入れがなされた、と司会から紹介がある。

> 大臣からも「痴呆」の呼び名を改めることは、痴呆への偏見を解消し、地域の中で暮らしていける社会づくりを進めていくために重要なことであり、早急に変更に向けて検討するという方針が示されました。（坂口ほか　二〇〇四：一〇）

この変更申し入れの趣旨が、長谷川から簡単に説明される。

> そもそも「痴」と「呆」の個々の言葉のいずれにも、「おろかなこと」といった蔑視的な意味合いが含まれており、「痴呆」についてもこうしたニュアンスが感じ取れます。高齢者介護は、尊厳を支えるケアの確立へと向かう中で、呼称の問題も重要な一つの要素であると思われます。（坂口ほか　二〇〇四：一一）

座談会に先立って提出された「『痴呆』の呼称の見直しに関する要望書」における、名称変更への理由説明も、ほとんど長谷川からの説明と同様のものであった。「痴呆」という用語に含まれる「痴」と「呆」のそれぞれの漢字が侮蔑と差別を助長するので変更すべし。そして、別の新しい呼称にすべしという結論であった（厚労省　二〇〇四a2）。

このときはじめて、そうした議論が登場したのであろうか。そうではない。いまから四半世紀前にも、同様の議論がすでにおこなわれていた。そのさいは「痴呆」ではなく「ぼけ」だったが。

「ぼけ老人」という言葉は、差別を通りこして侮蔑（ぶべつ）の言葉である――というおたよりを神戸市の主婦（49）からいただいた。（『朝日新聞』一九八一年八月一四日）

この主婦はつぎのような趣旨の文言を連ねていた。「呆け老人をかかえる家族の会などという会名を用いられる心で、老人も介護人も救われるとは思いません。そこにはすでに最も大切な敬愛の念が失われています」（同前）。一方、当事者に最も近い、当の家族の会の側の考えは、こうであった。「現在、皆無に近い援助のための社会的施策を少しでも進めて貰うために、あえてこの名称に踏み切った」（同前）。

同じ記事のなかで、「老障者」と「老心者」という言い換えの提案が紹介されている。同紙は、これについて読者に意見を募った。新たに「老人失調症」「もうろく」「恍惚の人」「かすみ症」「健忘者」「夕映えの人」「夕映え老人」「老衰者」といった言い換えの提案が出てくる（『朝日新聞』一九八一年八月二八日）。

とはいえ、名称変更の議論は立ち消えとなる。その五年後、当時の厚生省は「痴呆性老人対策推進本部」を発足させ、基本方針の策定とともに、「痴呆性老人」「ボケ老人」という呼び方を変更できないかどうか議論することを表明していた（『朝日新聞』一九八六年八月二九日）。このときも、名称変更の議論は立ち消えになる。

神戸市の主婦から投書がなされた時期は、一九七〇年代から八〇年代にかけて、精神病院による「痴呆」の高齢者の囲い込みと患者家族による「安易な入院」に対する非難が吹き荒れていた時期であった。一九八〇年三月七日付けの『朝日新聞』の記事にある「老人処理工場的な精神病院」という表現は、精神病院と患者家族との両方への非難をうかがわせる。

この事態の始まりは、一九六三年の「老人福祉法」制定にまでさかのぼる。そこでは、「六五歳以上の者であって、身体上又は精神上著しい障害があるために常時の介護を必要とし、かつ居宅においてこれを受けることが困難な者」を対象とする特別養護老人ホームの設置が謳われた。しかし、一九七〇年代まで「痴呆」の高齢者の受け入れ施設は、ほとんどが精神病院であった。精神病院がその主要な受け入れ先となったのは、痴呆が精神科の医療対象であったからである（新村　二〇〇二：九）。

痴呆性老人対策推進本部が設置された翌年の一一月、痴呆性老人対策専門家会議が設置される。この会議で、医療法第七〇条に規定されていた精神科を標榜する病院に「老人性痴呆疾患治療病棟」の設置が決められた。収容の対象は、「精神症状や問題行動が特に著しい」が、「寝たきり等の状態」に陥っていない「痴呆」の高齢者であった。約三カ月の短期集中治療をおこなうものとされた。入院にあたっては、「医療保護入院の手続き」が必要だった。これによれば、精神保険指定医による診断により入院の必要が認定され、本人の同意がなくとも保護者の同意があれば入院可能であった。精神病院に対しては、施設改善のために国庫補助がなされ、精神病院の側も積極的に「痴呆」の高齢者の入院に応じていくことになった。一九九一年、「老人性痴呆疾患治療病棟」は、長期の療養を目的とした「老人性痴呆疾患療養病棟」と、先にあげたように短期集中治療をおこなう「老人性痴呆疾患治療病棟」とに分離される。翌年には、在宅療養者のために「通所型デイサービスセンター」の設置が始まった。一九九七年には、「痴呆対応型老人共同生活援助事業」が始まる。これは、入所者の数が九人以下の小規模な「痴呆老人グループホーム」であり、介護保険制度の給付対象であった（新村　二〇〇二：一六五、一六九）。精神病院と在宅そしてその中間にあるグループホームと、その「収容」形態が多様化していったのは、「痴呆」の高齢者数の増大が推計として出てきたこととも関係していた。一九九四年六月、厚生省の「痴呆性老人対策に関する検討会報告書」には、一九九五年に一三〇万人、二〇〇〇年には一六〇万人に達するとの推計が出される。

同時期の「精神障害者」の処遇について、ここで振り返っておくことが重要であろう（芹沢　二〇〇五：二〇二～七）。一九八二年、国連による国際障害者年にさいして決議された「障害者の完全参加と平等」に向けた「ノーマライゼーション」の運動が、日本でも始まる。そして、一九八四年には、院長と看護スタッフによって恒常的な入所者への暴行が加えられていた宇都宮病院の内情が表沙汰となり、この事件は国際的な批判にも晒された。そこで、一九八七年、患者の人権重視と精神病院における患者の隔離主義の放棄を謳った「精神保健法」が制定され、任意入院制度が始まった。精神病院の脱施設化は進まなかったが、任意入院制度の開始は精神病院の開放化を押しすすめることになった。その一方で、検察と警察による措置入院制度は、そのまま継続されていた。

この後、厚生労働省は二〇〇三年から「精神保健福祉改革」の具体的取り組みをおこなうとして、精神保健の普及啓発、精神医療改革、地域生活の支援、早期退院などのグランド・デザインを提示する。精神医療改革として、脱施設化と「入院期間の短縮、七万二〇〇〇人の滞留患者の退院」を大きく打ち出す。「クリーンな病院」へとイメージ・チェンジを図る精神病院の側と精神病院の開放化に大きく舵を切りたい厚生労働省。その一方で、池田小学校事件を契機とする「触法精神障害者」の処遇への不満が吹き出してくる。「犯罪を行っても罪に問われない心神喪失状態の者たち。精神病院に送られてもすぐ社会に舞い戻ってくる。そんな病人が社会のなかで野放しになっている」と。刑法第三九条の規定をはじめとする法への不信と行政の怠慢を非難する声が、大きなうねりとなっていた。この提言と二〇〇三年七月に成立し、二〇〇五年七月から施行されている「心神喪失等の状態で重大な他害行為を行った者の医療及び観察等に関する法律」(略称「心神喪失者等医療観察法」)との関連について、厚労省はいままで何も言及していない。しかし、そこには「精神障害」と「犯罪」との分離、「良い」精神障害者と「悪い」精神障害者つまり「触法精神障害者」との分離をはかる意図が透けて見える。

一八一〇年制定のフランス旧刑法第六四条は、被告人の責任能力について、こう規定していた。「被告人が当該行為の際に心神喪失(démence)の状態にあった場合、もしくは被告人が逆らうことの不可能な力によって囚われとなっていた場合、そこに犯罪は存在しない」。この規定には、フィリップ・ピネルやエチエンヌ・エスキロールらの医師による影響があった。その規定に登場する「心神喪失」は、同時にまた疾患の名称としての démence、つまり「痴呆」であり、その言い換えの名称である「認知症」でもある。現行の刑法第三九条に登場する「心神喪失」は、このフランス刑法を学んだ日本の旧刑法の伝統のもとにある（小野　一九六七a：九四、一九六七b：九八）。「認知症高齢者」もまた、法的なレベルでは「心神喪失」の状態にある者のうちに数えられることになる。その「心神喪失」の状態にある高齢者、つまり「認知症高齢者」が、二〇一五年には、二五〇万人を超える見込みである。在宅で、自動車の運転もし、契約関係のもとで消費活動もおこないながら、「その人らしく」生きることを理想とされながら。

二〇〇四年四月に「痴呆」という用語が侮蔑的で差別的だということで用語変更の申し入れがなされ、その年のクリスマス・イブには用語変更が決定される。もし「痴呆」の者を「精神障害者」から、とりわけ「触法精神障害者」から引き離したいという思惑が働いていなかったのなら、それほどまでに性急に用語変更を急ぐ必要もなかっただろう。

二　スケジュールのみがあって——「痴呆に替わる用語に関する検討会」

二〇〇五年一月の通常国会に提出予定であった「介護保険関連改正法」の提出にあわせて用語変更を盛り込もうとしていたためであろう。先の座談会の二カ月後には、第一回「痴呆に替わる用語に関する検討会」が開かれる。委員は以下のとおりである。聖路加看護大学学長、井部俊子。自治医科大学学長、日本医学会会長、高久史麿。エッセイスト、高島俊男。日本エッセイスト・クラブ専務理事、辰濃和男。日本医師会常任理事、野中博。高齢者痴呆介護研究・研修東京センター長、聖マリアンナ医科大学理事長、長谷川和夫。さわやか福祉財団理事長、堀田力。

第一回の検討会に資料として検討会の「スケジュール案」が提出されるが、それによれば、一一月中旬に第四回検討会が開催され、報告書のとりまとめが予定されていた（厚労省 二〇〇四a）。「検討会」といいながら、第一回検討会で、議論の帰趨はほぼ決まってしまう。「関係団体等ヒアリング」やホームページを通じた「国民の意見募集」もおこなわれるが、結局用語の変更は、「認知症」に決定される。四回の検討会を通じて、長谷川らの「認知症」への対抗案らしい対抗案は、第一回検討会に欠席していた元検事の堀田力からの「記憶障害」という提案のみである。

そこで、第一回の検討会と第二回検討会における堀田の提案をみてみよう(2)。

第一回「痴呆」に替わる用語に関する検討会は、二〇〇四年六月二一日に開催された。「痴呆に替わる用語に関する検討会」の設置にいたる経緯と目的が、まず中村老健局長から説明される。「高齢者介護研究会」が二〇〇三年六月にとりまとめた『二〇一五年の高齢者介護』によれば、高齢化が二〇一五年まで急速に進み、その高齢者介護への対応が従来のままでは立ちゆかなくなる。原因は「痴呆性高齢者」の増大である。したがって、「痴呆性高齢者介護をケアの標準にしていかなければならない」。「痴呆」の問題がこれからの高齢者介護の最重要課題である。その課題に対しては、治療や介護に当たる専門家、国民の理解と協力が不可欠である。ところが、この二〇〇四年四月一九日、全国三カ所に設置されている高齢者痴呆介護研究・研修センターの各センター長から坂口厚生労働大臣に、「痴呆」という用語がその専門家と国民との協力の妨げとなっており、適切な用語に替えるべきではないか、と申し入れがなされた。それを受けて、坂口厚労相から用語の変更が指示され、検討会設置にいたったと。

座長である高久史麿は、こう切り出す。「このご要請を受けてから考えてみますと、確かに『痴呆』というのは並べてみますと、かなり酷い言葉だなということを改めて思いまして、この検討会でもしもそれに替わるいい言葉が皆さん方のお知恵によってできるならば、検討会の座長としても引き受けた甲斐があると思っていますので、よろしくお願いいたします」。「痴呆」という用語が、なぜ「かなり酷い言葉」なのか。それは、明らかにされないまま、検討会は始まってしまう。有識者といいながら、検討会の委員は「痴呆」という用語についての有識者とは到底言いがたい。「委員の皆さん方に〔「痴呆」についての〕共通の認識を持っていただくことが必要だと思いますので、その点につきましてこの検討会の提案者でもあります長谷川委員からご説明をよろしくお願いいたします」と、長谷川和夫に「痴呆とは何か」についての説明を一任する。

長谷川による「痴呆」についての説明を抜き出してみよう。

最初に「痴呆」というのは何かということでございますが、大人なってからおこる認知障害である。認知障害というのは、判断の障害です。いろんな情報を集めて、そしてそれを処理して実行するという能力で、脳の高度の機能であると言われております。ことに、高齢者の場合、記憶低下が非常に重要であると思います。それから認知障害というのは判断の障害ですが、失語・失認・失行・実行機能障害です。

長谷川の説明では、こうなる。「痴呆」＝「認知障害」＝「判断の障害」＝「失語・失認・失行・実行機能障害」。「認知」は「脳の高度の機能」であり、それは「記憶」ともっとも関係が深い。

そして非常に困ったことに高齢者の痴呆の場合、進行するということであります。〔第一回検討会配付資料の〕五頁に痴呆の原因疾患のひとつであるアルツハイマー型痴呆について説明していますが、だんだんと年齢相応の状態から境界状態、軽度、中等度、高度という具合に時間的な経過と共にどんどん働きを失っていくのです。〔……〕例えば、軽度の場合などは、人によって三年から五年ぐらいかかってやっと軽度から中度へ行くというような感じです。なんとか境界状態ぐらいで、あるいは軽度の状態で止めることができれば、非常に将来その人にとっても周りの家族にとってもいろんな手段をかけなくて済むわけです。例えば、境界状態の時は、Mild Cognitive Impairment、MCIと略しますが、軽度認知障害といわれる状態が今注目されています。これは物忘れが頻繁にこの一年ぐらいの間におこってくるが、しかし痴呆ではない。つまり日常の生活には支障をきたさないし、判断の障害もないのですが物忘れがやたらに急に起こってくるという、いわゆるハイリスクの状態の方です。この方は三年経つと三〇%がアルツハイマー型痴呆になるといわれているのです。ですからこのMCIの状態の時に、今働きかけていろんな予防介入をする。

「痴呆とは何か」という議論であるにもかかわらず、「原因疾患のひとつであるアルツハイマー型痴呆」でもって、その議論の全体にすり替えてしまう。その「高齢者の痴呆の場合、進行する」と述べながら、「なんとか境界状態ぐらいで、あるいは軽度の状態で止めることができれば、非常に将来その人にとっても周りの家族にとってもいろんな手段をかけなくて済む」と述べる。対応の困難さを強調し同時に「介入」による進行の遅延ないし「停止」も強調する。さらに「軽度認知障害」という「痴呆」ではないものを持ち出し、それを「ハイリスクの状態」と「予防介入」による軽減を浮かび上がらせる。

痴呆の高齢者の記憶低下、物忘れには、ある一つの特徴があります。健康な方の物忘れというのは体験の一部分、例えば結婚式で会った人の名前が思い出せないという感じです。アルツハイマー病の痴呆の物忘れというのは、体験したこと全体をスポッと忘れてしまう。つまり結婚式に出たこと、それ自体をスポッと忘れてしまうもので、記憶の帯が切断してしまうのです。そのために物忘れをしていること、結婚式に行ったことそれ自体を忘れてしまって、その物忘れに気が付かない。

医師が患者さんを見る場合に、患者さんが訴えてくれるものですから苦痛がわかるわけです。例えば精神科の病気でもうつ病とか分裂病というのは、とにかく言葉で表現してくれますから診断がそれに基づいてなされるわけです。痴呆の人は言葉の能力を失ってしまうために、自分の思いを伝えられないのです。ところが診断が早めになったこと、早期診断が可能になったことと、それからこうした非常に知能の高いレベルの方が痴呆になってもまだ能力が保持されていてお話をすることができるという方がおいでになって、こういうケアがいいのです、こういうふうにしてくださいと講演されています。

ここでも同じように、「痴呆」一般の話なのか「アルツハイマー型痴呆」の話なのか、不分明なまま議論が進む。「アルツハイマー型痴呆」において、クリスティーン・ボーデンの事例は特異なものなのか、そうではないのかも曖昧なままである。

そして長谷川は、彼が「痴呆」という用語の変更を思い立ったエピソードを紹介する。

大府センターの柴山センター長が愛知県名古屋市のある区で、痴呆の予防介入の仕事を高齢者を対象としてやろうとなさったのです。痴呆の予防ですから痴呆でない人が集まるわけです。痴呆でない高齢者、ＭＣＩの人を含めた方を集めて、痴呆の予防にいろいろなことをやってみましょうと言ったら、その高齢者の方が、「痴呆の予防、なんだ俺たちは痴呆とは関係ないよバカにするな」と、「痴呆」という言葉に非常に反発をお覚えになって、痴呆の予防介入をする作業が非常に困難になりましたというご報告がきっかけになったのです。

それで「痴呆」を調べてみたら、非常に蔑視的な言葉なんです。例えば痴呆になった人は、私は実は痴呆なんですと言いにくいのです。家族が「何を言うの、あなたそんなことを言って」と、そういうことが起こってくるのではないかと思うのです。とにかく痴呆の高齢者のケアの場合に、尊厳を支えると言っておきながら「バカ」というのですから、これは非常にやりにくいです。

「痴呆の予防」を「痴呆」ではない高齢者に呼びかけたら「痴呆」という言葉に非常に反発された。だから「痴呆」という用語を変更すれば、反発が抑制される。この論法が、長谷川の厚労相への申し出を支えていた。

参考人として検討会に呼ばれたグループ・ホームの運営や設置の立ち上げのコーディネートに携わる和田行男は、検討会でこう述べている。

僕はこの世界で一七年になりますが、たくさんの痴呆の方々とお会いしてきました。僕がお会いしてきた中で、なにもかも本当にできなくなったと思われる状態というのはよほどの状態だというふうに僕自身は思っています。言葉を無くした人でも、「あの人は嫌い」というふうに反応しますし、たくさんの能力を備えていらっしゃる。そういう意味では、私たちの今の到達というのは、有する能力の如何に関わらずできることもできないことも支援者が支援していくことにとどまっています。

厚生労働省が作っている社会福祉法や介護保険法の中には、きちんと福祉サービスの基本理念というのが謳われています。その中には、全ての事業の基本方針に至るまで共通する文言としてこういうふうに書いてあります。「そのものが有する能力に応じ、自立した日常生活を営むことができるように」と。これはまさに私たちの支援、私たちが支援することによって、人が生きている姿からできるだけ遠ざけないように支援してくださいねと明確にしています。

「痴呆」という用語が診断に用いられることによって、社会的に「無能力の者」を指し示すことになることが問題ならば、まずは病態を適切に指し示していないということで、医学の内部で議論が起きるべきであろう。「痴呆の予防介入」にさいして、「痴呆」という用語への反発があったのなら、大府センターの柴山センター長は、その反発する者に、「痴呆」の病態について説明を果たしたのであろうか。あるいは、長谷川自身が、そうした「痴呆」への「啓蒙活動」をおこなったのであろうか。「啓蒙」の不徹底を裏づけるかのように、第一回検討会で聖路加看護大学学長である井部俊子は「有識者」のはずなのだが、こう発言をしている。

> 私も何回か痴呆のお年寄りと接して思うことですが、いわゆる健常者に持っていない非常に優れた能力を垣間見ることがありますが、このようなグループホームで生活をしていらして、ここはすごいと思うような点は痴呆老人には見受けられないでしょうか。（傍点は筆者）

これでは、「痴呆」の高齢者は、無能力の裏返しにすぎない「超能力」の保持者ということになる。

事務局による、「痴呆という用語についての由来とか定義、それからこれまでの用語の変更の事例などについて」のきわめて簡便な説明の後、すぐさま「痴呆」という用語の変更候補の提案が、高久から各委員に求められる。

> 先ほど長谷川委員、和田様から「痴呆」と言う言葉は非常に問題があるというご意見がありましたし、この言葉をみてもかなりひどい言葉だと思いますので、各委員の皆さんからもし「痴呆」とい

う言葉以外にどういう言葉が考えられるのだということを順番に言っていただければと思いますが、いかがなものでしょうか。

議論は少しも深まっていない。辰濃和男から、つぎのように要求されるのも当然であろう。

なぜ「痴呆」という言葉では差し障りがあるのか、なぜいけないのか、なぜそこに問題があるのかということをきちっともう一度伺いたいという気持ちがあるのです。ですから、何に替えるかということを論ずる前に、そのへんをきちっとしたほうがいいと思います。

しかし、辰濃の要求は無視される。長谷川からの返答は、相変わらず「痴呆」という用語の字義解釈が繰り返されるだけである。

「痴呆」の「痴」というのは、愚か者ということですし、それから連想すると「痴漢」とか「痴情」とか、もっと酷い言葉を連想する。それから「呆」というのは「ボケ」という漢字で「呆然」。そういうことで言葉のニュアンスとして非常に差別用語とまではいかないかもしれませんが、軽蔑語であるというニュアンスがあるのではないかと思うのです。

外国語ではDementiaというのですが、先ほど大島室長からご説明がありましたように正常な心から外れるという demens ということからでてきているわけですが、外国語は非常に希望的なのです。ローマ字が配列しているという感じです。だけど日本語の「痴呆」はもっと直接的で文字を見るだけで「バカ」という感じがするのです。ですから、そういう点で、これは分裂病とか精神薄弱よりももっと酷い言葉ではないかと思っています。なんとかこれは替えたいと思います。

事務局の用意した資料には dementia ないし demens およびそれに由来する西欧語についての来歴が記されているわけではない。それが「希望的」（傍点は筆者）であると、長谷川が判断する根拠は、アルファベットは表音文字であり、漢字は表意文字であるということ。「痴呆」は、「文字を見るだけで『バカ』という感じがする」に尽きる。野中博は「社会学」的評価を始める。日本特殊性論である。

むしろ言葉がある面では考えてみれば考えてみるほど悪いということもあるのですが、私はどうも日本の社会というものがそういう烙印を押して、そして社会から阻害してしまうというところに大きな問題があるような気がします。

dementia ないし demens に類する用語が欧米においていかなる経過をたどってきたかの議論は、完全に脱落したままにされる。その一方で、長谷川の議論には、一向に疑義が差し挟まれない。そして、和田行男の発言にあった「その人のことをちっとも知ろうとしない」という機能を dementia ないし demens そして「痴呆」という用語が含み持っている点は、看過されたままにされる。

長谷川はさらなる説明を求められるのだが、そのまま用語変更の「結論」を開陳する。

やっぱり痴呆は知的能力が低下するのが本質ですから、もちろん感情も障害を受けるだろうし、意欲もなくなるということはありますけれども、本質は知能といいますか、知的障害、知能障害が本質だと思うのです。ですからあまり長いのは困るのです。例えば「器質性認知障害症候群」ということになると、えらく長いのです。本質症状は認知障害だと思いますので、「認知」という言葉を入れるのが良いかなと思います。その場合、「認知障害」でもいいし、あるいは「認知症」。統合失調症の症です。だから認知病ではなくて認知症、つまり症候群であるということです。（傍点は筆者）

省略されている点を補えば、こうなるだろう。「痴呆」の本質は「知的障害」だが、それではすでにカテゴリーとして存在する「知的障害」と重複してしまう。「知能」は「脳の高度の機能」なのだから、「認知」と置換可能である。

長谷川は「痴呆」という用語の変更を提案する。ところがその「意味されるもの」の側は、「知的能力」の減衰ないし喪失、あるいは不在の状態に置かれ続ける。和田の発言は、それは事実に即していないから「痴呆」という用語を変更してほしいということであった。「この人を見よ」という要求である。

第二回「痴呆」に替わる用語に関する検討会は、二〇〇四年九月一日に開催された。第一回の検討会を欠席していた堀田力は元検事であったことから、法曹における「認知」の使用から疑義を呈す（厚労

省　二〇〇四b）。

私は法律家のせいかもしれませんが、「認知する」というと、婚外子を認めるというそんな時にしか一般的には使わない。その婚外子を認める時の「認知」とここでいう「認知」とはあきらかに意味が違うわけです。この「認知」という言葉は非常に多義的であって、この定義の中でも挙げられておりますが、記憶、見当識、理解、判断、言語、学習いろんなことが入っておって、ですから「認知障害」というと、一般の人はいったいどこがどうおかしいのかと、もうひとつピンと気にくいところがあるということに、私はこの言葉については問題があるのかなという気がいたしております。

例えば自分の息子が自分の息子だとわからなくなったとき、私の妻もよく父親から「あなたはどなたですか」と言われておるのですが、その時に親が子どもを認知していないというときに何を認めていないのか、そこにそういう人間がいることは当然に認めているわけです。認識はしておるわけです。ただ、その人が自分の娘であるということの判断ができない。それはなぜ判断ができないのか、娘であることとの記憶がなくなっているからそこの同一性の照会が、認識したものと照合する娘の認識のほうが失われておるからわからないわけです。そうするとそれは結局、記憶がないということから来ているのではなかろうか。

そういうふうに見ていきますと、このプレゼンテーションで例えば記憶障害について、痴呆の特徴として「記憶障害を伴うことや云々」とあって、この記憶障害のほうが非常に軽くただ伴うものだというふうに扱われているけれども、実は記憶に障害があるということがそういう失認の基本的な原因になっている。

「痴呆」の本質は「知的障害」だが、それではすでにカテゴリーとして存在する「知的障害」と重複してしまう。「知能」は「脳の高度の機能」なのだから、「認知」と置換可能であると述べていた長谷川と堀田の見解との相違は、見かけほど大きくない。堀田の議論にあるのは、知的活動の基盤、ここでは「判断」ないし「同一性の照会」ということになるが、それは「認知」という用語ではなく、「記憶」と置換されるべきであるという主張である。

三　demens——痴呆／認知症／心神喪失

「痴呆に替わる用語に関する検討会」では、〈痴呆〉についての来歴も、「外国語は非常に希望的なのです。ローマ字が配列しているという感じです。だけど日本語の『痴呆』は……」といわれたきり、日本におけるその歴史も顧みられない。西欧についても、日本についても、その研究者が皆無というわけでもないにもかかわらず、検討委員にも参考人にも呼ばれていない(3)。

長谷川らが変更の方向を「認知」におき、それへの反対論として堀田が「記憶」を提起する。が、それらはともにジャーマン・ベリオスのいう「認知パラダイム」にもとづくものではなかったのか。〈痴呆〉が症候群であると確認しながら、同時に〈痴呆〉の本体や本質があるという前提が、長谷川や堀田らにあるのではないか。

dementiaという用語の登場は重大な出来事であった。だが、「痴呆に替わる用語に関する検討会」では、十分な確認もなされていない。一七〇〇年以前、「心理－社会的無能へといたる認知的かつ行動上の悪化状態を指し示す名称」には、amentia、imbecility、morosis、fatuitas、anoed、foolishness、stupidity、carus、idiocy、dotage、senilityなどが用いられていた。ところが、dementiaは含まれていなかった。もちろん、dementiaはdemensつまり「正気を失っている」というラテン語に由来する、古い用語である。

現今の〈痴呆〉概念は、一九世紀と二〇世紀に形成されるのであるが、それは〈痴呆〉における「雑多な臨床的内容が切り落とされていく」歴史であった。そのプロセスがもっとも明確なかたちをとって、その頂点に達するのが二〇世紀の初めであった。臨床上の内容が〈痴呆〉から切り落とされていくとき、それを先導したのが「認知パラダイム」である。このパラダイムは、臨床上の観察によって形成されたものではなく、イデオロギーに先導されていた。その結果、〈痴呆〉の中心的症候に「記憶の欠損」が選ばれる（Berrios 1996: 172, 180, 202）。

「認知が人間を規定する特徴である」。このイデオロギーに導かれて、〈痴呆〉は、知性の病理として定着していった。ところが、認知能力の客観的測定をなそうとするとき、心理測定学によって十分にその客観性を保証できる唯一の認知機能が記憶であった。こうして、「認知障害」が権利上ではなく事実上の中心的特徴となったのである（Berrios 1996: 183）。

第一次世界大戦までに、「認知パラダイム」つまり〈痴呆〉の本質的特徴を知的障害とする見解が打ち立てられた。それ以来、幻覚・妄想・気分と行動の不調のような他の症候を随伴現象や〈痴呆〉の中心メカニズムとは無関係なものとして説明することに努力が払われた。（ibid.: 200）

一九〇〇年には、年齢と老化のメカニズムが〈痴呆〉と交わるところで、「老人性痴呆」が〈痴呆〉のプロトタイプとなる。一九二〇年代までには、アルツハイマー病が〈痴呆〉におけるもっとも代表的なものとなった。そうだからこそ、ベリオスはこう述べるのである。「それ以降、認知パラダイムは研究の妨げとなった」（ibid.: 200）。

「痴呆に替わる用語に関する検討会」の議論は、〈痴呆〉が症候群であると確認しながら、同時に〈痴呆〉の本体や本質があるという前提に立っているのである。後述の米国精神医学会による『精神疾患の診断統計マニュアル第四版』（以下、ＤＳＭ‐Ⅳと略記）は、〈痴呆〉についての「存在論」あるいは本質主義を完全に放棄し、〈痴呆〉についての完全な規約主義をとっているのときわめて対照的なのである。

「心理‐社会的無能へといたる認知的かつ行動上の悪化状態を指し示す名称」についての変化は、一八世紀に生じる。明確に〈痴呆〉が医学上のコノテーションを得るのは、一七六〇年代に入ってからである。ディドロとダランベールによる『百科全書』に収められた〈痴呆〉の項目には、こう記されていた。「痴呆は、精神の麻痺にある病気であり、理性能力の破壊によって特徴づけられる」。従来使用されてきた類似の用語との差別化が、そこでは見られる。fatuitas、morosis、stultitia、stoliditas は、理解力と記憶の衰弱のみ。delirium は、理解力の一時的な低下。mania は無謀な行為をともなう錯誤状態で、〈痴呆〉においては決して観察されない。とはいえ、いくつかの要因が列挙されるものの、〈痴呆〉は積極的に定義はされない。いわば症候群的な規定にあったのである。

ただし、筆記テスト、裁判官と医師による面談そして情報提供者からの証言によって〈痴呆〉と認定されれば、〈痴呆〉の者には補佐役が置かれ、財産と結婚について十全な主体として取り扱われない。この〈痴呆〉の法的な意味は、フランス革命を経て、一八〇八年のナポレオン法典第一〇条にも引き継がれていく。「被告人が申し立てられた行為がおこなわれた時点で〈痴呆〉の状態にあったならば犯罪は存在しない」。これは、昨今の日本で問題となっている、刑法第三九条にも連なってくる（Berrios 1996: 172, 173, 174）。

精神医学の嚆矢として、まずはピネルの名が挙がるところである。しかし、ベリオスは、ピネルを一八世紀の最後の疾病分類学者と評価する。ピネルは認知障害について、先天的なものと後天的なものとの区別を設けていなかった。〈痴呆〉が老化を原因とする認知障害にして不可逆的状態として言及されるようになるには、さらに八〇年の年月の経過が必要だった（Berrios 1996: 175）。

ピネルに続いてその名が挙がることの多いエスキロールにしても、一八〇五年の『精神病の原因、症候、そして治療法として考察された情念について』（*Des passions considérées comme cause, symptomes et moyens curatifs de l'aliénation mentale*）では、〈痴呆〉は単に理性の喪失状態として言及されていた。一八一四年になると、〈痴呆〉は四つに区分される。短期間のうちに治癒する急性の〈痴呆〉。それに対する慢性の〈痴呆〉。理解能力の喪失を特徴とする老人性の〈痴呆〉。他の精神障害に続く「複合的な」

〈痴呆〉。「狂人」の解剖学的所見を支持するベールらとの論争を経ても、エスキロールにとって「年齢」は、〈痴呆〉における分類の基準として適切だとはみなされていなかった。老人性の〈痴呆〉は、つねに結果論としてしか登場しない。「慢性の」〈痴呆〉についても、重篤な脳の損傷がある場合にしか言及されなかった。〈痴呆〉にあっては、何らかの改善がつねに期待されていたからである(Berrios 1996: 175–6)。

一八二〇年になると、E・J・ジョルジェの『狂気について』(*De la folie*)が刊行される。彼は、「あらゆる精神疾患は、脳における変化と関係づけられる」と主張する。ジョルジェはその立場から、思考の完全な不在状態として〈白痴 idiocy〉と〈痴呆〉を精神病における二つの不可逆状態として種別化した。前者は脳組織における「欠陥」から、後者は衰弱・老齢・他の併発症から生じると。とはいえ、ルイ・カルメイユのように、脳における変質からすべて〈痴呆〉が生じるという確信がもてないことを表明する者もいた。〈痴呆〉の原因が何であるか決定するには、人間の頭部や脳について、十分な情報が欠けていたからである(Berrios 1996: 177, 195)。

現在「統合失調症」と呼ばれる「分裂病」概念の先駆とみなされてきた「早発性痴呆」(démence précoce)の概念を提起したモレルも、狂気の出現を「変質の法則」への従属と考えている。しかし、その解剖学的所見は、脳の重量の変化のみを根拠とするものであった。〈痴呆〉は、加齢とともに現われる「人間の変質の顕われ」であった。〈痴呆〉は狂気における最終状態とみなされているのだが、〈痴呆〉に種別的な脳の存在は証明できないままだった(Berrios 1996: 178)。

〈痴呆〉を疾患名として定義しようとする動きは、状態としての〈痴呆〉につねに依存せざるをえない。一八四〇年、マルクはこう述べている。「〈痴呆〉という用語は、法の言語においては狂気と等価と見なされている。しかしながら、医学の言語においては狂気の一形態を示すのみである」。法廷における精神鑑定医学は、その法的規準として、記憶と判断の喪失と同じく、理解と意志の薄弱を証明しなければならなかった。精神機能が十分に保たれている症例、前駆症状がまったくないまま急激に発症した症例、意識晴朗期がある症例、幻覚と妄想が見られる症例を前にして、〈痴呆〉と診断してよいものかどうか、その判断の難渋する場合が多々あったのである（Berrios 1996: 178）。

一九世紀初頭、ドイツでは、フランス語の démence に相当する用語として Blödsinn ないし Dummheit が用いられていた。Blödsinn は慢性の非可逆的な〈痴呆〉を指し、Dummheit は急性の可逆的な〈痴呆〉を指していた[4]。一八二七年、ヨハン・ホフバウアーは、慢性の〈痴呆〉のグループを、二種類に分割する。老人性の〈痴呆〉とさまざまな精神障害の最終局面を指し示す「二次的」な〈痴呆〉である（Berrios 1996: 179）。〈痴呆〉が種別的な精神疾患名であると同時に、精神疾患全体の名称であるという事態がここにもあった。

一八六一年、ヴィルヘルム・グリージンガーは、躁病と鬱病そして〈痴呆〉を同一の狂気における三つの連続する段階として、〈痴呆〉のはらむ難題を解消しようとする。そのため、〈痴呆〉は「妄想をともなわない精神衰弱の状態」としか規定できなかった。一八七六年、クラフト＝エヴィングが狂気と老人性の〈痴呆〉とを区別する必要性を強調するのも、先の難題の解消に不可欠だったからである。イギリスでは、早くも一八三五年に、ブリストルの精神科医であったプリチャードが、〈痴呆〉を狂気の一形態とすることに反対する。一九世紀の半ばには、バックニルとテュークによって、〈痴呆〉の中心的症候を記憶の喪失とすべしという提起もおこなわれた（Berrios 1996: 180–1）。

「器質性の痴呆」と「狂気性の痴呆」、つまり狂気の最終状態あるいは狂気への最終段階と関係づけられた〈痴呆〉とを分離すべしという議論が強まるのは、二〇世紀になってからのことである。その分離が完全に達成されるのは一九二〇年代末のことであった。一九三〇年代末までには、マクドナルド・クリッチリーによる分類が一般化してくる。〈痴呆〉について疫学的な共通名称の同定を放棄し、その主要グループをリストアップするだけの分類である。「動脈に関係する」「梅毒による」「脳の広範囲な損傷による」「アルツハイマー病とピック病を含む本来的な」などである（Berrios 1996: 184, 187, 190）。

DSM-Ⅳは、ベリオスの指摘した「認知パラダイム」からの脱出を、もっとも洗練されたかたちで示したものであろう。「この項〔＝Demntia〕の疾患では、共通の症状を共有しているが、病因にもとづいて鑑別される」。DSM-Ⅳが〈痴呆〉について「共通の症状」として見なしているのは、以下のものである（ASA 1994: 147, 149, 155–6, 159, 164–5, 166–7, 167–8）。

基準A1　記憶障害（新しい情報を学習したり、以前に学習した情報を想起する能力の障害）

基準A2　以下の認知障害の一つ（またはそれ以上）。

（a）失語（言語の障害）

（b）失行（運動機能が損なわれていないにもかかわらず行動を遂行する能力の障害）

（c）失認（感覚機能が失われていないにもかかわらず対象を認識または同定できないこと）

（d）実行機能（すなわち、計画を立てる、組織化する、順序立てる、抽象化する）の障害基準B　基準A1およびA2の認知欠損は、その各々が、社会的または職業的機能の著しい障害を引き起こし、病前の機能水準から著しい低下を示す。

〈痴呆〉の原因としては、以下のものがあげられている。アルツハイマー病、脳血管性障害、ピック病、正常圧水頭症、パーキンソン病、ハンチントン病、外傷性脳損傷、脳腫瘍、低酸素血症、感染症（例：ヒト免疫不全ウィルス〔HIV〕、梅毒）、プリオン病（例：クロイツフェルト・ヤコブ病）、内分泌疾患（例：甲状腺機能低下症、高カルシウム血症、低血糖）、ビタミン欠乏症（例：チアミン、ナイアシン、ビタミンB12の欠乏）、免疫疾患（例：リウマチ性多発性筋症、全身性エリテマトーデス）、肝障害、代謝性疾患（例：クフ病、副腎白質変性症、異染性白質変性症、成人および小児のその他の蓄積性疾患）、および他の神経疾患（例：多発性硬化症）など（ASA 1994: 150）。

DSM-Ⅳにおける dementia の項目で興味深いのは、「痴呆の発症年齢」についての記述である。

痴呆の診断は子どもが年長（通常四歳ないし六歳）になるまでは現実的ではない。〔……〕痴呆は、子どもや青年では一般的ではないが、しかし一般身体疾患の結果として生じうる（例：頭部外傷、脳腫瘍、HIV感染症、脳卒中、副腎髄質変性）。（ASA 1994: 150）

もう一点。DSM-Ⅳでは、各項目は「公的用語」として把握され、そうである以上、「幅広い状況下で適用可能なものでなければならない」とされている。立場の異なる（生物学的、精神力動的、認知的、行動的、対人関係的、家族システム的）臨床家や研究者、精神科医、他科の医師、心理学者、社会福祉相談員、看護婦、作業療法士とリハビリ療法士、相談員、その他の保健・精神保健の専門家により使用される。使用される状況も、病棟、外来、デイ・ナイトホスピタル、相談連携医療、診療所、開業医、プライマリ・ケア、また地域の一般住民のなかでとさまざまである（ASA 1994: 15）。

DSM-Ⅳにおける〈痴呆〉は、「疾患」の名称ではあるが、「病名」とは呼びえない。疾患の名称のまわりにひとまとまりにされた各々の病因は、その疾患の本質を共有しているのではない。「共通の症状」からは、〈痴呆〉は「状態」を指し示しているとしてしか受け取れない。「痴呆」から「認知症」への用語変更は、この点からもういちど見直されるべきなのである。(5)

疾患名としての〈痴呆〉。法的主体から排除される者の状態を指し示す〈痴呆〉。悪質リフォーム業者や悪徳金融業者の餌食となった、被害者としての〈痴呆〉を患った者。老後の蓄えを近親者に横領され無一文となった、被害者としての〈痴呆〉を患った者。〈痴呆〉を患った者が「被害者」とならないように保護策を講じるようにとの声が高まってくる。他方には、〈痴呆〉と診断されながら運転を続け、ひき逃げ死亡事故を起こしながら「記憶にない」と事故を否認し続ける加害者としての〈痴呆〉を患った者。高速道路を逆走し重大事故を引き起こした加害者としての〈痴呆〉を患った者。医学と法学の交差する場所で、ある者が法的主体でありうるのか、そうではないのか。〈痴呆〉を患った者がどの「程度」主体でありうるかを鑑定する医師は、医学上の〈痴呆〉の診断を受けた者を前にすれば、「心神喪失」あるいは「心神耗弱」と判断するだろう。あるいはまた、〈痴呆〉についての臨床上の知見の深化によって、「何も考えていないというのは大間違いだ」という見解が支配的になることで、〈痴呆〉ではあっても、「正常な判断能力」を有するということになろう。〈痴呆〉を患った高齢者が「加害者」となっても、「心神喪失」や「心神耗弱」によって、受けるべき罰を受けないまま社会に居座ることを可能にしている刑法第三九条とそれに関連する諸法律の見直しをせよ、という声はさらに高まっていくだろう。

〈痴呆〉について「とは何か」と問えば、そこで示されるのは名詞としての〈痴呆〉であり、〈痴呆〉である「その人」から目はそらされる。これに対して、〈痴呆〉を「生きている」過程として把握し、その者の主体性を抹消しないことを、小澤勲は説いている（小澤　一九九八：八一、二〇〇三：九二～三）。こうした視点を、なぜ従来の精神医学をはじめ、社会はもつことができなかったのか。その理由は、こうである。

> 痴呆老人は従来、処遇や研究の対象ではあっても、主語として自らを表現し、自らの人生を選択する主体として現れることがあまりにも少なかったという現実がこのような結果をもたらしたのではあるまいか。それは社会的事態がそうであるというにとどまらず、治療やケアにおいてもそのような存在としてしか私たち臨床家が彼らに対してこなかったということを意味している。（小澤　一九九八：ii）

小澤は、「痴呆」から「認知症」に用語を変更することについて、「痴呆」という用語が「認知症をかかえる人の『真の姿』とは異なっているという意識」を社会全体に広げることにつながるならよいことだ、と考えて賛同を表明している（小澤　二〇〇六：一三七）。浅川澄一が、小澤へのインタビューのなかで、その「真の姿」を「何も分からない人ではない。出来なくなったことに日々怯えている」（浅川二〇〇六）と要約するのも至当であろう。

小澤は「認知症」が、疾患名ではなく、症状レベルの概念であり、その症状も複数の症状からなっていることを強調している（小澤　二〇〇三：五、二〇〇五：一七）。そして、その症状も中核症状と周辺症状に分かれるが、医師も二つを峻別しないところに問題を見いだしてきた。その中核症状による不自由は、その人の置かれている状況や、その人がその不自由を生きる生き方との重層的な絡み合いによって、周辺症状の出方も異なってくる。したがって、従来の精神医学の解釈のように、単純な因果関係のもとに中核症状と周辺症状とを置くことはできないのである（小澤　一九九八：一一）。

疾患名にして「理性の欠如」状態全般を指し示すdemensとそれに連なる諸西欧語の用語。そして、その文脈のなかで日本の社会にも定着していった「心神喪失」と「痴呆」という用語。だからこそ、「痴呆」の言い換えとしての「認知症」と診断されたならば、「心神喪失」ないし「心神耗弱」と等置されもするのである。

「認知症」と言い替えられても、〈痴呆〉は相変わらず「理性の欠如」状態全般を指し示し続ける。小澤によって紹介された室伏君士の記述に「偽会話」の話題が出てくるが、そこには、一日中談笑している会話の輪には多くの「アルツハイマー型痴呆、それも痴呆のかなり進行した時期にある」人たちが含まれている。「偽会話」となれば、話は脈絡を欠き、会話は理性＝合理性のない会話、コミュニケーションの不在しか予想されない（小澤　二〇〇三：一四四〜五、二〇〇五：六四〜五）。

そばで聞いているとまったくちぐはぐで、話はすれちがっているのに、一方的で合わないのに、別のことをしゃべっているのに、もっともらしくうなずきあったり、調子のあった笑いの雰囲気の中で、話しかけたり口をはさんだりして、かなり積極的な流れで進行している。（小澤　二〇〇三：一四四）

小澤は、「痴呆という病を得た者同士」のみのあいだで成立する、「理と言葉の世界を超えた直接的な交わりがある」という評価をおこなっている（同前：一四五）。

議論を進めるべきは、ここからでないだろうか。「心神喪失」あるいは「何も分からない」とは、外からの、誰それは「理性の欠如」状態にあると断罪とする者からの申し立てではなかろうか。「もっともらしく」というなら、そこには意図があり、「もっともらしくうなずく」実行能力もあるということになる。「もっともらしく」ではなく、文字どおりの同意を示すべく頷いているのなら、理解し、その内容について判断し、同意し、その同意を表明すべく頷く実行能力があるということになる。

われわれの社会が忘れていることがあるとすれば、「この人を見よ」である。「痴呆」が「認知症」と言い換えられても、〈痴呆〉をめぐる構造は――「心神喪失」として法的主体として社会に登場しえない――手つかずのまま残っている。それを打ち破っていくのは、「この人を見よ」であるし、「心神喪失」の状態が実在するという認識の徹底的な廃棄ではなかろうか。

四　もういちど――フーコーから

一九七二年、ミシェル・フーコーは「私の身体、この紙、この炉」(Mon corps, ce papier, ce feu) と「デリダへの回答」(Réponse à Derrida) という、二つの論文を著わしている。この二つの論文は、ジャック・デリダによるデカルト解釈における狂気への態度に批判の矛先が向けられている。デリダは、「真理を探究する主体における狂気排除の契機」を隠し、デカルトにおける狂気の排除をみようとしないと (Foucault 2001: 1161／訳二三五)。この二つの論文においてキーワードとなっているのは、デカルトの使用する demens である。

デカルト『省察』(一六四一年) の「第一省察」が俎上に載せられる。自分のことを帝王や水差しと思いこんでいる狂人 (insani) とは誰か――それは amentes である。私がその insani のまねをするなら、私は彼らに劣らず demens になってしまう。当時、insani は日常語であり、医学用語でもあった。狂人 (insanus) の症候は、自分を自分ではないものと思いこむことだった。妄想を信じ、幻想の犠牲となっていることであった。原因は、脳が蒸気で犯されたことにある。デカルトが狂人の模倣を禁止するとき、禁止の言明の向こうにいるのは、demens ないし amens である (Foucault 2001: 1121–2, 1153／訳一七八〜九、二一二三)。

デリダはデカルトがラテン語のテクストで demens を使っているところに、フランス語のテクストの

「途方もない」（extravagant）を用いて、狂人の空想を特徴づけるものと解釈する。そこに批判が向けられる。

フーコーは、demensが一定の宗教的・市民的・法的行為の当事者になることが不可能な人びとのカテゴリーを指すと指摘する。フーコーは「第一省察」の眼目をこうとらえる。省察の途上で「眠る人」（dormiens）は装うことができても、demensを装うことはできない。もしdemensを装うならば、省察をおこなう資格を喪失することになるからだ。insanusは対象の特徴づけをおこなう術語であるが、demensは「主体の資格剝奪」をおこなう術語なのである（Foucault 2001: 1156–7／訳二二八〜九）。

「デリダへの回答」には、『古典主義時代における狂気の歴史』（一九六一年）への批判への反批判という側面もあった。一七世紀と一八世紀、demensは、「理性の単なる裏面」というだけで、積極的で具体的な内容に定義されてはいなかった。demensは症状でさえなくて、狂気のあらゆる可能的な症状に開かれた可能性を指し示していたにすぎない。一方で、amentia、fatuitas、stupiditas、morosisを含む諸々の名称で呼ばれていたあらゆる「非理性」の諸形態を、demensは包摂することができる用語であった（Foucault 1961: 270, 273–4／訳二七七、二八〇〜一）。

一八世紀の後半、フランソワ・ボワシエ・ド・ソヴァージュによる『系統的疾病分類学』（*Nosologie méthodique*, 1763）でも、何が原因であるかによってしか、〈痴呆〉はその諸形態を区別されていない。ＤＳＭ‐Ⅳと同じように、「老年性の痴呆」「漿液性の痴呆」「毒物による痴呆」「腫瘍による痴呆」「乾燥から生じる痴呆」「痴愚性の痴呆」「打撃に由来する痴呆」「背骨痛による痴呆」「四日熱による痴呆」「結石性の痴呆」といった次第である。性質も、次元も、その序列も異なる偶発的な諸原因が、いたずらに並列されていく。理性の欠如やその機能の不完全な働きと、事物の実在や観念の真実への到達不可能性のみが並列のゆるやかな縁取りをなしているのである（Foucault 1961: 274–5／訳二八一）。

フーコーのいう「古典主義時代」とは、人口に膾炙してきたように、精神障害者の「大いなる閉じこめ」の始まる一七世紀半ばから、ピネルによる精神障害者の「鎖からの解放」にいたる一八世紀末までの時代のことである（佐藤 二〇〇六：九一）。ソヴァージュの記述が、「押し花にされたり、収集されて標本となっていたり、庭園に植えられたりしているように、物と物とが並置された透明な空間」を形成するのも、その古典主義時代のエピステーメーのなせる業である。「滑らかで、中性化された、正確な語でもって書き写された」諸対象は、その目に見える面をこちらに向けて一列に並び、「純然たる《表 tableau》」に収まることになる（Foucault 1961: 143／訳一五四）。

したがって、われわれが「系統的」という言葉から思い浮かべる様相とはいくぶん異なっており、ソヴァージュにおける「系統的」ということは、こうなる。ある対象が、まず「恣意的に」選ばれる。その対象について、余すところなく記述がおこなわれる。同じように、第二の対象が「恣意的に」選ばれる。ただし、第一の対象で記述された内容については一切触れず、相違する内容についてのみ余すところなく記述をおこなう。第三の対象については、前の二つの対象のときと同じ操作がおこなわれ、以下同じ操作が際限なく反復される。この記述の集積から、近縁関係の一般的な《表》ができあがってくる。その一方で、それぞれの対象を区別する特徴についての記述は、《表》の全体を、ひとつの全体としてまとめあげるはずの「同一性」について黙したままであることによってのみ可能となっているのである。amentia、fatuitas、stupiditas、morosis を含む諸々の名称で呼ばれていたあらゆる「非理性」の諸形態を、

dementiaが包摂しえていたのは、〈痴呆〉が何であるのか、その諸形態を貫く同一性は何なのかについて触れないままでいたからである。したがって、〈痴呆〉という名称は、それ自身を示す固有の名称であると同時に、自分自身が含まれている「非理性」の諸形態全体を包摂する共通の名称でもある（Foucault 1961: 154／訳一六四～五）[6]。

刑法第三九条への不信と「心神喪失者等医療観察法」の施行。そして、「痴呆」から「認知症」への用語変更。われわれが問うべきことは、われわれが目の当たりにしている「心神喪失」にして刑事裁判の被告人とされる事態が、まったく未経験の事態だったのか、ということである。一八〇八年のナポレオン法典第一〇条、フランス旧刑法第六四条、そして日本の刑法第三九条。いずれもが、文面どおりに受け取れば、心神喪失という〈痴呆〉の理念は、犯罪と分離され、犯罪は〈痴呆〉に根ざす行為ではありえない。一九七〇年代半ば、フーコーはコレージュ・ド・フランスにおける講義で、この〈痴呆〉による刑事免除の原則が、一九世紀を通じて放棄されていったプロセスを明らかにしている。そのプロセスを「歴史的退行」（régression historique）とさえ呼んでいる。エスキロール、ジョルジェ、マルクらによる臨床経験から構成された医学の知が司法制度に移し替えられて始まった精神鑑定が、そのプロセスにあっては、もとの精神医学の知から完全に切り離され、後退し、解体され、一八世紀の文献に見いだされるものへと退行しているとされている（Foucault 1999: 29–30, 34／訳三五～六、四二）。

精神鑑定が当該人物の〈痴呆〉を証明できなければ、法の適用対象となる。ところが、精神鑑定は、責任能力の有無に答えず、〈痴呆〉の有無の証明からひたすら遠ざかっていく。《表》やＤＳＭ－Ⅳと同じように、刑罰の適用外にある擬似病理的名称の系列が、当該人物に内在する欠陥と重ねられるばかりである。いわく、「愚かしさ」「不首尾」「劣等性」「貧困」「醜悪」「未成熟」「未発達」「幼児性」「不安定性」等々。あるいは、当該人物の犯行時における〈痴呆〉の有無の証明を要求しながら、同時に当該人物が「危険人物かどうか」「刑事制裁を課してよいかどうか」「治療ないし社会復帰が可能かどうか」に答えることを要求しもする。ここにあるのは、主体の資格剝奪と「正常化＝規範化」つまりノーマライゼーションの客体化である（Foucault 1999: 20, 23／訳二四、二七〜八）。

「認知症」を患う者自身による「この人を見よ」という要求。そして「認知症」を患う者への「この人を見よ」から辛うじて救出される「この人」の思考や感情の存在。同時に、〈痴呆〉＝「心神喪失」という名称は、それ自身を示す固有の名称であると同時に、自分自身が含まれている「非理性」の諸形態全体を包摂する共通の名称でもあるという事態。悩ましいのは、二律背反ではない。資格剝奪を宣告された者が、その「部分的理性」によっていっそう危険な者として、社会的「閉じ込め」、そして予防拘禁を要求されている現在の状況である。二〇〇六年一〇月、警察庁は運転免許更新時に「認知症」の簡易検査を義務づけると発表した（『日本経済新聞』二〇〇六年一〇月一二日、夕刊）。だが、この検査は、一六種類のイラストを見た後に記憶を確認したり、時計の文字盤に指定された時刻を書かせたりするという。この検査は「認知パラダイム」にもとづいているのである。〈痴呆〉の本質的特徴を知的障害とする見解に導かれているのである。

事態は一巡した。とはいえ、メディアも「認知症のドライバーによる事故」は報じても、その後について、送検され、起訴され、裁判を受けたのかどうかすら、われわれは知らない。「心神喪失者等医療観察法」の対象者となったのかどうかも、われわれはほとんど何も知らないのである。

註記

(1) アルツハイマー型認知症の告知を受けた、オーストラリア政府元高官。ボーデン(Boden 1998)により、日本においても広く知られるようになった。

(2) 以下断りのないかぎり、第一回検討会からの引用はすべて厚労省(二〇〇四a1)による。また第二回検討会については、厚労省(二〇〇四b)による。

(3) 古代から現在までをその射程におさめた新村(二〇〇二)の研究を、まずその一例としてあげておきたい。また、新福(一九八七)は、臨床研究者としての知見と西欧と日本を含めた「ぼけ研究」についての歴史的考察も優れた研究である。

(4) 呉秀三は『精神病学集要』(呉 一八九四)の巻末「精神病学集要訳語一覧」において、「Demenz = Bloedsinn 癡狂」としている。日本初の精神医学書である『精神病約説』では、Dementia には「失神又健忘」の訳語が当てられ、Blödsinn には「失神」の訳語が当てられている。「痴呆」の訳語を当てられたのは Idiocy のほうである(モーズレイ 一八七六:八〜一一)。

(5) 薬害エイズ事件で業務上過失致死罪に問われていた安部英被告が、東京高裁での公判停止中に死亡したことを伝える新聞記事が掲載されたのは、二〇〇五年四月二八日のことであった。公判停止について、二〇〇四年二月、東京高裁はこう判断している。「脳血管性障害などによる痴呆に心疾患等の身体的障害が加わり、刑事裁判を続ける能力はない」(『朝日新聞』二〇〇五年四月二八日)。刑事訴訟法第三一四条「被告人が心神喪失の状態に在るときは、検察官及び弁護人の意見を聴き、決定で、その状態の続いている間公判手続を停止しなければならない」という規定によるものである。疾患名としての〈痴呆〉は、「心神喪失の状態」に含まれているのである。その「心神喪失」は、一八〇八年制定のナポレオン法典第一〇条、一八一〇年制定のフランス旧刑法第六四条、一九〇七年以来の日本の刑法第三九条を貫く、「状態」としての〈痴呆〉なのである。

(6) フーコーはこの〈痴呆〉の理念によって、「精神医学の権力」と「規律の制度」が作動可能になっていると指摘する。〈痴呆〉の理念によって、精神医学の権力は「狂気」を現実化し、規律の制度は、狂気に耳を傾けず、狂気の症候を一様化することで無内容にする。その一方で、「痴呆患者」(dément)とは何であるのかとなると、「狂気そのもの」であり、症候のあまりの多数性とその結果である「本質」の無内容性とによって、それが何であるかを特徴づける症候を種別化できない者でしかないという、積極的な内容を欠いたものとならざるをえないのである(Foucault 2003: 252/訳三一三)。

can Psychiatric Association, 1994)。

Berrios, German E.（1996）*The History of Mental Symptoms: Descriptive Psychopathology since the Nineteenth Century*, New York: Cambridge University Press.

Boden, Christine（1998）*Who will I be when I die?* Sydney: Harper Collins Religious（桧垣陽子訳『私は誰になっていくの？――アルツハイマー病からみた世界』クリエイツかもがわ，2003年）.

Foucault, Michel（1961）*Les mots et les choses: une archéologie des sciences humaines*, Paris: Gallimard, 1972（田村俶訳『言葉と物――人文科学の考古学』新潮社，1974年）.

――（1999）*Les anormaux: Cours au Collège de France（1974–1975）*, Paris: Gallimard（慎改康之訳『異常者たち　コレージュ・ド・フランス講義1974–75年度』筑摩書房，2002年）.

――（2001）*Dits et écrits I 1954–1988*, Paris: Gallimard（蓮實重彦・渡辺守章監修『ミシェル・フーコー思考集成Ⅳ　規範／社会』筑摩書房，1999年）.

――（2003）*Le pouvoir psychiatrique: Cours au Collège de France（1973–1974）*, Paris: Gallimard（慎改康之訳『精神医学の権力　コレージュ・ド・フランス講義1973–74年度』筑摩書房，2006年）.

Schultheiss, Dirk *et al*.（2002）“Some Historical Reflections on the Ageing Male”, *World Journal of Urology*, Vol. 20, No. 1, May.
Stoeckel, Walter *et al*.（1924）*Lehrbuch der Gynäkologie*, völlig neubearb. 13. Aufl. des Lehrbuches von H. Fritsch, “Die Krankheiten der Frauen”, Leipzig: Hirzel.
Stratz, Carl Heinrich（1907）*Die Körperpflege der Frau*, Stuttgart: Enke.
Thilo, Maria v.（1904）*Die Hygiene des Weibes: Ein ärztliches Frauenbuch*, Berlin: Möller.
Veit, Johann（1898）*Handbuch der Gynäkologie*, B. 3, 1., Wiesbaden: Bergmann.
Usborne, Cornelie（2002）“Ärztinnen und Geschlechteridentität in der Weimarer Republik”, in Lindner und Niehuss（Hrsg.）（2002）.

第８章　誰が「生きている」のか（柿本昭人）

浅川澄一（2006）「認知症の人たち　小澤勲さんに聞く」『日本経済新聞』2006年10月26日。

小野清一郎（1967a）「責任能力の人間学的考察（一）」『ジュリスト』367号，４月。

――（1967b）「責任能力の人間学的考察（三・完）」『ジュリスト』369号，５月。

小澤　勲（1998）『痴呆老人から見た世界――老年期痴呆の精神病理』岩崎学術出版社。

――（2003）『痴呆を生きるということ』岩波書店。

――（2005）『認知症とは何か』岩波書店。

――（2006）『ケアってなんだろう』医学書院。

呉　秀三（1894）『精神病学集要　前編』吐鳳堂書店。

厚労省（2004a1）「第1回痴呆に替わる用語に関する検討会議事録」http://www.mhlw.go.jp/shingi/2004/06/txt/s0621-2.txt
――（2004a2）「『痴呆』の呼称見直しに関する要望書」http://www.mhlw.go.jp/shingi/2004/06/s0621-5 b.html
――（2004b）「第2回痴呆に替わる用語に関する検討会議事録」http://www.mhlw.go.jp/shingi/2004/09/txt/s0901-1.txt
坂口力・長谷川和夫・柴山漠人・長嶋紀一・大島伸一・大島一博（2004）「座談会　痴呆問題の今とこれから」『厚生労働』59巻６号，６月。

佐藤直樹（2006）『刑法39条はもういらない』青弓社。

芹沢一也（2005）『狂気と犯罪――なぜ日本は世界一の精神病国家になったのか』講談社。

新村　拓（2002）『痴呆老人の歴史――揺れる老いのかたち』法政大学出版局。

新福尚武（1987）『人類とぼけ――ぼけ研究の歩み』講談社。

モーズレイ，ヘンリー（1876）神戸文哉訳『精神病約説』精神医学神経学古典刊行会，1973年〔癲狂院，明治９年刊の複製〕。

American Psychiatric Association〔ASA〕編（1994）高橋三郎・大野裕・染矢俊幸訳『DSM-IV　精神疾患の診断・統計マニュアル』医学書院，1996年（ASA, ed., *Diagnostic and Statistical Manual of Mental Disorders*, 4th edn, Washington, DC: Ameri-

Hofmeier, Max Friedrich（1901）*Handbuch der Frauenkrankheiten*, Leipzig: Vogel.

Huerkampf, Claudia（1996）*Bildungsbürgerinnen: Frauen im Studien in akademischen Berufen 1900–1945*, Göttingen: Vandenhoeck & Ruprecht.

Imhof, Arthur E.（1981）*Die gewonnenen Jahre: Von der Zunahme unserer Lebensspanne seit dreihundert Jahren oder von der Notwendigkeit einer neuen Einstellung zu Leben und Sterben*, München: Beck.

Jahn, Ingeborg（Hrsg.）（2004）*Wechseljahre multidisziplinär: Was wollen Frauen—was brauchen Frauen*, St. Augustin: Asgard.

Kaufert, Patricia A. and Margaret Lock（1997）"Medicalization of Women's Third Age", *Journal of Psychosomatic and Gynaecology*, Vol. 18, Issue 2, June.

Lindenbaum, Shirley and Margaret Lock（eds.）（1993）*Knowledge, Power, and Practice: The Anthropology of Medicine and Everyday Life*, Berkeley: University of California Press.

Lindner, Ulrike und Merith Niehuss（Hrsg.）（2002）*Ärztinnen—Patientinnen: Frauen im deutschen und britischen Gesundheitswesen des 20. Jahrhunderts*, Köln: Böhlau.

Lock, Margaret（1993）"The Politics of Mid-Life and Menopause: Ideologies for the Second Sex in North America and Japan", in Lindenbaum and Lock（eds.）（1993）.

McCrea, Frances B.（1983）"The Politics of Menopause: The 'Discovery of a Deficiency Disease'", *Social Problems*, Vol. 31, No. 1, October.

Mendel, Kurt（1910）"Die Wechseljahre des Mannes（Climacterium virile）", *Neurologisches Centralblatt*, Jg. 29, Nr. 20.

Meyer, Paulette（2006）"Physiatrie and German Maternal Feminism: Dr. Anna Fischer-Dückelmann Critiques Academic Medicine", *Canadian Bulletin of Medical History*, Vol. 23, No. 1, July.

Meyer, Vicki F.（2001）"The Medicalization of Menopause: Critique and Consequences", *International Journal of Health Services*, Vol. 31, No. 4, October.

Meyer-Rüegg, Hans（1917）*Kompendium der Frauenkrankheiten: Ein kurzes Lehrbuch für Ärzte und Studierende*, Leipzig: Veit & Comp.

Michaëlis, Karin（[1910] 2005）*Das gefährliche Alter*, Frankfurt a. M.: Suhrkamp.

Murtagh, Madeleine J. and Julie Hepworth（2005）"Narrative Review of Changing Medical and Feminist Perspectives on Menopause: From Femininity and Ageing to Risk and Choice", *Psychology, Health & Medicine*, Vol. 10, No. 3, August.

Oudshoorn, Nelly（1990）"On the Making of Sex Hormones: Research Materials and the Production of Knowledge", *Social Studies of Science*, Vol. 20, No. 1, Feburary.

Penzoldt, Franz und Roderich Stinzing（Hrsg.）（1912）*Handbuch der gesamten Therapie der Geburtshilfe und Frauenkrankheiten*, 4. umgearb. Aufl., Jena: Fischer.

Ruhemann, Jakob（1908）*Die Wechseljahre der Frau: Hygiene, Diätetik und Behandlung*, Berlin: Steinitz.

Schmersahl, Katrin（1998）*Medizin und Geschlecht: Zur Konstruktion der Kategorie Geschlecht im medizinischen Diskurs des 19. Jahrhunderts*, Opladen: Leske+Budrich.

原　葉子（2003）「〈老人女性〉をめぐるまなざし――ドイツ19世紀～20世紀初頭の百科事典と医学事典から」『お茶の水女子大学21世紀 COE プログラム〈誕生から死までの人間発達科学〉平成14年度公募研究成果論文集』。

――（2007）「〈更年期〉概念の形成と認識枠組みの変容――ドイツ18世紀末～20世紀初頭の医学言説から」『年報社会学論集』20号。

姫岡とし子（1993）『近代ドイツの母性主義フェミニズム』勁草書房。

フレーフェルト，ウーテ（1990）若尾祐司ほか訳『ドイツ女性の社会史――200年の歩み』晃洋書房（Ute Frevert, *Frauen-Geschichte: Zwischen Bürgerlicher Verbesserung und neuer Weiblichkeit*, Frankfurt a. M.: Suhrkamp, 1986）。

ベック，ウルリヒ（1998）東廉・伊藤美登里訳『危険社会――新しい近代への道』法政大学出版局（Ulrich Beck, *Risikogesellschaft: Auf dem Weg in eine andere Moderne*, Frankfurt a. M.: Suhrkamp, 1986）。

ポイカート，デートレフ（1994）雀部幸隆・小野清美訳『ウェーバー　近代への診断』名古屋大学出版会（Detlev J. K. Peukert, *Max Webers Diagnose der Moderne*, Göttingen: Vandenhoeck & Ruprecht, 1989）。

山本祥子（1997）「更年期の構築――医療が描く女性像」『女性学年報』18号。

Aschner, Bernhard（1927）*Gynäkologie und innere Sekretion*, Leipzig: Novak & Comp.
Barrett-Connor, Elizabeth（2002）"Hormones and the Health of Women: Past, Present, and Future Keynote Address", *Menopause: The Jouranal of the North American Menopause Society*, Vol. 9, No. 1, January.
Bleker, Johanna（1993）"Die ersten Ärztinnen und ihre Gesundheitsbücher für Frauen", in Brinkschulte（Hrsg.）（1993）.
Boeckh, Georg（1916）*Die kritischen Jahre der Frau: Ihre Bedeutung, Hygiene und Behandlung*, Stuttgart: Strecker & Schröder.
Brinkschulte, Eva（Hrsg.）（1993）*Weibliche Ärzte: Die Durchsetzung des Berufsbildes in Deutschland*, Berlin: Hentrich.
Brockhaus（1928）*Der Große Brockhaus*, 15. Aufl., Bd. 1, Leipzig: Brockhaus.
Cornelius, Liete（1903）*So bleibt ihr gesund von der Wiege bis zum Grabe! Winke und Ratschläge für den ganzen Lebenslauf des Weibes*, Berlin: Möller.
Duden, Barbara（2004）"Selbstverantwortlich in die multidisziplinäre Menopause? Danke nein! Ein körpergeschichtlicher Rückblick", in Jahn（Hrsg.）（2004）.
Eulenburg, Albert（［1903］1993）*Real-Encyclopädie der gesammten Heilkunde*, Bd. 27, Erlangen: Fischer.［Mikroreprod.］
Fischer-Dückelmann, Anna（1902）*Entstehung, Verhütung und Heilung der Frauenkrankheiten aller Altersstufen für Frauen und erwachsene Töchter*, Berlin: Bermühler.
――（1911）*Gesunde Frauen: Ärztlich-literarische Besprechung des Klimakteriums*, Berlin: Hesperus-Verlag.
――（［1901］1923）*Die Frau als Hausärztin: Ein ärztliches Nachschlagebuch*, 14. Hunderttsd, München: Süddeutsches Verlags-Institut.

minded with Appendices and Witnesses Index (vol. ii), London: Printed for H.M.S.O. by Wyman.
—— (1908c) *Minutes of Evidence Relating to England and Wales under the Extended Reference Dated 2nd November, 1906, Taken Before the Royal Commission on the Care and Control of the Feeble-minded with Appendices and Indexes* (vol. iv), London: Printed for H.M.S.O. by Wyman.
—— (1908d) *Report of the Royal Commission on the Care and Control of the Feeble-minded* (vol. viii), London: Printed for H.M.S.O. by Wyman.
Scull, Andrew (1993) *The Most Solitary Afflictions: Madness and Society in Britain 1700–1900*, London: Yale University Press.
Simmons, Harvey (1978) "Explaining Social Policy: the English Mental Deficiency Act of 1913", *Journal of Social History*, Vol. 11, Issue 3, Spring, pp. 387–403.
Suzuki, Akihito (2006) *Madness at Home: the Psychiatrist, the Patient & the Family in England, 1820–1860*, Berkeley: University of California Press.
Thomson, G. O. (1983) "Legislation and Provision for the Mentally Handicapped in Scotland since 1906", *Oxford Review of Education*, Vol. 9, Issue 3, October, pp. 233–240.
Thomson, Mathew (1998) *The Problem of Mental Deficiency: Eugenics, Democracy, and Social Policy in Britain c. 1870–1959*, Oxford: Clarendon Press.
Wright, David (2001) *Mental Disability in Victorian England: the Earlswood Asylum 1847–1914*, Oxford: Clarendon Press.
Wright, David, and Anne Digby (eds.) (1996) *From Idiocy to Mental Deficiency: Historical Perspectives on People with Learning Disabilities*, London & New York: Routledge.

第７章 「危険な年齢」(原　葉子)

ウィルソン，ロバート (1967) 増淵一正訳『永遠の女性』主婦と生活社 (Robert A. Wilson, *Feminine Forever*, New York: Evans, 1966)。
川越　修 (1995)『性に病む社会――ドイツ　ある近代の軌跡』山川出版社。
―― (2004)『社会国家の生成――20世紀社会とナチズム』岩波書店。
桜井健吾 (2001)『近代ドイツの人口と経済――1800～1914年』ミネルヴァ書房。
竹中　亨 (2004)『帰依する世紀末――ドイツ近代の原理主義者群像』ミネルヴァ書房。
田村栄子 (1999)「ドイツにおける女性の大学教育の開始と急増，危機――19世紀末からヴァイマル時代の女性の大学教育の社会史」『大学論集』(広島大学大学教育研究センター) 29号，３月。
野崎雅裕 (2005)「ホルモン補充療法とは？その歴史と歩み」『骨粗鬆症治療』Vol. 4, No. 1, 1 月。
服部　伸 (1995)「医師資格の制度と機能」望田幸男編『近代ドイツ＝「資格社会」の制度と機能』名古屋大学出版会。
―― (2004)『近代医学の光と影』山川出版社。

wardian Britain", *Oxford Review of Education*, Vol. 9, Issue 3, October, pp. 197–211.

Barrett, Michael A. (1986) "From Education to Segregation: an Inquiry into the Changing Character of Special Provision for Retarded in England, 1846–1910", Ph.D. Thesis, University of Lancaster.

Charity Organisation Society (1877) *Education and Care for Idiots, Imbeciles, and Harmless Lunatics: Report of a Special Committee on the Charity Organisation Society*, London: Longman, Green, and Co.

—— (1893) *The Feeble-minded Child and Adult*, London: Swan Sonnenschein and Co.

Great Britain (1913) *Mental Deficiency Act*, London: H.M.S.O.

Hervey, Nicholas (1985) "A Slavish Bowing Down: the Lunacy Commission and the Psychiatric Profession, 1845–60", in W. F. Bynum, R. Porter, and Shepherd, M. (eds.) (1986) *The Anatomy of Madness: Essays in the History of Psychiatry*, Vol. II, London: Tavistock Publications, pp. 98–131.

House of Commons (1912) *Parliamentary Debates*, 5th series, Vol. 39, London: H.M.S.O.

—— (1913) *Parliamentary Debates*, 5th series, Vol. 53, London: H.M.S.O.

Jackson, Mark (2000) *The Borderland of Imbecility: Medicines, Society and the Fabrication of the Feeble Minded in Late Victorian and Edwardian England*, Manchester: Manchester University Press.

Jones, Katheleen (1960) *Mental Health and Social Policy 1845–1959*, London & New York: Routledge and Kegan Paul.

Katz, M. B., and C. Sachbe (eds.) (1996) *The Mixed Economy of Social Welfare: Public/ Private Relations in England, Germany and the United States, the 1870's to the 1930's*, Germany: Nomos Verlagsgesellschaft.

Larson, Edward J. (1991) "The Rhetoric of Eugenics: Expert Authority and the Mental Deficiency Bill", *The British Journal for the History of Science*, Vol. 24, Pt. 3, No. 82, September, pp. 45–60.

MacKenzie, Charlotte (1992) *Psychiatry for the Rich: a History of Ticehurst Private Asylum, 1792–1917*, London & New York: Routledge.

Mental Deficiency Committee (1929) *Report of the Mental Deficiency Committee: Being a Joint Committee of the Board of Education and Board of Control* (Part III), London: H.M.S.O.

Parry-Jones, William Ll. (1972) *The Trade in Lunacy: a Study of Private Madhouses in Englard in the Eighteenth and Nineteenth Centuries*, London: Routledge and Kegan Paul.

Royal Commission on the Care and Control of the Feeble-minded (1908a) *Minutes of Evidence* (*Relating To England and Wales on the Original Reference*) *Taken Before the Royal Commission on the Care and Control of the Feeble-minded with Appendices and Witnesses Index* (vol. i), London: Printed for H.M.S.O. by Wyman.

—— (1908b) *Minutes of Evidence* (*Relating To England and Wales on the Original Reference*) *Taken Before the Royal Commission on the Care and Control of the Feeble-*

Gesundheitspflege, 4. Ausgabe, Berlin: Julius Springer.
——（1895b）*Gesundheitsbüchlein: gemeinfaßliche Anleitung zur Gesundheitspflege*, 7. Ausgabe, Berlin: Julius Springer.
——（1904）*Gesundheitsbüchlein: gemeinfaßliche Anleitung zur Gesundheitspflege*, 10. Ausgabe, Berlin: Julius Springer.
——（1914）*Gesundheitsbüchlein: gemeinfaßliche Anleitung zur Gesundheitspflege*, 17. Ausgabe, Berlin: Julius Springer.
——（1920）*Gesundheitsbüchlein: gemeinfaßliche Anleitung zur Gesundheitspflege*, Unveränderter Neudruck der 17. Ausgabe, Berlin: Julius Springer.
Kottler, Bernd（1977）*Die Medizinischen Beiträge im "Türmer"（1898–1943）: Ein Beitrag zur Erforschung populärmedizinischer Beiträge in der Presse der ersten Hälfte des 20. Jahrhunderts*, Freiburg in Breisgau: Dissertation.
Otto, Ingrid（1990）*Bürgerliche Töchtererziehung im Spiegel illustrierter Zeitschriften von 1865 bis 1915*, Hildesheim: Verlag August Lax.
Proctor, Robert N.（1999）*The Nazi War on Cancer*, Princeton, NJ: Princeton University Press（宮崎尊訳『健康帝国ナチス』草思社，2003年）.
Reichsgesundheitsamt（1940）*Gesundheitsbüchlein: gemeinfaßsliche Anleitung zur Gesundheitspflege*, 18. Ausgabe, Berlin: Julius Springer.
Seybold, Annette（1986）*Erzählliteratur in der sozialdemokratischen und der konservativen Presse 1892–1914*, Frankfurt a. M. Dissertation.
Wildmeister, Brigit（1996）*Die Bilderwelt der "Gartenlaube": Ein Beitrag zur Kulturgeschichte des bürgerlichen Lebens in der zweiten Hälfte des 19. Jahrhunderts*, Würzburg: Veröffentlichungen zur Volkskunde und Kulturgeschichte / Bayerisches Nationalmuseum.
Willfahrt, Joachim（1996）"Wie der homöopathische Apotheker und Verleger Willmar Schwabe（1839–1917）und seine Wegbereiter im Laufe des 19. Jahrhunderts der Homöopathie ein Millionenpublikum verschafften", in Dinges（Hrsg.）（1996）.
Wolff, Eberhard（1996）" 'Eine gesunde Concurrenz sei für das Publicum stets von Vortheil': Der homöopathische Arzneimittelmarkt zwischen Apotheken und Laienverein", in Dinges（Hrsg.）（1996）.

第６章　世紀転換期イギリスにおける「精神薄弱者問題」（大谷　誠）

セイン，パット（2000）深沢和子・深沢敦監訳『イギリス福祉国家の社会史』ミネルヴァ書房（Pat Thane, *Foundations of the Welfare State*, 2nd edn, London & New York: Routledge, 1996）。
ワード，オコナー（2006）安藤忠監訳『ダウン症療育のパイオニア——ジョン・ラングドン・ダウンの生涯』あいりん出版（O. Corner Ward, *John Langdon Down, 1828–1896: a Caring Pioneer*, London: Royal Society of Medicine Press, 1998）。

Barker, David（1983）"How to Curb the Fertility of the Unfit: the Feeble-Minded in Ed-

Lindemann, Mary (1996) *Health and Healing in Eighteenth-Century Germany*, Baltimore: The Johns Hopkins University Press.

Lock, Margaret (1980) *East Asian Medicine in Urban Japan: Varieties of Medical Experiences*, Berkeley: University of California Press.

Mills, A. (2005) "Mass Campaign versus General Health Services: What Have We Learnt in 40 Years about Vertical versus Horizontal Approaches", *Bulletin of the World Health Organization*, Vol. 84, No. 4, November, pp. 315–16.

Pelling, Margaret (2003) *Medical Conflicts in Early Modern London*, Oxford: Clarendon Press.

Ramsey, Matthew (1988) *Professional and Popular Medicine in France, 1770–1830*, Cambrdige: Cambridge University Press.

第5章　世紀転換期ドイツにおける病気治療の多元性（服部　伸）

服部　伸（1997）『ドイツ「素人医師」団』講談社。

——（2003）「専門医制度の成立とオルタナティブ医療——ドイツのホメオパティー医にとっての医師職業団体と患者組織」望田幸男・田村栄子編『身体と医療の教育社会史』昭和堂，所収。

——（2005）「ドイツにおける民間人のホメオパシー治療」『社会科学』74号，2月。

Die Gartenlaube: illustrirtes Familienblatt [*GL*], 1853–1944. (*Die neue Gartenlaube*, 1938–1944).

Homöopathischer Monatsblätter [*HM*], 1876–1940.

Leipziger populäre Zeitschrift für Homöopathie [*LPZ*], 1870–1942. (*Populäre Zeitschrift für Homöopathie*, 1870–1886).

Medizinal-statistische Mitteilungen aus dem Kaiserlichen Gesundeheitsamte [*MSM*], 1904–1913.

Statistisches Jahrbuch für das Deutsche Reich [*SJD*], 1887–1932.

Statistisches Jahrbuch für die Bundesrepublik Deutschland [*SJB*], 1956–1962.

Veröffentlichungen des Kaiserlichen Gesundheitsamtes [*VKG*], 1905.

Vierteljahrshefte zur Statistik des Deutschen Reichs [*VSD*], 1903, 1932.

Baumgärtner, Margit (2004) *Die Zahn-, Mund-, und Kieferheilkunde im Spielgel der illustrierten Familienzeitschrift "Die Gartenlaube" 1853–1944*, München: Dissertation.

Buchholz, Gerhard (1981) *Arzt, Medizin und Heilmittelwerbung*, Köln: Deutscher Ärzte-Verlag.

Dinges, Martin (Hrsg.) (1996) *Homöopathie: Patienten, Heilkundige, Institutionen*, Heidelberg: Haug.

Jentsch, Renate (1969) *Medizinische Probleme in Deutschen Allgemeinunterhaltenden Zeitschriften des 19. Jahrhunderts*, Leipzig: Dissertation.

Kaiserliches Gesundheitsamt (1895a) *Gesundheitsbüchlein: gemeinfaßliche Anleitung zur*

Baba, Wakana（2006）“The Social Burden of Dysentery and Its Management in Modern Japan”, KEIO—GSEC Project CRONOS: Research on Risk Communication and Management based on CRONOS Authoring Tool（文部科学省学術創成研究：暦象オーサリング・ツールによる危機管理研究，2002年度—2006年度）Working Paper Series No. 05–019, 1 月。

第 4 章　治療の社会史的考察（鈴木晃仁）

青木純一（2004）『結核の社会史——国民病対策の組織化と結核患者の実像を追って』お茶の水書房。

飯島　渉（2005）『マラリアと帝国——植民地医学と東アジアの広域秩序』東京大学出版会。

池松重行（1936）『療術行為統制論』医薬法令刊行会。

柿本庄六（1933）『療術行為取締問題』日本医事新聞社。

川上　武（1965）『現代日本医療史』勁草書房。

小峯茂之（1939）『我邦に於ける医療報酬及び医薬品統制』私家出版。

——（1941）『滝野川区健康調査報告書』私家出版。

篠原清一（1936）『売薬問題の真剣なる検討』吟葉社。

鈴木晃仁（2004）「戦前期東京における病気と身体経験——『滝野川健康調査』（昭和13年）を手がかりに」栗山茂久・北澤一利編『近代日本の身体感覚』青弓社，21–51頁。

瀧澤利行（1998）『健康文化論』大修館書店。

田中　聡（1996）『健康法と癒しの社会史』青弓社。

服部　伸（1997）『ドイツ「素人医師」団——人に優しい西洋民間療法（ホメオパチー）』講談社。

富士川游（1980）「医術の史的考察」『富士川游著作集』全10巻（思文閣，1980–82年），第 2 巻『医術と医業』133–57頁。

藤野　豊（1993）『日本ファシズムと医療』岩波書店。

Baer, Hans A.（2004）“Medical Pluralism”, in Carol R. Ember and Melvin Ember（eds.）, *Encyclopedia of Medical Anthropology*, 2 vols., New York: Kulwer Academic, Vol. 1, pp. 109–15.
Bynum, W. F. and Roy Porter（eds.）（1987）*Medical Fringe and Medical Orthodoxy 1750–1850*, London: Croom Helm.
Castel, R.（1991）“From Dangerousness to Risk”, in Graham Burchell, Colin Gordon, and Peter Miller（eds.）, *The Foucault Effect: Studies in Governmentality with Two Lectures by and an Interview with Michel Foucault*, Exeter: Wheatons Ltd., pp. 281–98.
Cook, Harold（1986）*The Decline of the Old Medical Regime in Stuart London*, Ithaca: Cornell University Press.
Johnston, William（1995）*The Modern Epidemic: a History of Tuberculosis in Japan*, Cambridge, Mass.: Harvard University Press.

――（1988b）「日本における速成看護婦養成の実態と看護教育史におけるその意義」『東京都立医療技術短期大学紀要』1号，3月。

大原病院史編纂委員会（1973）『大原病院史』財団法人大原綜合病院。

尾形裕也・田村やよひ（2002）『看護経済学――マネジメントのための基礎』法研。

亀山美知子（1983）『近代日本看護史Ⅰ　日本赤十字社と看護婦』ドメス出版。

――（1983）『近代日本看護史Ⅱ　戦争と看護』ドメス出版。

――（1984a）『近代日本看護史Ⅲ　宗教と看護』ドメス出版。

――（1984b）『近代日本看護史Ⅳ　看護婦と医師』ドメス出版。

看護史研究会編（1989）『看護学生のための日本看護史』医学書院。

木下安子（1974）『近代日本看護史』メヂカルフレンド社。

厚生省医務局（1955）『医制八十年史』印刷局朝陽会。

社団法人福井県保健婦助産婦看護婦協会（1980）『福井県看護史――旧制度編』社団法人福井県保健婦助産婦看護婦協会。

滝下幸栄・岩脇陽子・松岡知子（2003）「近代日本における看護制度の展開過程――看護職の制度化と職業化について」『京都府立医科大学看護紀要』12号。

――（2004）「近代日本における看護制度の変遷について――京都の事例から」『京都府立医科大学看護紀要』13号。

高橋政子（1973）『日本近代看護の夜明け』医学書院。

日本看護協会出版会編（1986）『近代日本看護総合年表――1868年（明治元年）～1985年（昭和60年）』日本看護協会出版会。

日本看護協会福島県支部（1986）『福島県看護史』日本看護協会福島県支部。

平尾真智子（2000a）「日本における看護婦養成史上の観点からみた明治20年代の看護婦養成の意義」『山梨県立看護大学紀要』Vol. 2, No. 1。

――（2000b）「各府県で発令された看護婦規則にみる看護婦資格の条件――大正四年以前の二十九府県の看護婦規則から」『日本医史学雑誌』46巻3号，9月。

――（2001a）「看護婦規則下における准看護婦の実態――免状授与・資格要件・看護料金に関して」『日本医史学雑誌』47巻3号，9月。

――（2001b）「大正四（一九一五）年制定の『看護婦規則』の制定過程と意義に関する研究」『日本医史学雑誌』47巻4号，12月。

――（2002）「大正四年看護婦規則制定以前に使用されていた看護婦の名称について」『日本医史学雑誌』48巻3号，9月。

福井県医師会会史編纂委員会編（1984）『福井県医師会史』第1巻（年表編）。

福井県警察史編さん委員会編（1987）『福井県警察史　第1巻』福井県警察本部。

福島県警察史編さん委員会編（1980）『福島県警察史　第1巻』福島県警察本部。

福島病院（1895）『三郡共立福島病院沿革誌：全』。

吉田正喜編著（1983）『小浜病院百年史』小浜病院。

渡部喜美子（1982）「大正看護史〔1〕～〔12〕」『看護教育』23巻1号～13号，1月～12月。

山下麻衣（2001）「明治期以降における看護婦資格制度の変遷」『大阪大学経済学』50巻4号，3月。

23, pp. 435–36.
Siegel, Marc（2005）*False Alarm: The Truth about the Epidemic of Fear*, London: John Wiley & Sons.
Taubenberger, J. K., A. H. Reid, R. M. Lourens, R. Wang, G. Jin, and T. G. Fanning（2005）“Characterization of the 1918 Influenza Virus Polymerase Genes”, *Nature*, Vol. 437, No. 7060, October 6, pp. 889–93.
Ungchusak, K., P. Auewarakul, S. F. Dowell, R. Kitphati, W. Auwanit, P. Puthavathana, M. Uiprasertkul, K. Boonnak, C. Pittayawonganon, N. J. Cox, S. R. Zaki, P. Thawatsupha, M. Chittaganpitch, R. Khontong, J. M. Simmerman, and S. Chunsutthiwat（2005）“Probable Person-to-Person Transmission of Avian Influenza A（H5N1）”, *New England Journal of Medicine*, Vol. 352, No. 4, January, pp. 333–40.
van Riel, D., V. J. Munster, E. de Wit, G. F. Rimmelzwaan, R. A. Fouchier, A. D. Osterhaus, and T. Kuiken（2006）“H5N1 Virus Attachment to Lower Respiratory Tract”, *Science*, Vol. 312, No. 5772, January 30, pp. 399.

第 2 章　近代日本における病床概念の意味転換（猪飼周平）

猪飼周平（2001）「明治期日本における開業医集団の成立――専門医と一般医の身分分離構造を欠く日本的医師集団の源流」『大原社会問題研究所雑誌』511号，6 月。

――（2005）「近代日本医療史における開業医の意義――病院の世紀の論理による医療史再構成に向けて」佐口和郎・中川清編著『福祉社会の歴史――伝統と変容』ミネルヴァ書房，第1章。

大川一司・篠原三代平・梅村又次編（1974）『長期経済統計1　推計と分析』（大川一司・高松信清・山本有造著『国民所得』）東洋経済新報社。

塩田広重（1962）『メスと鋏』桃源社。

内務省（1877–1945）『衛生局年報』。

Abel-Smith, Brian（1964）*The Hospital 1800–1948*, London: Heinemann Educational Books（多田羅浩三・大和田建太郎訳『英国の病院と医療』保健同人社，1981 年）.
OECD（2000）*OECD Health Data*, CD-Rom edition, Paris: Organisation for Economic Co-operation and Development.
Pinker, Robert（1966）*English Hospital Statistics 1861–1938*, London: Heinemann Educational Books.

第 3 章　明治期日本における看護婦の誕生（山下麻衣）

穴沢栄編（1977）『日赤福島県支部百年の歩み』日本赤十字社福島県支部。

今立郡医学史編纂委員会（1967）『今立郡医学史』今立医師会。

遠藤恵美子（1983）『派出看護婦の歴史』勁草書房。

――（1988a）「大日本私立衛生会の看護婦養成について――明治三〇年代前半を中心に」『第19回日本看護学会看護総合分科会学会集録』。

クロスビー，アルフレッド・W.（2004）西村秀一訳『史上最悪のインフルエンザ——忘れられたパンデミック』みすず書房（Alfred W. Crosby, *America's Forgotten Pandemic: The Influenza of 1918*, Cambridge: Cambridge University Press, 1989）。

酒井直樹（2007）『日本／映像／米国——共感の共同体と帝国的国民主義』青土社。

スピヴァック，ガヤトリ・C., S. ハレイシム編（1992）清水和子・崎谷若菜訳『ポスト植民地主義の思想』彩流社（G. C. Spivak, edited by S. Harasym, *The Post-Colonial Critic: Interviews, Strategies, Dialogues*, Lonon & New York: Routledge, 1990）。

デイヴィス，マイク（2006）柴田裕之・斉藤隆央訳『感染爆発——鳥インフルエンザの脅威』紀伊國屋書店（Mike Davis, *The Monster at our Door: The Global Threat of Avian Flu*, New York: The New Press, 2005）。

デイヴィス，ピート（2007）高橋健次訳『四千万人を殺した戦慄のインフルエンザの正体を追う』文春文庫（Pete Davis, *Catching Cold*, London: Penguin Books, 1999）。

バリー，ジョン（2005）平沢正夫訳『グレート・インフルエンザ』共同通信社（John M. Barry, *The Great Influenza: The Epic Story of the Deadliest Plague in History*, New York: Viking, 2004）。

ベック，ウルリヒ（1998）東廉・伊藤美登里訳『危険社会——新しい近代への道』法政大学出版局（U. Beck, *Risikogesellschaft: Auf dem Weg in eine andere Moderne*, Frankfurt a. M.: Suhrkamp Veralg, 1986）。

美馬達哉（2003）「身体のテクノロジーとリスク管理」山之内靖・酒井直樹編『総力戦体制からグローバリゼーションへ』平凡社，168–201頁。

——（2005）「リスク社会論の視座　脳から社会へ」青井倫一・竹谷仁宏編『企業のリスクマネジメント』慶應義塾大学出版会。

——（2007）『〈病〉のスペクタクル——生権力の政治学』人文書院。

メリアン，F.-X.（2001）石塚秀雄訳『福祉国家』（文庫クセジュ）白水社（François-Xavier Merian, *L'Etat-Providence*, Collection QUE SAIS-JE?, Paris: PUF, 1997/2000）。

ヤング，ジョック（2007）青木秀雄・伊藤泰郎・岸政彦・村瀬真保呂訳『排除型社会——後期近代における犯罪・雇用・差異』洛北出版（Jock Young, *The Exclusive Society: Social Exclusion, Crime and Differences in Late Modernity*, London: SAGE publication, 1999）。

Cohen, Stanley（1987）*Folk Devils and Moral Panics: the Creation of Mods and Rockers*, 3rd edn, Oxford: Blackwell Publishers.
de Jong, J. C., E. C. J. Claas, A. D. M. E. Osterhaus, R. G. Webster, and W. L. Lim（1997）"A Pandemic Warning", *Nature*, Vol. 389, No. 6651, October 9, p. 554.
Douglas, Mary（1992）*Risk and Blame: Essays in Cultural Theory*, London & New York: Routledge.
Garrett, Laurie（2005）"The Next Pandemic?" *Foreign Affairs*, Vol. 84, No. 4, July/August, pp. 3–23.
Shinya, K., M. Ebina, S. Yamada, M. Ono, N. Kasai, and Y. Kawaoka（2006）"Avian Flu: Influenza Virus Receptors in the Human Airway", *Nature*, Vol. 440, No. 7083, March

各章の引用・参考文献

1. 各章中で既訳のあるものは適宜参照しているが，訳文はそれぞれの筆者によって変更した箇所がある。
2. 引用内での各筆者の補足は〔　〕で括ってある。

序　章　20世紀社会の生命と医療（川越　修）

川越修・友部謙一編（2008）『生命というリスク――20世紀社会の再生産戦略』法政大学出版局。

内閣府編（2006）『時の動き』8月号。

広井良典（1999）『日本の社会保障』岩波書店。

Hubbard, William（1983）*Familiengeschichte: Materialien zur deutschen Familie seit dem Ende des 18. Jahrhunderts*, München: Verlag C. H. Beck.

Imhof, Arthur E.（1981）*Die gewonnenen Jahre: Von der Zunahme unserer Lebensspanne seit dreihundert Jahren oder von der Notwendigkeit einer neuen Einstellung zu Leben und Sterben*, München: Verlag C. H. Beck.

Marschalck, Peter（1984）*Bevölkerungsgeschichte Deutschlands im 19. Und 20. Jahrhundert*, Frankfurt a. M.: Suhrkamp.

Spree, Reinhard（1981）*Soziale Ungleichheit vor Krankheit und Tod: Zur Sozialgeschichte des Gesundheitsbereichs im Deutschen Kaiserreich*, Göttingen: Vandenhoeck & Ruprecht.

第1章　リスクパニックの21世紀（美馬達哉）

川越　修（2004）『社会国家の生成――20世紀社会とナチズム』岩波書店。

ギデンズ，アンソニー（2001）佐和隆光訳『暴走する世界――グローバリゼーションは何をどう変えるのか』ダイヤモンド社（Anthony Giddens, *Runaway World*, London: Profile Books, 1999）。

グラスナー，バリー（2004）松本薫訳『アメリカは恐怖に踊る』草思社（Barry Glassner, *The Culture of Fear: Why Americans Are Afraid of the Wrong Things*, New York: Basic Books, 1999）。

グリーンフェルド，カール・T.（2007）山田耕介訳『史上最悪のウイルス――そいつは，中国奥地から世界に広がる』（上・下）文藝春秋（Karl Taro Greenfeld, *China Syndrome: The True Story of the 21st Century's First Great Epidemic*, New York: Harper Collins 2006）。

［マ　行］

［ヤ　行］

［ラ　行］

［ワ　行］

[タ　行]

索　引

Roy Porter and David Wright（eds.）, *Confinement of the Insane: International Perspectives, 1800–1965*（Cambridge: Cambridge University Press, 2003）, ほか。

服 部　伸（はっとり おさむ）
1960年生まれ。現在，同志社大学文学部教授。専攻はドイツ近代史，医療社会史。主な著書に，『ドイツ「素人医師」団――人に優しい西洋民間療法』（講談社選書メチエ，1997年）;『近代医学の光と影』（山川出版社，2004年）; "Cooperation and Tensions between Homoeopathic Lay Societies and Homoeopathic Doctors: The Homeopathic Lay Movement in Württemberg in the Period of the Professionalisation of the Medical Profession, 1868–1921," in Martin Dinges（ed.）, *Patients in the History of Homoeopathy*（European Association for the History of Medicine and Health Publications, Sheffield 2002）, ほか。

大 谷　誠（おおたに まこと）
1967年生まれ。現在，同志社大学文学部嘱託講師。専攻はイギリス近現代史・イギリス医療社会史。主な論文に，「世紀転換期イギリスにおける Feeble-mindedness（精神薄弱）の概念について――1908年王立委員会『報告書』の分析を通じて」『文化史学』59号（2003年11月）;「戦間期イギリスにおける知的『境界線』――『鈍麻』（Dullness）及び『遅鈍』（Backwardness）概念の構築をめぐって」『文化史学』60号（2004年11月）;「戦間期英国における精神薄弱者とシティズンシップ――『施設収容』，『脱施設化』，『安楽死』」『歴史家協会年報』3号（2007年12月），ほか。

原　葉 子（はら ようこ）
1967年生まれ。現在，お茶の水女子大学人間発達教育研究センター　アソシエイトフェロー，専攻は歴史社会学・ジェンダー論。主な論文に，「〈更年期〉概念の形成と認識枠組みの変容――ドイツ18世紀末～20世紀初頭の医学言説から」『年報社会学論集』20号（2007年8月），ほか。

柿本　昭人（かきもと あきひと）
1961年生まれ。現在，同志社大学政策学部教授。専攻は，社会思想。主な著書に，『健康と病のエピステーメー――十九世紀コレラ流行と近代社会システム』（ミネルヴァ書房，1991年）;『アウシュヴィッツの〈回教徒〉――現代社会とナチズムの反復』（春秋社，2005年）;『社会の実存と存在――汝を傷つけた槍だけが汝の傷を癒す』（共著，世界思想社，1998年），ほか。

執筆者紹介（執筆順）

川 越　修（かわごえ おさむ）［編者］
1947年生まれ。現在，同志社大学経済学部教授。専攻はドイツ近現代社会史。主な著書に，『ベルリン　王都の近代——初期工業化・1848年革命』（ミネルヴァ書房，1988年）;『性に病む社会——ドイツ　ある近代の軌跡』（山川出版社，1995年）;『社会国家の生成——20世紀社会とナチズム』（岩波書店，2004年），ほか。

美馬　達哉（みま たつや）
1966年生まれ。現在，京都大学医学研究科准教授。専攻は医療社会学，脳科学。主な著書・論文に，『〈病〉のスペクタクル——生権力の政治学』（人文書院，2007年）;「『リスクの医学』の誕生——変容を強いられる身体」今田高俊編『リスク学入門4 社会生活からみたリスク』（岩波書店，2007年）;「青ざめた芝——絡まり合うケアと暴力と犯罪化と」『現代思想』35巻11号（2007年9月），ほか。

猪飼　周平（いかい しゅうへい）
1971年生まれ。現在，一橋大学大学院社会学研究科准教授。専攻は医療政策・社会政策・医療史。主な論文に，「明治期日本における開業医集団の成立——専門医と一般医の身分分離を欠く日本的医師集団の源流」『大原社会問題研究所雑誌』No. 511（2001年6月）;「近代日本医療史における開業医の意義」佐口和郎・中川清編『福祉社会の歴史——伝統と変容』（講座・福祉社会，ミネルヴァ書房，2005年），ほか。

山下　麻衣（やました まい）
1974年生まれ。現在，京都産業大学経営学部准教授。専攻は近代日本看護史。主な論文に，「明治期以降における看護婦資格制度の変遷」『大阪大学経済学』50巻4号（2001年3月）;「戦後医療技術革新下における看護業務の変遷過程——1960～70年代を中心に」『大阪大学経済学』51巻3号（2001年12月）;「戦後における看護婦の進路選択動機とその決定要因」『三田学会雑誌』99巻3号（2006年10月），ほか。

鈴木　晃仁（すずき あきひと）［編者］
1963年生まれ。現在，慶應義塾大学経済学部教授。専攻は医学史。主な著書・論文に，*Madness at Home: the Psychiatrist, the Patient & the Family in England, 1820–1860*（Berkeley: University of California Press, 2006）;『身体医文化論——感覚と欲望』（共編，慶應義塾大学出版会，2002年）; “The State, Family, and the Insane in Japan, 1900–1945,” in

分別される生命
20 世紀社会の医療戦略
2008年 5 月23日　初版第 1 刷発行

編著者　川越　修・鈴木晃仁
発行所　財団法人 法政大学出版局
〒102-0073 東京都千代田区九段北 3-2-7
電話 03(5214)5540／振替 00160-6-95814
製版・印刷　三和印刷／製本　誠製本

ISBN 978-4-588-67209-5　Printed in Japan

姉妹書

川越　修・友部謙一編著

『生命というリスク——20世紀社会の再生産戦略』

序　章　生命リスクと20世紀社会
　　　　　　　　　　　　　　　　　川越　修

第１章　人口からみた生命リスク
　　近世・近代日本における花柳病罹患とその帰結
　　　　　　　　　　　　　　　　　友部　謙一

第２章　乳児死亡というリスク
　　第一次世界大戦前ドイツの乳児保護事業
　　　　　　　　　　　　　　　　　中野　智世

第３章　農村における産育の「問題化」
　　1930年代の愛育事業と習俗の攻防
　　　　　　　　　　　　　　　　　吉長　真子

第４章　戦時「人口政策」の再検討
　　「人口政策確立要綱」の歴史的位相
　　　　　　　　　　　　　　　　　高岡　裕之

第５章　「生命のはじまり」をめぐるポリティクス
　　妊娠中絶と「胎児」
　　　　　　　　　　　　　　　　　荻野　美穂

第６章　出産のリスク回避をめぐるポリティクス
　　「施設化」・「医療化」がもたらしたもの
　　　　　　　　　　　　　　　　　中山まき子

第７章　生命リスクと近代家族
　　1960・1970年代の西ドイツ社会
　　　　　　　　　　　　　　　　　川越　修